全国高等中医药院校成人教育教材

急诊医学

国家中医药管理局科技教育司委托编写

主编单位： 山东中医药大学

主　编： 邵念方

副主编： 骆　丰　尤　可

编　者：（按姓氏笔画为序）

王明喜　王　梅　张葆青

崔向宁　常富业

主　审： 金妙文

参　审： 秦桂玺

湖南科学技术出版社

　　根据中医事业发展需要，为促进中医人才的培养，进一步提高全国中医药院校函授教育的质量，1983 年，原卫生部中医司指定成都、湖南、湖北、江西、浙江、长春、辽宁、陕西、南京、黑龙江、河南 11 所中医院校联合编写《全国高等中医院校函授教材》，并确定了教材编审组成员。1984 年元月，各参编单位在长沙举行了第一次编写会议，会议讨论了教材的编写原则和编写体例。会议一致认为，教材的编写要根据中医高等函授教育的目标，切实做到"体现中医特色，确保大专水平，突出函授特点"。为此，在内容分配上要和全日制大专教材相当；在编写过程中要坚持"一家编，多家审"的原则，广泛征求意见，力求重点明确，通俗易懂。为方便函授教学，教材统一设置了一些指导函授教学的栏目，如"自学指导"、"复习思考题"；考虑基层学员查阅文献有所不便，教材各章附有"参考文献摘录"，将与教学内容密切相关的经典著述附录在课文后，供学员借鉴，加深对课文理解。会议确定全套教材共设 19 门课程，按函授教学需要的先后顺序，于 1985 年陆续出版，1988 年 2 月出齐。尔后，根据中医临床的需要和函授师生的反映，经国家中医药管理局同意，决定在 19 门中医课程教材的基础上，增设 5 门西医课程教材，分别由北京、广州、南京、河南、湖南 5 所中医院校主编，并于 1988 年 4 月在长沙举行了编写会议，在坚持整套教材编写原则和体例风格的基础上，会议商讨了有关中医学习西医知识教材编写出版事宜。西医课程教材于 1990 年全部出版。

　　《全国高等中医院校函授教材》的出版对规范函授中医专业教学内容及人才知识结构起到十分重要的作用。因其有重点突出、内容丰富、编写形式适合在职中医人员业余学习等优点，多年来一直被多数中医院校选用。1995 年全国普通高等院校函授部、夜大学教材评估时，对这套教材的编写质量有较高的评价。

　　10 多年来，随着医药科学的发展，知识更新，医学模式转变和中医药教育改革的不断深入，教材内容也需要作相应的修订和完善。1999 年 12 月在成都召开的全国中医药成人教育学会理事会四届一次会议上，全体理事讨论了湖南科学技术出版社提出的《关于修订〈全国高等中医院校函授教材〉的报告》；2000 年 5 月，国家中医药管理局本着政府职能转变的原则要求，为充分发挥学会和中介组织作用，决定委托全国中医药成人教育学会高等教育研究会负责组织《全国高等中医院校函授教材》的修订和编写工作。同时，为适应中医药成人教育的需求，决定将教材更名为《全国高等中医药院校成人教育教材》。根据国家中医药管理局的决定，全国中医药成人教育学会高等教育研究会 2000 年 6 月在长沙举行了教材修订主编会议，成都、广州、南京、北京、山东、湖南、河南、辽宁、浙江、黑龙江、湖北、长春、陕西、江西 14 所中医药院校的主编出席了会议。会议进一步明确了《全国高等中医药院校成人教育教材》是在 1983 年编写的《全国高等中医院校函授教材》基础上的修订和补充编写，要求这次修订编写在原函授教材的基础上保持基本架构不变，重在充实完善，要根据教学实践中发现的问题和新形势下成人教育的需要来修订编写。考虑到成人教育主要是培养基层实用型人才，编写教材要求做到"理论够用为度，便于自学，重在实用"。

修订新版的《全国高等中医药院校成人教育教材》由国家中医药管理局科技教育司委托组织编写（修订），实行主编负责制，坚持"一家编，多家审"的原则，强调质量第一。修订后的教材保留适应成人教育、方便业余学习的体例形式，同时结合中医药成人教育改革与发展的趋势，作了进一步改进和完善。为适应当前中医药事业的发展，在课程设置上新教材增设了《推拿学》、《医学心理学》、《药理学》、《预防医学》、《急诊医学》、《卫生法规》6 门课程。为了满足不同层次的教学需要，修订新版教材采用"一书两纲"的形式，即一本教材内容定位在本科教学水准，同时考虑专科教学需要，两本大纲分别指导本科、大专两个层次的教学。教学时数分配，本科部分在中医本科成人教育教学计划未发布以前，暂时参照全日制本科教学计划安排；专科部分按国家中医药管理局确定的成人高等专科教育中医学专业教学计划安排。

中医药成人教育是中医人才队伍建设的一个重要组成部分，尽管我们已取得了相当的成绩，积累了许多宝贵经验，前进的道路仍十分漫长，还有许多课题需要我们去探索，还有许多困难有待我们去克服。教材编写是教育事业的一项基础工作，直接关系到教学质量的提高，编好教材不仅需要作者们呕心沥血，更需要教学师生的关心和支持，诸如课程体系设置是否合理、教学内容详略是否恰当、大纲安排是否切合实际等等，都有待广大师生提出批评和建议，以便今后修订再版时更臻完善。

最后，我们要感谢参编院校的领导和各位主编，他们为教材的编写、修订作出了无私的贡献和积极的努力；感谢使用教材的院校领导和师生，他们一直关心教材的编写、修订，并提出了许多宝贵的建议。我们深信，有编者、读者和出版者的共同努力，《全国高等中医药院校成人教育教材》必将成为中医药园地中一朵绚丽的奇葩。

湖南科学技术出版社

　　全国高等中医药院校成人教育教材《急诊医学》是由国家中医药管理局科技教育司委托全国中医药成人教育学会高等教育研究会组织编写和审定的，供全国高等中医药院校成人教育中医学专业（本科、专科）使用。

　　急诊医学是医学领域中一门新兴的、综合性和实践性很强的专业，在当今临床医学里有极其重要的地位和应用价值。为适应医学科学的发展和中医学教育现代化的需要，培养掌握现代医学科学技术的复合型和实用型中医学人才，将急诊医学专业课纳入全国成人高等中医药教育课程体系是非常及时和必要的。

　　急诊医学是综合性的边缘学科，涉及面广，内容浩瀚。本书作为全国高等中医药院校成人教育（本科、专科）教材，在充分吸收当代急诊医学方面的新理论、新概念、新技术和新疗法的基础上，结合目前成人教育的实际，列入了切合临床实用的急诊医学最基本、最重要的内容，包括心脏骤停与心肺脑复苏、休克、内科各系统常见危重病、急性中毒、创伤、儿科常见急症和常用重症临床监测等，附录中介绍了加强监护病房，附篇为3套模拟试题及参考答案。

　　《急诊医学》的编写以科学性、先进性、实用性为指导思想，根据成人教育和学习的特点，教材内容力求基本概念与理论阐释准确，重点突出，层次清楚，利于学习，便于掌握和临床应用。通过教学，使学生熟悉急诊医学诊疗知识，掌握常见急危重病症的诊断和救治，满足临床工作的需要，促进中西医结合医学的发展。

　　本书承蒙南京中医药大学金妙文教授精心主审、山东大学齐鲁医院秦桂玺教授参审。山东中医药大学及其成人教育学院领导对本书编写工作给予了大力支持。对此谨致以衷心的感谢。

　　限于编者水平，认识片面或谬误之处，恳请医界同道、使用本教材的教师和学生给予批评指正。

编　者

目 录

绪　　论

急诊医学是医学科学领域中一门重要的学科。随着社会工业、农业、交通等各项事业的发展及其他因素，急性病和意外伤害日益增多，同时社会也对急救医疗提出更高的要求。根据这些客观需要，急诊医学的发展成为必然，急诊医疗状况也成为衡量一个国家、一个地区、一个医院的管理水平和医疗预防水平的标志之一。

一、急诊医学的概念和范围

急诊医学是研究急性伤病现场急救及转运、医院内急诊、急诊医疗体系管理等项内容的一门学科，是医学领域内新兴的边缘学科或跨科学科，主要包括以下几个方面。

1. 院前急救：院前急救是急诊医疗的第一步，指把有效的初步急救医疗措施迅速送到发病或事故现场，对伤病人员进行初步诊治处理，维持其基础生命支持，然后安全转送到医院。

2. 复苏学：针对心脏、呼吸骤停，研究心肺脑复苏的理论基础和临床应用。

3. 危重病医学：危重病医学是急诊医学的重要组成部分，研究危重病症的发生、发展规律及其诊治，涵盖内科、外科、儿科、麻醉等学科，如休克、心跳呼吸骤停、急性呼吸衰竭、多器官功能衰竭、多发伤等都是危重病症。

4. 创伤医学：研究创伤的发生、发展规律和创伤的预防、诊断与治疗，尤其是各种严重创伤的现场或急诊室早期有效救治。

5. 急性中毒：研究中毒毒理学和各种急性中毒的诊断与抢救。毒物范围很广，包括工业毒物、化学毒剂、农药、有毒动植物等。

6. 儿科急诊：儿科急症和危重病的诊治有其自身的特点，病情变化快，应特别重视。

7. 灾难医学：灾难发生突然，灾难原因非常多，如各种自然灾害、工伤交通事故、烈性传染病流行等，伤害人数众多。灾难医学包括了灾难的防范、救灾组织准备、抢险救护措施等综合性的内容，是综合性医学科学，跨多种学科，如预防医学、公共卫生、社会医学、流行病学、传染病学、临床医学等。

8. 急诊医疗服务体系：建立完善的急诊医疗服务体系，进行有效的组织和管理，是快速、及时抢救急危重伤病员的保证，主要是把院前急救（由急救站或急救指挥中心负责）与全城医院组成一个适合当地地理环境和人口分布的急救网，使伤病员能及时得到现场初步急救，并被安全护送到就近医院进一步救治。

二、急诊医学发展概况

近40年来，随着科学技术的进步和人类社会的客观需要，世界各国尤其是经济发达国家都充分重视发展急救医学。如美国早在1959年就批准将急救医学正式列为独立医学学科，并装备了直升飞机用于院前急救和伤病员转运，实现了准确高效急诊救治，以后又广泛建立了重症监护治疗病房（ICU）及各专科危重病的重症监护治疗病房，提高了抢救成功率。1979年急诊医学被国际上正式公认为医学科学中的第23个专业学科。在我国，急救医学事业起步不晚，并根据我国国情和借鉴国外先进经验在不断发展。全国许多大中城市建立急救站已有40多年历史。卫生部于1980年颁发了《关于加强城市急救工作的意见》的文件，1984年又下发"关于发布《医院急诊科（室）建设方案（试行）》的通知"文件。1986年我国公布了《中华人民共和国急救医疗法》，明确规定全国市、县以上的地区都要建立急救医疗指挥系统，实行三级急救医疗体系，极大地推动了我国急诊医学的发展进程。其后相继成立了隶属于中华医学会和中国中西医结合学会的急诊专科学会，积极开展了广泛的国内外急诊医学学术交流活动和举办专业医师培训提高学习班。目前全国大中城市已普遍建立了急救网或急救中心，绝大多数县级以上医院建立了急诊科。在各医学院教学医院、省级医院及许多大中城市的市级医院，普遍设置了具有现代治疗和监测手段的ICU和专业性ICU，如外科重症监护治疗病房（SICU）、冠心病监护治疗病房（CCU）等，同时形成了一支技术娴熟的专业队伍。由现场救护、院内急救、强化监护治疗结合在一起的一体化医疗服务体系，构成挽救病人生命的"绿色通道"。

中医和中西医结合诊治急症在我国急诊医学中独具特色。在国家中医药管理局的直接领导下，近10余年来全国建立了9个中医急症协作组，对中风、热病、血证、厥脱、胸痹等急性病症进行了深入广泛的研究，在学术理论、剂型改革和临床疗效等方面都取得了令人瞩目的成果，有力地支持和推动了我国急诊医学的发展。

三、学习方法与要求

急诊医学是一门新兴的边缘学科，内容浩瀚。本书作为成人高等教育的教材，列入了急诊医学的基本知识、基本技能、常见各类急危重症的诊断方法和救治措施。急诊医学涉及多门基础和临床学科，有很强的理论性和实践性。要重视对各章节课程理论知识的学习，把以往基础课程中的知识与当前的课程密切结合，加深理解。常见急危重症的临床表现、诊断和治疗是学习掌握的重点，而其病因与发病机制对深入了解临床过程、确立诊断和治疗方法也很重要。同时应注重临床实践，把学习掌握的理论知识应用于临床，锻炼严谨的临床思维和综合分析能力，通过不断地实践、认识、再实践、再认识的过程，才能真正掌握诊断和治疗急危重疾病的知识。此外，在临床学习过程中也要注意学习掌握一定的操作技能。

成人高等医学教育有其自身的特点，学生应发挥高度的主观能动性，加强自学，把基础与临床理论知识融会贯通，加深理解，从而提高学习效果。通过本课程的学习，要掌握常见急危重病症，如心搏骤停、休克、急性心肌梗死、呼吸衰竭、急性上消化道出血、急性脑血管病、急性中毒、急性创伤等的临床表现、诊断和急救治疗原则及措施，掌握危重病症临床监测基本方法。

本教材编写以西医学为主，同时吸纳了中医学治疗急危重病症的有效方法和药物。中医药学治疗急症有丰富的宝贵经验，并在当代有了快速发展，学生学习本课程对此可加深了解，提高对中西医结合的认识。本教材内容比实际课时略多，目的是为成人高等医学教育自学多提供一些参考内容，对临床工作有更多的指导作用。

第一章 休 克

1. 掌握各种类型休克的临床表现、诊断、急救原则和治疗措施。
2. 熟悉休克的发病机制。
3. 了解休克的病因及分类。

【自学时数】

7 学时。

休克是临床常见的一种急危重综合征,与临床各科都有广泛和密切的联系。休克发生后如果不能进行紧急而正确的救治,几乎所有的休克病人都要死亡。因此,掌握休克的基本理论、诊断、急救及防治措施非常重要。休克也一直是基础医学和临床医学研究的重要课题。本章论述了休克概论、失血性休克、创伤性休克、感染性休克、心源性休克和过敏性休克。

第一节 概 论

休克是多种病因引起,但最终共同以有效循环血容量减少、组织灌注不足、细胞代谢紊乱和器官功能受损为主要病理生理改变的综合征。休克发生后,体内重要器官微循环处于低灌流状态,组织缺氧,细胞损害,如不能及时纠正恢复,可导致多器官功能障碍或衰竭。

【病因和发病机制】

(一)病因及分类

根据病因不同,一般将休克分为低血容量性休克、感染性休克、心源性休克、过敏性休克和神经源性休克 5 类。

1. 低血容量性休克:它是因大量出血或体液丢失,或体液积存于体腔和组织间隙,导致有效循环血量减少所引起,如上消化道出血、肝脾破裂、严重吐泻、大面积烧伤、挤压伤等。大量出血引起的失血性休克和严重外伤导致的创伤性休克都属低血容量性休克。

2. 感染性休克:它亦称中毒性休克,是由病原微生物感染,导致微循环障碍引起。临床多见于释放内毒素的革兰阴性杆菌为主的感染,如肺炎、胆管炎、腹膜炎、细菌性痢疾、败血症等。

3. 心源性休克：它是各种严重心脏疾病导致心脏排血功能急剧减退所致。最常见病因是急性心肌梗死，其他有急性心肌炎、严重心肌病、急性心脏压塞、严重的缓慢或快速性心律失常等。

4. 过敏性休克：它系人体对某些生物制品、药物、动植物性致敏原发生过敏反应，导致急性微循环功能障碍所引起。

5. 神经源性休克：由外伤、剧痛、脊髓损伤、麻醉意外等引起，因导致动脉阻力调节功能障碍，血管扩张，有效循环血容量减少而发生休克。

（二）发病机制

虽然休克的病因多种多样，但不同致休克病因引起机体发生的循环功能障碍基本一致。

1. 有效循环血量不足：有效循环血量依赖心脏排血功能、血容量和血管床容积 3 个因素之间的协调，其中任何一个因素发生异常都可导致有效循环血量的不足，从而发生休克的病理过程。心脏排血量减少，血容量突然减少 30％～40％以上，毛细血管通透性增高而引起血浆外渗，毒素或过敏反应产生的生物活性物质引起小血管平滑肌麻痹，神经反射作用使血管运动中枢功能受抑制而导致小血管扩张，均可导致有效循环血量不足。任何类型休克都有绝对或相对有效循环血量减少，使机体的组织、细胞处于低灌流状态。

2. 微循环障碍：休克早期，由于有效循环血量显著减少，引起组织灌注不足和细胞缺氧；同时因循环血容量降低，引起动脉血压下降。机体通过一系列代偿机制调节和矫正所发生的病理变化。交感神经兴奋，儿茶酚胺大量释放以及肾素-血管紧张素分泌增加，使心跳加快、心肌收缩力增强、心排血量增多；同时外周（皮肤、骨骼肌）和内脏（肝、脾、胃肠）的小血管收缩，使循环血量重新分配，保证心、脑等重要器官的有效灌注。此时，小动脉、微动脉、后微动脉、毛细血管括约肌和微静脉、小静脉均处于明显收缩状态，动-静脉短路开放，结果外周血管阻力增高，回心血量有所增加。由于微动脉和毛细血管前括约肌比微静脉对儿茶酚胺更为敏感，故微动脉和毛细血管前阻力增高，微循环内血量急剧减少，组织仍处于低灌注、缺氧状态。如此时能去除病因，积极治疗，休克较易纠正。

若休克继续进展，组织缺血缺氧进一步加重，细胞因严重缺氧处于无氧代谢状态，乳酸类等酸性代谢产物蓄积，舒张血管的介质如组胺、缓激肽等释放。这些物质直接引起毛细血管前括约肌舒张，而后括约肌因对其敏感性低仍处于收缩状态，结果微循环内血液进多出少而滞留，毛细血管网内静水压升高，通透性增强，导致血浆外渗、血液浓缩、血液黏度增加。因此，回心血量进一步减少，心排血量继续下降，休克加重。此时，微循环的特点是广泛扩张。临床上病人表现为血压进行性下降、意识模糊、发绀和酸中毒。

若休克进一步发展，因血液浓缩及高凝状态，红细胞及血小板易发生聚集，并在血管内形成微血栓，甚至引起弥散性血管内凝血。由于组织缺少血液灌注，细胞严重缺氧和缺乏能量，可导致细胞内的溶酶体膜破裂，溶酶体内水解酶溢出，引起细胞自溶并损害周围其他的细胞，最终使大片组织、整个器官乃至多个器官受损。

3. 酸中毒：休克时机体组织因缺氧分解代谢增强，糖类进行无氧代谢，使乳酸、丙酮酸等酸性产物增多，引起乳酸血症。而此时肝脏对乳酸的利用和转化能力降低，肾脏对固定酸的排泄能力减弱，出现代谢性酸中毒。酸中毒使心肌收缩力减弱，降低心血管对儿茶酚胺的反应性，加重休克。

4. 重要内脏器官的损害：

（1）心：除心源性休克由原发性心功能障碍引起外，其他类型休克早期一般无心功能异常。但由于冠状动脉灌流量的80％发生于舒张期，休克时心率过快而舒张期过短或舒张期压力下降，则冠状动脉血流量减少，由此导致的心肌缺氧和酸中毒可造成心肌损害。当心肌微循环内血栓形成时，还可引起心肌局灶性坏死。此外，电解质的紊乱也影响心肌收缩功能，加重心脏损害。心力衰竭是休克的主要死亡原因之一。

（2）肺：休克时的低灌注和缺氧可损伤肺毛细血管内皮细胞和肺泡上皮细胞。内皮细胞受损引起血管壁通透性增加和肺间质水肿；而肺泡上皮细胞受损则导致肺泡表面活性物质生成减少，引起肺泡表面张力升高，继发肺泡萎陷和肺不张。以上造成肺顺应性降低，功能残气量减少，通气/血流比例失调。临床上表现为呼吸困难，严重者可导致急性呼吸窘迫综合征。

（3）肾：休克时，由于肾血管收缩、血流量减少、肾小球滤过率明显下降而发生少尿。生理情况下85％肾血流供应肾皮质的肾单位，休克时血流重新分布而主要转向髓质，结果不但滤过尿量减少，还可导致肾皮质肾小管缺血坏死，引起急性肾衰竭。

（4）脑：休克早期，对脑血流影响不大，但随着休克的加重，动脉血压持续进行性下降，脑灌注压和血流量降低而导致脑缺氧。缺氧和酸中毒会引起脑细胞肿胀、血管通透性增加而导致脑水肿和颅内压升高。

（5）胃肠道：胃肠道在休克时处于严重缺血和缺氧状态，如有组织的缺血再灌注，又引起自由基对细胞完整性破坏和毒性超氧化物蓄积。缺血和再灌注损伤可导致胃肠道黏膜糜烂、溃疡、出血、坏死，并使黏膜上皮细胞屏障功能受损，肠道内细菌及其毒素越过肠壁移位，侵害机体其他部位，此时加重休克并促使多脏器功能失常综合征的发生。

（6）肝脏：休克时肝脏缺血、缺氧及血流淤滞，使其解毒及代谢能力均下降，可导致肝功能受损，屏障功能减弱，加重已有的酸中毒和代谢紊乱。

【临床表现】

（一）症状和体征

按照发病过程，临床将休克分为休克早期、休克期和休克晚期，在病程的不同阶段，症状与体征表现不一。

1. 休克早期：病人神志清醒，但精神紧张、兴奋或烦躁不安，皮肤苍白，口唇和甲床轻度发绀，出冷汗，肢体湿冷，心率加快，血压呈正常低限或稍低，脉压减小，尿量减少。

2. 休克期：病人表情淡漠，反应迟钝，或出现意识模糊甚至昏迷，面色苍白，口唇肢端发绀，皮肤湿冷，皮肤有花纹，胸骨部位皮肤指压阳性（压迫后再充盈时间超过2秒），脉搏细数或摸不清，收缩压<80mmHg，脉压<20mmHg，表浅静脉萎陷，尿量<20mL/h或无尿。

3. 休克晚期：在休克晚期发生多器官功能衰竭，如心力衰竭、急性呼吸衰竭、急性肾衰竭、急性肝功能衰竭、脑功能障碍，以及发生弥散性血管内凝血（DIC）。

（二）辅助检查

1. 血常规和血细胞比容：可帮助了解和判断有无感染、贫血、失水等情况。

2. 血液生化检测：可有血糖、血丙酮酸和乳酸增高，并有pH值降低，二氧化碳结合力降低。肾功能减退可有血尿素氮、血肌酐、血尿酸升高，血钾亦可升高。急性心肌梗死时血清肌酸激酶（CK）及其同工酶 CK-MB、天门冬酸氨基转移酶（AST）、乳酸脱氢酶（LDH）及其同工酶 LDH₁ 显著升高。

3. 血气分析：休克时，动脉血氧分压、血氧饱和度下降。合并急性呼吸窘迫综合征时出现顽固性低氧血症、氧合功能异常、呼吸性碱中毒，晚期出现呼吸性酸中毒。

4. 心电图：可有冠状动脉供血不足的表现，如 ST 段压低、T 波低平或倒置。急性心肌梗死时有急性心肌损伤、心肌坏死的图形改变，出现异常 Q 波、ST 段抬高。

【诊断和鉴别诊断】

（一）诊断要点

1. 有休克发生的病因。

2. 意识障碍，四肢湿冷，皮肤有花纹，黏膜苍白或发绀，胸骨部位皮肤指压阳性，尿量<20mL/h 或无尿。

3. 脉率＞100 次/min，脉搏细数，或脉搏不能触及。

4. 收缩压<80mmHg，脉压<20mmHg。原有高血压者，收缩压较原水平下降 30％以上。

（二）鉴别诊断

不同病因引起的不同类型休克各有其临床特点，治疗重点也有区别，应及早相互鉴别。

1. 低血容量性休克：有明确的内外大量出血、严重外伤或失水失液病史，可有明显的贫血或脱水征象，中心静脉压常低于 5cmH₂O（1cmH₂O＝98Pa）。

2. 感染性休克：多有急性感染、传染病、创伤或近期手术病史，出现感染中毒的临床表现，如寒战、高热、头痛、呕吐、白细胞增高、中性粒细胞核左移并有中毒颗粒等。

3. 心源性休克：有心脏疾病的症状和体征。急性心肌梗死并发心源性休克最为常见，病人多有剧烈持续性心绞痛，心电图出现异常 Q 波、ST 段改变，并有心肌酶的升高。

4. 过敏性休克：有明确的致敏因素，绝大多数骤然发病，出现胸闷、气急、呼吸困难、血压下降。

5. 神经源性休克：由外伤、剧痛、脊髓损伤、精神创伤等因素引起，导致动脉阻力调节功能障碍，血管扩张而出现休克。

【急救原则和治疗措施】

（一）急救原则

急救原则为：①积极治疗原发病因。②补充血容量，改善微循环。③维持基本血压。④恢复及维护正常代谢和脏器功能。⑤防治并发症。

（二）治疗措施

1. 一般紧急治疗：取平卧位，下肢抬高 15°～20°，以增加回心血量，若有呼吸困难或肺水肿，可采用半卧位。保持呼吸道通畅，鼻导管或面罩吸氧。建立静脉通道，使用药物维持血压。置入导尿管测定每小时尿量。

2. 监测：有效的监测不仅有助于休克程度的判断，而且能有效地指导治疗。监测分为一般监测和特殊监测。一般监测包括观察病人精神神志状态、皮肤色泽与温度、脉搏、血压、脉压、每小时尿量等变化。特殊监测是根据病情需要进行有创监测，观察多种血液动力学指标，包括：中心静脉压（CVP）测定；置入 Swan-Ganz 导管监测肺动脉压（PAP）、肺小动脉楔压（PAWP）、心排血量（CO）等。此外，休克病人还应进行动脉血气分析、动脉血乳酸盐、胃肠黏膜内 pH 值、弥散性血管内凝血的实验室检查等项监测。

中心静脉压监测主要反映回心血量和心功能状况。CVP 正常值为 $5\sim12cmH_2O$。如休克病人 $CVP<5cmH_2O$，表示血容量不足；$CVP>15cmH_2O$，提示有心功能不全或血容量超负荷。

肺小动脉楔压（PAWP）监测主要反映左心室前负荷，与左心室舒张末压密切相关。PAWP 正常值为 $6\sim12mmHg$。当 $PAWP<5mmHg$ 时，提示血容量不足；$PAWP>18mmHg$，提示肺淤血，应限制输液。

3. 积极治疗原发疾病：积极处理引起休克的原发伤、原发病，如创伤紧急处理、大出血立即止血和输血、有效的抗感染治疗和感染灶的清除、心功能的维护等。

4. 补充血容量：补充血容量，纠正有效血容量的降低，改善器官组织的微循环灌注，为休克治疗的重要措施。补液种类有晶体液和胶体液两种。晶体液用平衡盐溶液为主，可提高有效血容量，并可部分纠正酸中毒。胶体液包括全血、血浆、血浆蛋白和人工合成的血浆代用品。胶体液补充血容量作用迅速，维持扩容作用时间长，可减少输液总量。休克病人的病因、严重程度、心肾功能状况各有不同，应根据具体情况选择决定补液的种类、补液量和输液速度。一般先给予晶体液，补液量最初 1 小时按 $10\sim20mL/kg$ 补给，随后根据病情调整。若病人收缩压能保持在 $90\sim100mmHg$ 以上，脉压大于 $30mmHg$，尿量增多至 $30mL/h$ 以上，提示血容量补充恰当。必要时进行 CVP、PAP、PAWP、CO 监测，指导补液速度和补液量。

5. 血管活性药物的应用：严重休克时，单用扩容治疗不易迅速改善微循环和升高血压，常需选用血管活性药物。

（1）血管收缩剂：休克时积极补液治疗而血压仍不能迅速回升，为避免低血压时间过长，可使用血管收缩剂暂时协助提升血压，以满足组织代谢所需的最低水平。常用药物有多巴胺、去甲肾上腺素、间羟胺等。多巴胺是最常用的血管收缩剂，治疗休克常用剂量为 $5\sim10\mu g/$（$min\cdot kg$），通过兴奋 β_1 和多巴胺受体，增强心肌收缩力，舒张肾和肠系膜等内脏血管，使其他血管阻力微升，而使血压上升。去甲肾上腺素、间羟胺主要以兴奋 α 受体为主，轻度兴奋 β_1 受体，能收缩血管，增强心肌收缩力，升高血压，可与多巴胺合用。

（2）血管扩张剂：临床判断血容量已基本补足，中心静脉压、血压虽已维持在正常范围，但仍存在四肢发凉、皮肤苍白、尿量少等循环不良状态，应使用血管扩张药物，常用有酚妥拉明、硝普钠、山莨菪碱等。酚妥拉明可舒张血管，降低外周血管阻力，增加心排血量，改善微循环。硝普钠能同时扩张小动脉和小静脉，用药后可降低心脏前、后负荷。山莨菪碱可对抗乙酰胆碱所致的平滑肌痉挛，使血管舒张，改善微循环。应用血管扩张剂应监测血压，需要时可将血管收缩剂与扩张剂联合应用。

6. 纠正酸中毒：休克病人以代谢性酸中毒为主，纠正酸中毒的根本措施是改善组织血液灌注。轻度酸中毒随着血容量的补足和微循环改善常可好转，一般不需要用碱性药。休克合并较严重酸中毒须及时应用碱性药物，临床根据酸中毒严重程度，首次可补给 $5\%NaHCO_3$ 溶液 $100\sim250mL$，给药后再按血气分析的结果确定继续应用的剂量。

7. 肾上腺皮质激素的应用：肾上腺皮质激素可用于感染性休克和其他较严重的休克。

其作用主要有：①阻断α受体兴奋作用，扩张血管，改善微循环。②保护细胞内溶酶体，防止溶酶体破裂。③增强心肌收缩力，增加心排血量。④促进糖异生，使乳酸转化为葡萄糖，减轻酸中毒。⑤提高机体对细胞内毒素的耐受力。可短期内（3～5天）用地塞米松10～20mg/d，或醋酸氢化可的松300～500mg/d静脉滴注。

8. 纳洛酮：纳洛酮为阿片受体拮抗药，通过阿片受体阻断作用，对抗休克时垂体释放大量内啡肽对心血管的抑制作用，加强心肌收缩力，提高血压。用法：每次0.4mg静脉注射，药效作用可持续约45分钟，需要时可重复用药。

9. 防治器官功能衰竭和DIC：严重休克易导致重要内脏器官的损害，出现器官功能衰竭。在抗休克治疗的同时，还应针对不同器官功能衰竭，采取不同的措施。如出现急性心力衰竭时，减少补液量，给予强心、利尿、扩张血管治疗；出现急性呼吸窘迫综合征时，则应使用机械通气，改善呼吸功能；出现急性肾衰竭，则应及早进行利尿和透析治疗等。休克晚期如出现DIC，则采取抗凝治疗等措施。以上参见本书有关章节。

10. 中医药治疗：参麦注射液20mL缓慢静脉注射，继以100mL加入生理盐水500mL中静脉滴注，1天1次，有益气养阴功效，适用于气阴两虚证。参附注射液10mL加入50%葡萄糖液20mL中缓慢静脉注射，继以100mL加入生理盐水500mL中静脉滴注，1天1次，有益气回阳功效，适用于气阳虚脱证。

第二节　失血性休克

失血性休克是指因体内较大血管破裂出血，引起循环血量锐减所致的休克，系最具代表性的低血容量性休克。主要临床表现是由大失血、血容量急剧减少所致的急性贫血与循环衰竭。

【病因和发病机制】

（一）病因

1. 创伤：严重创伤、骨折、挤压伤导致大血管破裂、内脏（如肝、脾）破裂而引起大出血。

2. 内脏疾病：常见有消化性溃疡、门静脉高压症引起食管胃底静脉曲张破裂、急性胃黏膜病变、消化道肿瘤等导致的消化道出血；空洞性肺结核、支气管扩张引起的大咯血；出血性血液病等。

3. 其他：异位妊娠、产后大出血、严重鼻出血、手术后大血管结扎处脱落等。

（二）发病机制

大出血后循环血容量骤减，绝对血容量丧失，红细胞、血浆容量减少，静脉回心血量减少，使中心静脉压降低，心排血量下降，导致低血压。一般在迅速失血超过全身总血量的20%时，即出现休克。通过神经与内分泌调节机制引起外周血管收缩、血管阻力增加和心率加快。如不能及时制止出血和补充有效循环血量，可由微循环障碍造成内脏器官功能不全和损害，或出现血压急剧下降，导致急性循环衰竭。

【临床表现】

（一）症状和体征

病人有原发伤、原发病的症状和体征。有出血症状，如创伤后体表出血，胃肠道、呼吸道、泌尿道、生殖道出血。或有内出血而休克时未查明出血部位。病人皮肤苍白，烦躁或神情淡漠，呼吸困难，出冷汗，四肢末端发凉，尿量减少，血压可正常但脉压小，或血压下降。失血性休克的严重程度及失血量可根据以下大致判断。

1. 轻度休克：病人烦躁不安，出冷汗，面色苍白，口干，脉率增快，血压下降或正常，脉压减小，尿量减少，可有浅表静脉萎陷，此时失血量为 800～1000mL，血容量急剧减少 20%～25%。

2. 中度休克：病人神志淡漠，皮肤湿冷、发绀，脉搏细数，血压下降，收缩压可降至 75～60mmHg，脉压明显减小，尿量明显减少，中心静脉压明显下降，此时失血量为 1200～1700mL，血容量减少 30%～40%。

3. 重度休克：病人神志极度淡漠，皮肤湿冷、发绀，口唇青紫，呼吸急促，脉率可达 120 次/min 以上，收缩压降至 40～60mmHg，尿量极少，失血量为 1700～2000mL，血容量减少 40%～50%。

4. 极重度休克：意识不清或昏迷，收缩压＜40mmHg 或测不到，无尿，失血量 2000mL 以上，血容量减少 50% 以上。

（二）辅助检查

1. 实验室检查：大出血时，血常规检查红细胞、血红蛋白、血细胞比容数值明显下降，白细胞计数可略有增高。若泌尿系器官损伤，尿液检查可发现血尿。

2. B 超检查：对胸腔、腹腔积液发现率高，可提示出血诊断并引导穿刺。对肝、脾、肾等实质性脏器损伤，B 超检查的确诊率达 90% 左右，可发现直径 1～2cm 的实质内血肿，并可发现脏器包膜连续性中断和实质破裂等情况。

3. X 线检查：X 线透视和摄片可发现胸腔、腹腔积液或积血；脾破裂可表现为胃向右移，横结肠下移，胃大弯有锯齿形压迹（脾胃韧带内血肿）；右季肋部肋骨骨折、右膈抬高和肝正常外形消失，提示有肝破裂的可能。

4. CT 检查：CT 能清晰地显示肝、脾、肾的包膜是否完整，形态结构是否正常。还可显示腹主动脉及下腔静脉形态和位置，如出现改变，提示腹膜后血肿的存在。

【诊断和鉴别诊断】

（一）诊断要点

1. 继发于体内、体表大量失血。

2. 有兴奋、烦躁不安，进而出现神情淡漠、意识模糊及昏迷。

3. 肤色苍白或发绀，皮肤湿冷，呼吸浅快，表浅静脉萎陷，脉搏细数。尿量＜30mL/h 或无尿。

4. 收缩压＜80mmHg，脉压＜20mmHg。原有高血压者，收缩压较原水平下降 30% 以上。

5. 血常规检查红细胞、血红蛋白、血细胞比容数值明显下降。

（二）鉴别诊断

失血性休克与其他病因所致休克的鉴别参见本章第一节。体内大出血引起的休克，要仔细检查，尽快查明出血原因及部位，鉴别要点如下：

1. 胸腔出血：可由外伤、胸主动脉瘤破裂、胸膜粘连撕裂、胸膜肿瘤等引起。病人出现胸痛、胸闷、气促，患侧叩诊变浊，呼吸音减低，胸腔穿刺抽得全血可以确诊。

2. 腹腔出血：可由外伤、肝脾破裂、异位妊娠等引起。病人有持续性腹痛、腹胀，可有腹肌紧张和腹膜刺激征，叩诊有移动性浊音，腹腔穿刺抽得血液可确诊。

3. 腹膜后出血：多系外伤所致腹膜后脏器（胰、肾、十二指肠）损伤、骨盆或下段脊柱骨折和腹膜后血管损伤引起。出血后血液在腹膜后间隙扩散形成巨大血肿，失血量可多达2000mL以上。B超或CT检查可帮助诊断。

【急救原则和治疗措施】

（一）急救原则

急救原则为：①补充血容量。②积极处理原发病，制止出血。③维持血压。

（二）治疗措施

大出血引起休克的治疗，在遵循休克一般治疗原则和措施的基础上，重点是补充血容量和制止出血，两个方面要同时抓紧进行，以防休克进一步加重。

1. 补充血容量：可根据临床症状、血压和脉率的变化估计失血量。首先经静脉快速滴注等渗盐水或平衡盐溶液，第1小时内输入1000～2000mL。及时补充足量晶体液可迅速有效地扩容，促进微循环灌注，提高心排血量，提高血压。出血量在1000mL以上或出血未止者，应尽快补充全血，以改善贫血和组织缺氧。输血量依出血量而定，一般应达到出血量的70%左右。血容量补充总量常为失血量的2～4倍，严重休克要监测中心静脉压，指导补液。经补充血容量，病人神志清醒，皮肤由苍白转红润，呼吸均匀，四肢温暖，收缩压>90mmHg，舒张压>40mmHg，脉压>30mmHg，脉率<100次/min，尿量>30mL/h，提示血容量已基本补足。

2. 止血：在补充血容量的同时，应尽快止血，否则难以保持血容量稳定，休克也不会得到纠正。采取何种方法止血，应根据病情和出血部位而定。如体表较大出血可先采用局部填塞、加压包扎暂时止血，休克纠正后再做手术处理；内脏器官如肝、脾破裂及异位妊娠破裂应尽快手术治疗；上消化道出血、咯血一般先行内科保守治疗，不能有效止血时考虑手术。

3. 维持血压：一般经补充血容量和止血治疗，休克即可纠正。在失血性休克治疗早期，为避免低血压持续时间过长，影响重要器官的血流灌注，可暂时应用血管活性药物提升血压，使收缩压维持在90mmHg左右，常选用多巴胺、间羟胺。

第三节　创伤性休克

创伤性休克是遭受严重外伤后导致的低血容量性休克。病人有效循环血量不足，组织和器官血流灌注减少，代谢紊乱，功能受损。

【病因和发病机制】

创伤性休克由各种严重外伤引起，常见如大血管破裂、颅脑伤、胸腹损伤、复杂性骨折、挤压伤、烧伤等，也可见于大手术后。其发病机制包括以下几方面：

1. 创伤引起大量失血，血容量不足；同时，创伤部位的炎症反应使毛细血管通透性增高、血管内皮损伤，血管内血浆样液体渗出至体表或体腔及深部组织，导致血容量更加减少，胶体渗透压降低。

2. 创伤后组织损伤和感染坏死产生的分解产物、毒素、组胺、激肽、蛋白酶等，可使微血管扩张，血管通透性增加，血浆渗漏，使有效循环血量进一步减少，加重微循环障碍。

3. 创伤本身有时对血循环也有直接影响，如胸部伤导致胸腔内压增高、反常呼吸、心脏压塞等，使静脉回流入心房受阻，心脏顺应性降低，心排血量下降；脊髓损伤导致肌肉瘫痪，静脉容积增加，回心血量减少；颅脑伤导致血管运动中枢受损，出现低血压休克等。

4. 创伤对神经系统有强烈刺激，引起疼痛和神经-内分泌系统反应，使血管阻力调节功能严重障碍，导致血压下降。

【临床表现】

（一）症状和体征

有外伤造成的症状及体征和休克的临床表现。休克表现与出血性休克相似。由于创伤性休克时，血容量的减少不仅仅是由于出血，还常常与血浆渗出、炎性渗液、器官损伤导致血液循环障碍等有关，故病情往往比较复杂和更加危重。如严重烧伤者有大量的创伤表面体液渗出，随着渗出增加，休克表现逐渐显现；挤压伤时，因大量血浆样液体渗出血管，使血容量减少；胸部伤可直接影响心肺功能；颅脑伤累及脑干则出现呼吸循环功能紊乱等。

（二）辅助检查

参见本章第二节。创伤性休克可因血管内液体大量渗出但不同时损失红细胞，导致血液浓缩，血常规检查红细胞、血红蛋白、血细胞比容数值无明显下降（除非伴大量失血）。因此，血细胞比容数值不能说明血容量丢失的程度，但作为动态观察指标，对休克诊治有一定的指导意义。创伤合并感染时，白细胞计数可明显增高。病情如允许，要及时做影像学检查以明确创伤病因诊断。

【诊断和鉴别诊断】

（一）诊断要点

1. 继发于严重的外伤，可以是一个部位的损伤引起，也可能是多发伤所致。有创伤引起的失血、失液。

2. 有烦躁不安或神情淡漠、昏迷等意识障碍，肤色苍白或发绀，肢体湿冷，呼吸浅快，脉搏细数。尿量<20mL/h 或无尿。

3. 收缩压<80mmHg，脉压<20mmHg。原有高血压者，收缩压较原水平下降 30%以上。

（二）鉴别诊断

创伤性休克与失血性休克同归类于低血容量性休克。两者的区别在于：失血性休克为单纯血管破裂或脏器出血所致；创伤性休克除失血外，尚有血浆渗出、炎性介质释放、神经-内分泌系统反应、器官严重损伤等多种因素参与休克的发生，病情复杂，除应早期及时发现休克外，还要根据病史、临床表现和辅助检查尽快全面查明休克的原因。

【急救原则和治疗措施】

（一）急救原则

急救原则为：①补充血容量。②治疗创伤。③维持血压。④防治感染。

（二）治疗措施

在休克一般治疗措施的基础上，重点是纠正低血容量和积极治疗创伤。

1. 补充血容量：与出血性休克基本相同，创伤性休克急救时，首先要补充血容量。但创伤性休克血容量不足不仅仅是由于出血，还因血浆和炎性渗液的大量外渗，因此要根据伤情准确估计丢失量及性质，及时补充扩容，输液首选平衡盐溶液，配合适量的全血、血浆、人血白蛋白及右旋糖酐40。

2. 创伤处理：首先进行紧急处理。主要包括：①外伤疼痛严重者给予适当镇痛镇静剂。②妥善临时固定（制动）受伤部位。③有大出血者控制出血源。④保持呼吸道通畅，维持心肺功能。有开放性或张力性气胸、连枷胸者立即做必要的处理，出现急性呼吸衰竭时进行机械通气等。创伤性休克的进一步手术治疗，一般应在血压稳定后或初步回升后进行。

3. 维持血压：在创伤性休克治疗早期，为避免低血压影响心、肺、脑的供血，在快速补充血容量的同时，可暂时应用血管收缩药物提升血压，使收缩压维持在 90mmHg 左右，常选用多巴胺、间羟胺。

4. 防治感染：及早应用广谱抗生素，预防和治疗感染。

第四节　感染性休克

感染性休克是指各种病原微生物及其毒素等产物导致机体免疫反应失调、微循环障碍、细胞损伤、代谢紊乱、器官功能损害的综合征。病原微生物的数量和毒力以及机体的内环境与应答是感染性休克发生的决定性因素。

【病因和发病机制】

（一）病因

各种细菌、病毒、立克次体、真菌、原虫等感染后都能并发感染性休克，革兰阴性杆菌及其内毒素所致者最常见。临床上暴发性流行性脑脊髓膜炎、肺炎、细菌性痢疾、化脓性胆管炎、急性腹膜炎等疾病易并发感染性休克。高龄、营养状况差、化疗、创伤、大手术后、使用肾上腺皮质激素等情况均可导致免疫力低下，易发生感染性休克。

（二）发病机制

感染性休克的发病机制较为复杂。感染灶中的微生物及其毒素、胞壁产物等侵入血循环，激活机体免疫反应系统，作用于多种效应细胞（单核-巨噬细胞、中性粒细胞、内皮细胞等），产生多种内源性炎症介质、细胞因子，引起全身性炎症连锁反应。炎症反应是双相免疫反应，各种致炎症介质和抗炎介质相互作用。若致炎症介质大量释放，就会造成过度的炎症反应，作用于各种器官、系统，影响血流灌注，出现微循环障碍，导致组织细胞缺血、缺氧、代谢紊乱、功能损害，引起休克。感染性休克是多种因素互相作用、互为因果的综合结果。

感染性休克的血流动力学改变有高排低阻型和低排高阻型两种。前者心排血量正常或增高，外周血管扩张、阻力降低，有血流分布异常和动-静脉短路开放增加，细胞代谢障碍和能量生成不足。病人皮肤比较温暖干燥，又称为暖休克。低排高阻型外周血管收缩，微循环淤滞，毛细血管渗漏导致血容量和心排血量减少。病人皮肤湿冷，又称冷休克。临床中"暖休克"较少见，仅是一部分革兰阳性菌感染引起；"冷休克"较多见，多由革兰阴性菌感染引起，而且革兰阳性菌感染的休克加重时也转为"冷休克"。至晚期，病人心功能不全，微循环衰竭，则成为低排低阻状态。

【临床表现】

（一）症状和体征

病人常有严重感染病史及相应症状，如各种传染病、呼吸和消化系统感染、创伤等。休克早期，病人意识尚清，神志淡漠或轻度烦躁不安，皮肤苍白，肢端湿冷，脉搏增快，血压正常或偏低，脉压低于30mmHg，尿量减少，呼吸深快，眼底检查可见动脉痉挛。部分病人可表现为"暖休克"：四肢温暖，皮肤干燥，但外周血管扩张，血压下降。

休克逐渐发展，收缩压降至80mmHg以下，表现为嗜睡，甚至昏迷，尿量少或无尿，脉搏细弱或摸不到，皮肤发绀，四肢湿冷，体温低或高热。休克晚期出现弥散性血管内凝血（DIC）和器官功能衰竭，表现为广泛性皮肤黏膜出血或内脏出血、顽固性低血压、急性心力衰竭、急性肾衰竭、急性呼吸窘迫综合征等。

（二）辅助检查

1. 血常规：白细胞及中性粒细胞大多增高，白细胞总数可达 $20 \times 10^9/L$ 以上，中性粒细胞出现核左移现象和毒性颗粒。血细胞比容和血红蛋白增高提示血液浓缩。并发 DIC 时，血小板计数进行性减少。

2. 病原学检查：在抗菌药物治疗前，常规进行血（或其他体液、渗出物）和脓液细菌培养（包括厌氧菌培养），分离得到致病菌后做药敏试验。鲎试验有助于内毒素的检测。

3. 尿和肾功能检查：有急性肾衰竭时，尿密度由初期偏高转为低而固定，血肌酐平均 1 天增加≥44.2μmol/L，血尿素氮 1 天增加≥3.6mmol/L。

4. 血气分析：常有低氧血症、代谢性酸中毒，而早期由于呼吸代偿 $PaCO_2$ 可轻度下降而呈呼吸性碱中毒，晚期出现呼吸性酸中毒。

5. DIC 相关检查：包括消耗性凝血障碍和纤溶亢进两方面检查。前者有血小板计数、凝血酶原时间、纤维蛋白原等。后者包括凝血酶时间、纤维蛋白降解产物、血浆鱼精蛋白副凝试验等。

【诊断和鉴别诊断】

（一）诊断要点

1. 继发于全身或局部严重感染，体温突然升高（39℃以上）或突然下降（36℃以下）。早期常有呼吸增快，换气过度，导致呼吸性碱中毒。

2. 出现面色苍白，肢体湿冷、发绀，意识障碍，脉搏细数。血压下降，收缩压低于80mmHg，脉压小于20mmHg。原有高血压者，收缩压较原水平下降30％以上。尿量少于30mL/h或无尿。

3. 感染性休克早期，少数病人可呈"暖休克"表现：四肢温暖，皮肤干燥，但血压下降。

4. 白细胞总数明显增高，中性粒细胞出现核左移现象和毒性颗粒。

（二）鉴别诊断

感染性休克应与低血容量性休克、心源性休克、过敏性休克、神经源性休克鉴别，参见本章第一节。

【急救原则和治疗措施】

（一）急救原则

急救原则为：①控制感染。②补充血容量。③纠正酸中毒。④维持血压。⑤防治并发症。

（二）治疗措施

1. 控制感染：有效地控制感染是救治感染性休克的重要环节，主要措施为应用抗微生物药物和处理原发感染灶。对病原菌尚未确定的病人，可根据临床判断选用广谱抗生素，如第三代头孢菌素类、青霉素类、喹诺酮类、氨基苷类、β-内酰胺酶抑制剂等。应警惕厌氧菌感染，可选用甲硝唑、替硝唑。抗生素应用要按早期、足量、联合、静脉原则。对创伤或感染灶要彻底清创引流，消除感染源。对创伤或手术后不明原因的发热，要查明原因，积极治疗。

2. 补充血容量：感染性休克时均有血容量不足，开始以输注平衡盐溶液为主，配合适当的胶体液、血浆，恢复足够的血容量。如病人贫血（Hct<30％，Hb<100g/L）可补充适量全血。一般应做中心静脉压监测，调节输液量和输液速度。

3. 纠正酸中毒：感染性休克病人常伴有严重酸中毒，且发生较早，须及时纠正。一般每次以5％碳酸氢钠150～250mL静脉滴注，根据血气分析结果指导应用。

4. 血管活性药物的应用：目的是调整血管舒缩功能，改善微循环淤滞，维持血流动力学和血压的稳定，应在补充血容量、纠正酸中毒的基础上使用。可根据病情选用山莨菪碱、酚妥拉明、多巴胺、间羟胺、去甲肾上腺素等。为兼顾各重要器官的灌注水平，抵消相应的副作用，常将血管扩张剂与收缩剂联合应用，如多巴胺与酚妥拉明合用、去甲肾上腺素与酚妥拉明合用等，还可应用纳洛酮。

5. 肾上腺皮质激素：具有抗炎、抗毒素、抗休克等作用。在有效抗生素治疗下，采用短期（2～3天）、大剂量疗法，可用地塞米松0.5～1mg/（kg·d）分次静脉滴注。

6. 营养支持：感染性休克时机体处于高分解代谢状态，要提高蛋白质及氨基酸的摄入量以保持体内代谢正氮平衡，并提高支链氨基酸的比例。控制糖的摄入，非蛋白质能量的40％由脂肪提供，以防糖代谢紊乱，热/氮比值宜维持在 418kJ（100kcal）∶1gN 左右。

7. 防治并发症：感染性休克常可导致各脏器损害，如心功能不全、心律失常、消化道出血、肝功能损害、急性肾衰竭、急性呼吸窘迫综合征、DIC 等，都应严密观察，及早发现，及时治疗。

第五节　心源性休克

心源性休克是心脏功能严重减退，导致心排血量急剧减少，机体各重要器官和周围组织灌注不足所产生的临床综合征。临床主要表现为血压明显下降，脉压减小，心率增快，尿量减少，并出现意识障碍。

【病因和发病机制】

导致心源性休克的病因很多，最常见最具代表性的为急性心肌梗死，其他有急性心肌炎、心律失常、急性肺栓塞、急性心脏压塞等。

1. 急性心肌梗死：在急性心肌梗死病人中约有 20％伴发心源性休克，发生休克者病死率高达 50％～80％。心肌大块损伤和坏死是发生心源性休克的根本原因。尸解时，此类病人显示至少 40％的左室心肌坏死。由于有效工作的心肌数量明显减少，心脏收缩能力降低，且坏死心肌在心脏收缩时还向外膨出，阻碍心脏的收缩，使心排血量显著减少，不能维持正常的动脉血压，全身脏器微循环中血液灌注不足，导致休克发生。右心室心肌大面积梗死，右心室排出量明显减少而使左心室充盈不足、排出量降低，亦可导致休克。急性心肌梗死时的心律失常、严重并发症，均可激发或加重心源性休克。

2. 急性心肌炎：病毒性、风湿性、细菌性及其他因素所引起的心肌炎，如病变范围广泛、发展迅速，严重影响心肌收缩功能，可发生心源性休克。

3. 快速性或缓慢性心律失常：快速性心律失常，如阵发性心动过速、心房颤动、心房扑动等，当心室率超过 160 次/min，心脏舒张不全，回心血量减少，可导致心排血量严重下降，有效循环血量不足而发生休克。缓慢性心律失常，如完全性房室阻滞、病态窦房结综合征，心室率极慢，心排血量减少，亦可引起休克。

4. 急性肺栓塞：巨大肺栓塞使肺动脉血流受阻，回左心血流量减少，心排血量急剧减少，体循环血流量下降而发生心源性休克。

5. 急性心脏压塞：各种病因所致急性心包炎，心包腔内大量渗出液积聚，或创伤导致心包腔内大量积血，均引起急性心脏压塞。因心脏舒张期充盈受阻，心排血量降低而出现休克。

此外肥厚性心肌病严重的流出道梗阻、心脏黏液瘤突然阻塞瓣膜口导致血流受阻等亦可发生心源性休克。

【临床表现】

（一）症状和体征

病人常有原发心脏疾病的病史和临床表现，在此基础上发生心源性休克。如急性心肌梗死有持续性剧烈胸痛，心电图呈心肌缺血和坏死的动态变化图形，心肌酶升高等。急性心肌炎有相应感染病史，并有发热、气短、胸闷、心动过速症状，心电图可有各种心律失常等。病人收缩压降至 80mmHg 以下，原有高血压者收缩压较原血压水平下降 30％以上。全身器官和组织灌注不良，病人烦躁不安，反应迟钝，意识模糊甚至昏迷，四肢湿冷，皮肤黏膜苍白或发绀，尿量减少，每小时不足 20mL，心动过速，脉搏细数。

（二）辅助检查

参见本章第一节，此外注意以下几方面检查。

1. 心电图：急性心肌梗死可有宽而深的 Q 波、ST 段呈弓背形抬高；快速性或缓慢性心律失常可根据心电图明确诊断；肺栓塞心电图可出现顺钟向转位、电轴右偏、右束支阻滞、肺性 P 波、ST-T 改变等，或有 $S_I T_{III} Q_{III}$ 的典型改变；急性心包炎出现除 aVR 和 V_1 外所有导联 ST 段弓背向下抬高，QRS 波低电压。

2. X 线检查：弥散性心肌炎可见心影扩大，心搏减弱，严重者可见肺充血或肺水肿；肺栓塞可显示以胸膜为基底凸面朝向肺门的圆形致密阴影及扩张的肺动脉伴远端肺纹理稀疏；心包大量积液或积血，出现心影增大，心缘的正常轮廓消失，呈水滴状或烧瓶状，心脏搏动减弱或消失。

3. 超声心动图检查：心肌梗死病人可显示心室壁运动异常，包括过度活动、活动减弱或消失、反常运动及不协调，或有心室室壁瘤、室间隔穿孔、心室内附壁血栓等；急性心肌炎可有左室收缩或舒张功能异常，节段性及区域性室壁运动异常等；心包积液或积血时，可见在心脏后有液性暗区，若有舒张末期右房塌陷和舒张期右室游离壁塌陷，则为心脏压塞的特异征象。

【诊断和鉴别诊断】

（一）诊断要点

1. 有心源性休克发生的病因，根据病史、症状、体征，结合辅助检查确诊。

2. 收缩压＜80mmHg，脉压＜20mmHg，原有高血压者收缩压较原水平下降 30％以上。

3. 意识异常。

4. 脉搏细数，脉率＞100 次/min，或脉搏不能触及。

5. 四肢湿冷，皮肤黏膜苍白或发绀。

6. 尿量＜20mL/h 或无尿。

（二）鉴别诊断

心源性休克与心外病因休克的鉴别参见本章第一节，以下为心源性休克的病因鉴别。

1. 急性心肌梗死：心源性休克最常见于急性心肌梗死，病人多有剧烈持续性心绞痛，心电图出现异常 Q 波、ST 段改变，并有血清心肌酶的异常升高。

2. 急性心肌炎：发病前常有感染病史，有发热、气短、胸闷、头昏、心动过速等症状与体征，心电图可有各种心律失常表现，如房性或室性心动过速、室性早搏等，以及 ST 段改变。部分病人血清肌钙蛋白 I 或肌钙蛋白 T、肌酸磷酸激酶（CK）中 CK-MB 明显升高。病原学检查从心内膜、心肌、心包或心包穿刺液中可检测出病毒。

3. 快速性或缓慢性心律失常：根据心电图检查结果可进行判别。

4. 急性肺栓塞：病人常有创伤、长期卧床、静脉曲张、外科手术等病史，出现胸痛、呼吸困难、心悸、咯血，查体可见右心室增大、肺动脉瓣区搏动增强和该处第二心音亢进、三尖瓣区出现收缩期杂音等。心电图示电轴右偏，I 导联出现 S 波或原有的 S 波加深，III 导联出现 Q 波和 T 波倒置，右束支阻滞，肺性 P 波，ST-T 改变等。胸部 X 线检查、放射性核素肺扫描、CT 检查、MRI 检查和必要时肺动脉造影可帮助确诊。

5. 急性心脏压塞：病人可有心包感染、心肌梗死、心脏外伤等病史，体征见心动过速、心音遥远、颈静脉怒张、脉搏细数或奇脉。超声心动图、CT 或 MRI 检查显示心包腔内积液可以确诊。

【急救原则和治疗措施】

（一）急救原则

急救原则为：①积极治疗原发心脏病。②纠治低氧血症。③补充血容量，改善微循环。④维持基本血压。⑤纠治心律失常。⑥恢复及维护正常代谢和脏器功能。⑦防治并发症。

（二）治疗措施

心源性休克的主要病理生理特点是心排血量减少，治疗除遵循本章第一节所述的休克一般治疗措施外，要以维护心脏功能、增加心排血量、改善脏器的血流灌注为重点。

1. 监护：心源性休克病情危重，应在重症监护室随时观察血压、心率、心律、呼吸、神志及全身状况。监测心电图、血流动力学变化，以指导治疗。

2. 吸氧：通过鼻管或面罩吸氧，维持正常或接近正常的动脉血氧分压（PaO_2）。严重低氧血症［$PaO_2 < 6.67kPa$（50mmHg）］或伴二氧化碳潴留者需要使用机械辅助通气和给氧。

3. 缓解疼痛：剧烈胸痛用哌替啶（度冷丁）50～100mg 肌内注射，或吗啡 5～10mg 皮下注射以有效止痛，可同时用镇静剂减轻病人精神紧张。

4. 应用血管活性药物：心源性休克时心肌收缩力明显减弱，导致血压下降，应选用具有强心和血管收缩作用的拟交感胺类药物。一般病例常用 5% 葡萄糖液 250mL 中加多巴胺 20～40mg 和多巴酚丁胺 20～40mg，静脉滴注，调节滴速将收缩压维持在 90～100mmHg。如血压急剧下降，可用间羟胺 20mg 稀释于 100mL 生理盐水中，静脉滴注，亦可同时加入多巴胺 20mg；也可选用 5% 葡萄糖液 100mL 中加去甲肾上腺素 0.5～1mg 静脉滴注。

心源性休克在补充足够的血容量和收缩压稳定的基础上应用血管扩张剂，通过减轻心脏前后负荷，可降低左心室射血阻抗，增加心排血量，减少心肌耗氧量，从而改善心脏功能和休克状态。可选用硝普钠 10～100μg/min 静脉滴注，或用硝酸甘油 10～50μg/min 静脉滴注。应用血管扩张剂应从最小剂量开始，根据病情逐渐加量，警惕发生低血压，临床常采用与间羟胺或多巴胺合用。

5. 补充血容量：心源性休克时可有血容量绝对或相对不足，应及时补充。一般根据中心静脉压监测结果来决定输液量。可选用右旋糖酐 40、羟乙基淀粉或 5% 葡萄糖液静脉滴注，至收缩压上升至 90mmHg 或中心静脉压达 15cmH$_2$O、肺小动脉楔压达 15mmHg 为止。

6. 纠治心律失常：有显著心动过速或心动过缓的各种心律失常都能加重休克，须积极应用药物、电复律或人工心脏起搏予以纠治或控制。

7. 机械辅助循环：对于药物治疗无效的急性心肌梗死合并心源性休克病人，应用主动脉内气囊反搏术进行机械辅助循环，能够增加冠状动脉血流灌注和心排血量，改善临床表现，可作为救治心源性休克的一项紧急措施，为后续进行的各种血运重建治疗提供暂时的循环支持。

8. 积极治疗原发病：应尽快治疗引起心源性休克的病因，如急性心肌梗死进行止痛、溶栓、抗凝、介入治疗等，心包腔大量积液立即行心包腔穿刺抽液解除心脏压塞，急性肺栓塞及时溶栓和抗凝治疗。心肌梗死引起的室壁瘤、心室间隔穿孔、乳头肌或腱索断裂所致的二尖瓣关闭不全等并发症可施行手术治疗。

第六节　过敏性休克

过敏性休克是特异性致敏原（抗原）与机体内相应的抗体相互作用，引起的以急性周围循环灌注不足为主的全身性速发变态反应。除引起休克的表现外，常伴有喉头水肿、气管痉挛、肺水肿等，如不紧急处理，常导致死亡。

【病因和发病机制】

绝大多数过敏性休克由 I 型变态反应所引起。引起过敏性休克的特异性抗原常见为药物和异种（性）蛋白。药物如青霉素类、头孢菌素类、链霉素、普鲁卡因、碘化 X 线造影剂、解热镇痛药等，其中最常见者为青霉素过敏。异种（性）蛋白如抗毒素、抗血清、人血液制品及胰岛素等。

过敏性休克发生的基本机制是：当上述变应原进入机体，刺激淋巴细胞产生特异性 IgE 抗体，吸附于组织肥大细胞和血液嗜碱性粒细胞表面，此时机体对变应原处于致敏状态。当同一变应原再次进入机体时，即与相应抗体迅速结合，发生抗原-抗体反应，使肥大细胞和嗜碱性粒细胞脱颗粒，释放大量过敏性物质如组胺、5-羟色胺、慢反应物质（SRS-A）、缓激肽、血小板活化因子、嗜酸性粒细胞趋化因子、乙酰胆碱等，使血管舒缩功能发生紊乱，毛细血管扩张，通透性增高，血浆外渗，有效循环血量减少，多系统脏器循环灌注不足而引起休克。同时导致支气管平滑肌痉挛、气道水肿和腺体分泌增加而加重休克。

【临床表现】

过敏性休克大都猝然发生，约半数病人在接触变应原后 5 分钟内发病，仅 10% 病人症状起于半小时以后，极少数在连续用药的过程中出现本病。过敏性休克的临床表现主要有以下 5 方面：

1. 循环衰竭：心慌、出冷汗、面色苍白、四肢厥冷、脉数而弱，血压急剧下降到 80/50mmHg 以下，乃至测不到血压，最终导致心跳停止。

2. 呼吸道阻塞：喉头堵塞感、胸闷、气急、喘鸣、憋气、发绀，可因窒息而死亡。

3. 意识障碍：先出现烦躁不安和头晕，随着脑缺血缺氧加重出现意识不清或昏迷，并可发生抽搐及肢体强直。

4. 消化道症状：可有恶心、呕吐、腹痛、腹泻等。

5. 皮肤黏膜表现：皮肤潮红、瘙痒、荨麻疹，还可出现喷嚏、水样鼻涕、音哑等。

【诊断和鉴别诊断】

（一）诊断要点

1. 病人接触致敏变应原后迅速发病。

2. 症状急重，来势凶猛，出现胸闷、气急、呼吸困难、心慌、面色苍白、四肢厥冷、发绀、脉搏细数、意识不清，血压急剧下降到 80/50mmHg 以下。

（二）鉴别诊断

过敏性休克要与迷走血管性晕厥相鉴别。迷走血管性晕厥多发生在病人情绪不稳定（如恐惧、悲痛）、精神紧张（如见血、针刺）及体质虚弱时，出现面色苍白、恶心、出冷汗，继而可昏厥，容易被误诊为过敏性休克。但迷走血管性晕厥经平卧后可很快好转，血压虽低但脉搏缓慢，无瘙痒或皮疹，这些与过敏性休克不同，可用阿托品类药物治疗。

【急救原则和治疗措施】

（一）急救原则

急救原则为：①立即停止变应原继续进入体内。②立即应用肾上腺素、肾上腺皮质激素、异丙嗪。③补充血容量。

（二）治疗措施

1. 一旦发生过敏性休克应立即就地抢救，使病人取平卧位，松解衣领，保持呼吸道通畅，及时清除分泌物，吸氧。立即停止药物注射，移去可疑的变应原，脱离过敏环境。

2. 立即皮下或肌内注射 0.1％肾上腺素 0.5～1.0mL，严重者可用 0.1％肾上腺素 0.5mL 加入 50％葡萄糖液 40mL 中静脉注射。开放静脉通道（最好两条）。如第 1 次注射肾上腺素后未见好转，可酌情重复应用数次。

3. 应用肾上腺皮质激素，静脉注射地塞米松 10～20mg。

4. 因严重支气管痉挛导致呼吸困难者，可用氨茶碱 0.25g 加入 50％葡萄糖液 20mL 中缓慢静脉注射。严重而用药后未能缓解的支气管痉挛，有时需气管插管和辅助呼吸。

5. 积极补充血容量，可选用平衡盐液、5％葡萄糖液，一般先输入 500～1000mL，以后酌情补液。

6. 应用抗组胺药，常用异丙嗪 25～50mg 肌内注射。

7. 经以上处理，血压仍低时可适当应用升压药物，如间羟胺、多巴胺等。

8. 严重过敏性休克可并发肺水肿、脑水肿、呼吸心搏骤停等，应立即进行紧急抢救和治疗。

自 学 指 导

【重点难点】

1. 概论：休克是可导致严重后果的危重病症，与临床内、外、妇、儿等各科都有密切的联系。本节以休克的发病机制为难点，以诊断和急救治疗措施为学习的重点。

休克是多种病因引起，是最终以有效循环血容量减少、组织灌注不足、细胞代谢紊乱、器官功能受损为主要病理生理改变的综合征。根据病因和发病机制，一般将休克分为低血容量性休克、感染性休克、心源性休克、过敏性休克和神经源性休克五类。虽然休克的病因多种多样，但不同休克病因引起机体发生的循环功能障碍基本一致，主要发病机制为有效循环血容量锐减，组织灌注不足，微循环功能障碍，发生代谢性酸中毒，引起心、肺、肾等内脏器官的继发性损害。由循环血容量不足导致的微循环变化是休克发病的病理生理基础，在休克过程的不同阶段相应发生不同的变化。休克早期为机体的代偿期，通过神经-内分泌系统调节机制维持动脉压和心脑血液的供给。若休克持续则进入失代偿期，微循环淤血缺氧，有效循环血量进一步减少，血压进行性下降。当失代偿期持续较长时间而不能纠正，机体代谢紊乱无限制地加重，细胞、组织广泛损害，则导致多器官功能衰竭，发展成不可逆性休克。

休克的诊断主要根据病史和临床表现。按照发病过程，将休克临床表现分为休克早期、休克期、休克晚期。凡有严重创伤、大量出血、重度感染、心脏病史以及突发过敏反应者，出现兴奋烦躁、出冷汗、心率加快、脉压减少或低血压、尿量减少等微循环灌注不良、交感神经代偿性亢进等方面临床表现时，临床医师应敏锐地考虑到此为休克早期表现。此时如处理得当，休克可较快得到纠正，否则病情将继续发展，进入休克期。当病人出现神志淡漠、反应迟钝、面色苍白、发绀、四肢湿冷、呼吸浅快、收缩压降至 80mmHg 以下等表现时，则标志病人已属休克状态。

对休克病人应进行有效的监测，包括一般监测和特殊监测，以了解病情变化和指导治疗。有多种原因可引起休克，休克的急救和治疗首先要针对病因，积极治疗原发疾病。在此基础上，根据不同休克期采取相应的综合性治疗措施，主要包括：补充血容量、应用血管活性药物、纠正酸中毒、应用肾上腺皮质激素、防治器官功能衰竭和 DIC。中药针剂参麦注射液、参附注射液对休克有较好的疗效，可以选用。在各类休克的急救措施中，病因治疗、补充血容量和正确应用血管活性药物为关键环节。

2. 失血性休克：本节以失血性休克的诊断和急救治疗为重点，其中诊断亦为难点。失血性休克是大出血引起循环血量锐减所致的休克，系最具代表性的低血容量性休克。大多数病人有明显的出血症状，如创伤后体表出血，胃肠道、呼吸道、泌尿道、生殖道出血等，并出现失血后急性贫血与循环衰竭征象。病人表现为皮肤苍白，烦躁或神情淡漠，呼吸困难，出冷汗，四肢末端发凉，尿量减少，血压可正常但脉压小，或血压下降，血常规检查红细胞、血红蛋白、血细胞比容数值明显下降，不难诊断。但少数病人急诊时表现为急性贫血、低血压或休克，无可见的外出血，此时应考虑到可能存在体内脏器或血管破裂，出血积存于胸腔、腹腔等处。在立即抗休克治疗的同时，应积极查明出血部位。内出血常见原因有肝破裂、脾破裂、主动脉瘤破裂、异位妊娠等，可通过病史、症状与体征、诊断性穿刺、影像学检查确诊。失血性休克的急救治疗，除遵循休克的一般治疗原则和措施外，重点是补充血容量和积极处理原发病、制止出血，两个方面要同时抓紧进行，以防休克进一步加重。

3. 创伤性休克：本节以创伤性休克的诊断和急救治疗为重点。创伤性休克是遭受严重外伤后导致的低血容量性休克，病人有效循环血量不足，组织和器官血流灌注减少，代谢紊乱，功能受损。创伤性休克时，血容量的减少不仅仅是因出血，还常常是由血浆渗出、炎性渗液、器官损伤导致血液循环障碍等引起，故病情往往比较复杂。严重外伤后出现休克的临床表现可做出创伤性休克的诊断，可以是一个部位的损伤引起，也可能是多发伤所致。因创伤性休克常常不是单一因素造成，故除应早期及时发现休克外，还要根据病史、临床表现和辅助检查尽快查明和确定引起休克的各种原因，使急救治疗有针对性。创伤性休克病人绝大多数病情较为严重，当创伤未能得到及时处理时，休克常难以根本好转，或继续加重。因此，在抗休克治疗的同时，要积极进行创伤治疗，包括止痛、止血、清创和及时的手术等。

4. 感染性休克：本节以感染性休克的诊断为重点和难点。感染性休克是指各种病原微生物及其毒素等产物导致机体免疫反应失调、微循环障碍、细胞损伤、代谢紊乱、器官功能损害的综合征。病人常有严重感染病史及相应症状，如各种传染病、呼吸和消化系统感染、创伤等。具有感染和休克临床表现者可做出诊断。感染性休克临床有"冷休克"（低排高阻型）和"暖休克"（高排低阻型）两种不同类型表现，前者多见。应重视早期诊断，这对挽救病人生命至关重要。对易于并发休克的一些感染性疾病病人要密切观察病情变化，出现下列表现预示有发生休克的可能：①体温过高（>40.5℃）或过低（<36℃）。②非神经系统感染而出现神志改变。③呼吸加快伴低氧血症和（或）血浆乳酸浓度增高，而胸部 X 线摄片无异常发现。④心率增快，与体温升高不平行，或出现心律失常。⑤血压<90mmHg，或有体位性低血压。⑥尿量减少（<30mL/h）。⑦不明原因的肝、肾功能损害。有效地控制感染是救治感染性休克的重要环节，主要措施为应用抗微生物药物和处理原发感染灶，其他治疗措施按照休克的一般治疗原则和措施。

5. 心源性休克：本节以心源性休克的诊断、鉴别诊断和急救治疗为重点和难点。心源性休克是心脏功能严重减退，导致心排血量急剧减少，机体各重要器官和周围组织灌注不足所引起的临床综合征。心源性休克的临床诊断包括 3 个方面：①病因。②收缩压降至 80mmHg 以下，原有高血压者收缩压较原血压水平下降 30％以上。③全身器官和组织灌注不良表现，如烦躁不安、反应迟钝、意识模糊甚至昏迷，四肢湿冷，皮肤黏膜苍白或发绀，尿量减少，每小时不足 20mL。心脏病病人仅仅出现低血压而无周围循环灌注不良的表现，则不足以诊断为心源性休克，一般应诊为低血压状态。如急性心肌梗死发病后，因疼痛、迷走神经张力增高、血容量不足或代偿性低血压等原因，在短期内会出现低血压状态，治疗顺利此种低血压可逐渐恢复。诊断时，明确心源性休克的病因及相应发病机制，对进一步的急救治疗有重要意义。因此，应及时进行鉴别诊断。急性心肌梗死是发生心源性休克的最常见原因，病人多有剧烈持续性心绞痛，心电图出现异常 Q 波、ST 段改变，并有血清心肌酶的异常升高。其他鉴别诊断应考虑到急性心肌炎、急性肺栓塞、急性心脏压塞等。心源性休克的主要病理生理特点是心排血量减低，治疗除遵循休克一般治疗原则和措施外，要特别注意维护心脏功能，增加心排血量，改善脏器的血流灌注。严密监护、纠正低氧血症、及时缓解疼痛、维持基础血压、减轻心脏前后负荷、补充血容量、纠治心律失常均为治疗要点，同时应尽快治疗引起心源性休克的病因。

6. 过敏性休克：本节以过敏性休克的诊断和急救治疗措施为重点和难点。过敏性休克是特异性致敏原（抗原）与机体内相应的抗体相互作用，引起的以急性周围灌注不足为主的全身性速发变态反应。除引起休克的表现外，常伴有喉头水肿、气管痉挛、肺水肿等，如不紧急处理，常导致死亡。临床中以药物过敏最为常见，应了解容易产生过敏的药物，较常见的有青霉素类、链霉素、普鲁卡因、碘化 X 线造影剂、解热镇痛药、抗毒素、抗血清、胰岛素以及人血液制品等。过敏性休克发生迅速，必须及时诊断。凡在用药过程中或接触某种过敏变应原后立即出现胸闷、气急、呼吸困难、心慌、面色苍白、四肢厥冷、发绀、脉搏细数、血压下降、神志改变等全身反应者，即可做出过敏性休克的诊断。一旦发生过敏性休克应立即就地抢救，停止药物注射，移去可疑的变应原，脱离过敏环境。根据病情应用 0.1% 肾上腺素、肾上腺皮质激素、异丙嗪、氨茶碱等药物，并积极补充血容量。严重过敏性休克可并发肺水肿、脑水肿、呼吸心搏骤停等，应立即进行紧急抢救和治疗。过敏性休克时，病人的过敏阈值降低，可能使一些原来不过敏的药物成为过敏原，故治疗本症用药切忌过多过滥。临床医师在日常工作中应重视过敏性休克的预防，在注射用药后对过敏体质病人要注意观察。

【学习思考题】

1. 休克的主要发病机制是什么？
2. 休克诊断的依据是什么？
3. 试述休克的治疗措施。
4. 试述失血性休克的临床表现和治疗措施。
5. 创伤性休克的发病机制有哪些？怎样诊断和治疗？
6. 感染性休克的诊断依据是什么？怎样治疗？
7. 心源性休克的诊断依据是什么？怎样治疗？
8. 怎样抢救过敏性休克？

第二章　心血管系统急症

【目的要求】

1. 掌握心搏骤停的诊断要点、心肺复苏的步骤、基本操作和治疗措施。
2. 掌握急性左心衰、急性心肌梗死、高血压危象的临床表现、诊断、鉴别诊断、急救原则和治疗措施。
3. 掌握室上性心动过速、心房颤动、室性心动过速的诊断、鉴别诊断和治疗措施。
4. 熟悉脑复苏的治疗方法。
5. 熟悉急性左心衰、急性心肌梗死、高血压危象的发病机制。
6. 了解急性左心衰、急性心肌梗死、高血压危象的病因。
7. 了解室上性心动过速、心房颤动、室性心动过速的病因和发病机制。

【自学时数】

12 学时。

心血管系统急症在临床急诊中占有较大比率，具有发病急、病情重、并发症多、易危及生命的特点，须紧急处理。因此，应熟悉和掌握常见心血管系统危重病症临床表现、诊断方法及急救措施。本章主要阐述心搏骤停和心肺脑复苏、急性左心衰、急性心肌梗死、严重心律失常、高血压危象。

第一节　心搏骤停和心肺脑复苏

心搏骤停是指心脏射血功能的突然中止，为心脏急症中最严重的情况，会造成脑及全身器官组织的不可逆性损害而导致死亡。针对心搏骤停采取的一系列急救措施，以迅速建立有效的呼吸和血液循环，恢复脑功能，称为心肺脑复苏。心脏停止射血后预示着死亡即将发生，心搏骤停从诊断到抢救都必须分秒必争，全力挽救病人的生命。

【病因和发病机制】

（一）病因
一般分为由心脏本身病变引起的心源性以及由其他原因引起的非心源性两大类。
1. 心源性心搏骤停：主要由心血管疾病引起，以冠心病最为常见，尤其是易发生于急性心肌梗死的早期。其他可见于先天性心血管病、心肌病、心瓣膜病、充血性心力衰竭、心脏传导系统病变等。

2. 非心源性心搏骤停：原因有多种。①体内严重电解质紊乱和酸碱平衡失调。②严重创伤、中毒、药物过量、脑卒中等导致呼吸衰竭，甚至呼吸停止。③各种原因引起的休克、药物过敏反应。④手术及其他临床诊疗技术操作中的意外事件。⑤突发意外事件如电击伤、溺水、自缢等。

（二）发病机制

各种病因可直接或间接导致心肌收缩力减弱、冠状动脉灌注量减少、心排血量下降或心律失常而引起心搏骤停。

1. 心肌收缩力减弱：大面积心肌梗死、心肌病、心脏创伤等均可引起心肌收缩力明显减弱，心肌缺血缺氧，发生心室纤颤或心脏停搏。急性呼吸道梗阻引起窒息和严重缺氧，当动脉血氧分压低于 40mmHg 时，将导致心肌收缩无力和传导障碍，发生心搏骤停。

2. 冠状动脉血流量减少：冠状动脉硬化、痉挛、血栓形成和严重低血压，均可使冠状动脉血流量减少而引起急性心肌缺血，导致心肌的电生理、机械功能和生化代谢异常。在心肌细胞水平，急性缺血导致细胞膜的完整性受损，引起细胞内 K^+ 外流和细胞外 Ca^{2+} 内流、酸中毒、跨膜静息电位降低、动作电位时间缩短及自律性升高，从而发生心室颤动和心搏骤停。

3. 血流动力学剧烈改变：严重低血容量性休克、血管扩张药应用过量和手术麻醉椎管内阻滞平面过广等因素可使回心血量锐减、心排血量和血压骤降而导致心搏骤停。心脏压塞、心瓣膜病、肺动脉栓塞等也可发生急性血流动力学障碍而导致心搏骤停。

4. 心律失常：各种严重心脏病、电解质平衡紊乱及心导管操作等均可导致心肌电稳定性丧失，引起严重心律失常如心室颤动或扑动，或发生心搏骤停。

【临床表现】

（一）症状和体征

心搏骤停一般都突然发生，但部分病人也可有先兆征象，如冠心病病人心绞痛加剧，持续时间长，大汗淋漓，或并发严重心律失常，脉搏微弱，血压下降，即有可能出现心室颤动，心搏骤停。严重电解质紊乱，血钾过高或过低，病人出现心动过缓或过速，无力，呼吸困难，如不及时处理，可发生心室颤动或心搏骤停。

心搏骤停后脑血流突然中断，导致突然意识丧失；由于心脏泵血功能停止，动脉搏动随之消失。在常温情况下，心跳停止 3 秒钟时，病人即感头晕，10~20 秒钟即发生意识丧失，面色苍白或发绀，40 秒钟左右出现抽搐，30~40 秒钟后瞳孔散大，一般约 1 分钟后呼吸停止。触诊大动脉，颈、股动脉搏动消失。如听诊则心音消失，血压无法测到。

从心搏骤停至发生生物学死亡时间的长短取决于原来病变性质，以及心搏骤停至复苏开始的时间。心室颤动发生后，病人在 4~6 分钟内发生不可逆性脑损害，随后经数分钟过渡到生物学死亡。心搏停顿或心动过缓导致的心搏骤停，进展至生物学死亡的时间更为短促。

（二）心电图检查

心搏骤停时，心电和心脏活动也可存在，心电图表现可分为 3 种类型。

1. 心室颤动：心室肌发生极不规则的快速而又不协调的颤动，在心搏骤停早期最常见，约占 70%。心电图示心室颤动波，振幅细小者称为"细颤"，颤动波振幅粗大者称为"粗颤"。一旦出现，心室有效收缩消失，心脏无排血。

2. 心室停顿：心室完全无收缩活动，呈静止状态，心电图呈等电位无搏动波或仅见心房波。

3. 心电机械分离：心电图仍有低幅的心室复合波，但心脏并无有效的泵血功能，血压及心音均测不到。心电图示宽而畸形、振幅低的 QRS-T 波，频率为 20～30 次/min。

【诊断】

心搏骤停的诊断必须迅速和准确，最好能在 30 秒钟内明确诊断。诊断要点：①突然意识丧失，呼之不应。②大动脉（颈动脉或股动脉）搏动消失。③心音消失。④呼吸停止或微弱喘息。⑤瞳孔散大。⑥发绀。

在上述心搏骤停的临床表现中，病人突然意识丧失与大动脉搏动消失最为重要，凭此即可肯定心搏骤停的诊断。判断病人是否意识丧失，可立即轻拍其脸或轻摇其肩，并大声呼喊，若无反应，立即按压其人中穴或合谷穴约 5 秒钟，整个过程不要超过 10 秒钟，若仍无反应，则可初步确定病人神志昏迷。与此同时，一手触其颈动脉以了解有无搏动，若无搏动，即可肯定心搏骤停。为争取抢救时间，不要反复听诊病人是否有心音和呼吸音，不要反复测血压以判断血压有无。除非病人在医院中并正进行心电监护，否则，不要等待心电图检查结果，应立即进行心肺脑复苏处理。

【急救原则和治疗措施】

（一）急救原则

急救原则为：①立即进行心肺复苏。②支持基本生命活动，维持有效的循环和呼吸。③进行脑复苏治疗。④防治并发症。

（二）治疗措施

无论何种原因引起的心搏骤停，一旦确立诊断，立刻就地抢救。首先可心前捶击复律，心搏骤停在 1 分钟之内，立即握拳用中等力量叩击心前区 1 次，有可能使病人心脏复跳，但也有可能使室性心动过速转变为更严重的室扑或室颤。故此法仅在有心电监护且具备除颤器的条件下试用，不作为心脏复苏抢救的常规措施。事实上，如果抢救现场具备电除颤条件，则应立即给予电除颤而不必心前区叩击，其复苏效果更好。立即进行心肺脑复苏，复苏过程一般分为 3 个阶段：①基础心肺复苏，又称基础生命支持（basic life support，BLS）。②进一步心肺复苏，又称高级生命支持（advanced life support，ALS）。③复苏后生命支持（prolonged life support，PLS）。但必须强调，心肺脑复苏是一连续的系统的急救术，各个步骤应紧密结合，不间断地进行，才能取得最佳复苏效果。

1. 基础心肺复苏：目的是迅速恢复循环和呼吸，维持重要器官供氧和供血，维持基础生命活动，为进一步复苏处理创造有利条件。其主要措施包括通畅呼吸道、人工呼吸和人工胸外按压，被简称为 A（airway）、B（breathing）、C（circulation）三步骤。

（1）人工胸外按压：人工胸外按压时，病人应仰卧在地上或硬板床上，头部不高于心脏水平。术者左手掌根置于病人胸骨中下 1/3 交界处，右手压于左手背上，用手掌根部按压，肘关节伸直，手臂与病人胸骨垂直，借助身体重量，有节奏地按压，成人每次使胸骨下陷

4～5cm，然后突然解除压力，使胸廓自行弹起，但掌根不要离开按压处。成人按压频率为100次/min。按压有效时能触到颈动脉波动，上肢收缩压可达70mmHg，口唇、甲床和皮肤色泽由苍白转为淡红，散大的瞳孔缩小，睫毛反射恢复，或恢复自主呼吸。

以往美国心脏病协会的心肺复苏指南建议，进行复苏操作时，按压心脏与人工通气的比例为30∶2。研究表明，心搏骤停后，随着按压持续进行，冠状动脉灌注压逐渐升高，连续15次按压，冠状动脉灌注压高于5次按压，每次中断心脏按压进行通气后，需经数次按压后，才能够恢复到按压中断前的血压水平。胸外按压能迅速恢复心脏泵血功能，成功率为10%～14%。并发症可有肋骨骨折、胸骨骨折、心包积血、肝破裂、肺出血、气胸及脂肪栓塞等。操作时应注意：按压部位要正确，勿过高或过低，也不可左右偏斜；按压间歇的放松期，术者双手不可离开病人胸壁，亦不要在胸壁上滑动，以免错位；按压均匀，有节奏地进行，切忌突然猛击。

（2）通畅气道：心搏骤停时，由于下颌肌突然松弛，常使舌根后坠，压迫会厌，阻塞气道。因此，复苏的第一步必须先设法通畅气道。通常使用方法有：①仰头抬颏法：一手置于病人额部加压使其后仰，另一手示指、中指托起下颏，便可使下颏前移，使舌根离开咽后壁，气道便可通畅。②仰头抬颈法：单手置额部使头后仰，而另一手抬举后颈部，打开气道。抬颏法优于抬颈法。若采用以上方法气道未能通畅，应立即检查气道有无异物堵塞，如义齿、口腔咽部分泌物等，必须及时清除，以畅通呼吸道。

（3）人工呼吸：心搏骤停60秒后，呼吸亦随之停止。可通过观察胸部有无呼吸起伏，同时将耳放在病人胸口和鼻上听有无呼吸音，并将面部贴近病人口鼻以感觉有无气流，确定病人有无自主呼吸。一旦呼吸停止，立即行人工呼吸，以保证氧的输入和二氧化碳的排出。

1）口对口人工呼吸：这是最简便、最及时有效的人工呼吸方法。病人仰卧位，术者将放在病人前额上的拇指、示指夹紧病人的鼻翼，另一手翻开病人口唇以利吹气。深吸气后，用双唇包绕病人的嘴唇，用力吹气，直至病人胸廓抬起，然后放松鼻孔，让病人胸廓复原，并有气流从口鼻排出。如此反复进行，每分钟12～16次，每次吹气量800～1200mL。

2）口对鼻人工呼吸：病人牙关紧闭或脱臼、脱齿、口唇封闭不严，以及婴幼儿口鼻间距太近和面部受伤者，可行口对鼻人工呼吸。方法是一手压额，使病人头部后仰，一手抬颌，使病人口唇紧闭。深吸气，用双唇包绕病人鼻孔吹气，气量、吹气频率同口对口人工呼吸。

在人工呼吸开始时，可2次快速深吸气后大吹气，即不等病人呼气完全，即予连续吹气。这样可使病人呼吸道保持正压，使肺膨胀，吹气时间为1～1.5秒。口对口人工呼吸的并发症是胃胀气，控制吹气量，压迫上腹部可防止其发生。

2. 进一步心肺复苏：应与初级复苏同时进行，目的是恢复心肺自主功能，主要包括：继续人工心肺复苏，维持心肺功能；气管插管，人工辅助呼吸或机械通气；心电监护、除颤与起搏；迅速建立静脉输液通道，应用复苏药物等。

（1）维持有效的换气和循环：给予面罩或气管插管给氧，可接人工呼吸球囊挤压或呼吸机行机械辅助呼吸，以保证高浓度的氧进入肺组织。气管插管应掌握在30秒内完成，以免使胸外按压和换气暂停时间过长。

若有下列情况应考虑开胸心脏按压：①胸廓或脊柱畸形，或其他原因所致的心脏移位。②室壁瘤、心房黏液瘤、严重二尖瓣狭窄、心肌撕裂或穿破、人工瓣膜置换术后或心脏压塞等。③严重肺气肿、气胸、血胸和胸部挤压伤等。④发生在手术过程或妊娠后期的心搏骤停。研究表明,胸外心脏按压的心排血量仅为开胸心脏按压的50%,而开胸心脏按压具有更好的血流动力学效果,病人存活率可达28%。因此,一般认为常规胸外按压复苏15分钟,最多不超过20分钟,如无效,即应做开胸心脏按压,若时间过长,则不会改善预后。

(2) 心电监护、除颤及起搏:建立人工呼吸和循环后,宜尽早描记心电图,以明确心搏骤停的性质,并连续监测,以了解迅速变化的心律及其对治疗的反应,以利于指导治疗。除颤是有效的去除室颤及快速心律失常的方法。如心电图证实为粗大室颤波,则应立即行非同步电击除颤。由于70%以上成人突然、非创伤性心搏骤停为心室纤颤,因此即使性质未明的心搏骤停病人,只要有除颤器,也可施行盲目电击除颤。首次电击能量以200J为宜,无效时改用300~360J。亦可静脉注射溴苄胺100mg或利多卡因100mg后再电击除颤。如为细颤波,可静脉注射肾上腺素1.0mg,使细颤变粗颤后再除颤。如洋地黄中毒病人需电击除颤,宜用低能量,电击前需先注射苯妥英钠或利多卡因。高度或完全性房室阻滞、交界性心律和严重心动过缓不能进行电除颤,但电起搏可能有效。

(3) 药物治疗:迅速建立静脉通道,并宜选择上腔静脉通道,必要时颈外静脉、颈内静脉或锁骨下静脉穿刺插管。心肺脑复苏常选用以下抢救药物:

1) 肾上腺素:能兴奋 α 和 β 肾上腺素能受体,增强心肌收缩力,提高冠状动脉灌注压,改善心肌和脑的血供,是心搏骤停时的一线用药和首选药,该药可使室颤的细波变粗而易于被电击除颤。常用剂量:1.0mg,静脉注射,每3~5分钟重复给药。大剂量肾上腺素可在标准剂量无效后使用,可采用级进增量法,静脉注射 1mg,3mg,5mg,间隔3~5分钟。如气管内给药,应是静脉剂量的2.0~2.5倍,并用生理盐水稀释至5~10mL使用。

2) 利多卡因:能终止折返性室性心动过速,提高室颤阈,是治疗室性心律失常的首选药。常规剂量:首剂50~100mg,静脉注射,其后用2.0~4.0mg/min静脉滴注维持。若首剂静脉注射后室性心律失常未能控制,可间隔5~10分钟重复1次,总负荷量不超过300mg/h。

3) 普鲁卡因酰胺:用于利多卡因无效或对利多卡因有禁忌证者。每分钟静脉滴注20mg,直到心律失常被控制或出现低血压,或QRS综合波增宽大于原来的50%,总负荷量不超过1g。心律失常控制后,以1~4mg/min的速度静脉滴注维持。

4) 溴苄胺:可终止室性折返性心律失常,提高室颤阈。临床上主要用于利多卡因或电击复律无效的难治性室速和室颤。首次剂量5mg/kg,静脉注射,继而以电除颤。若室颤仍持续或再发,可间隔15~30分钟给予10mg/kg静脉注射1次,直至心律失常控制或达到总负荷量30mg/kg为止。维持量为1~2mg/min,静脉滴注。

5) 阿托品:抑制迷走神经,加快窦房结激发冲动的速率和改善房室传导。主要用于心动过缓或心脏停搏,3~5分钟静脉快速注射1mg,总量不超过0.04mg/kg。

6) 碳酸氢钠:心搏骤停后发生呼吸性和代谢性酸中毒,可进一步抑制心肌的电活动和机械功能,降低室颤阈及抑制儿茶酚胺的作用,使许多复苏措施(如药物、电除颤、电起搏等)不能发挥作用。心搏骤停10分钟以内出现的主要是呼吸性酸中毒,纠正措施主要是保证充分通气。若心搏骤停前即有明显的代谢性酸中毒,或有效心肺复苏10分钟后血pH值仍低于7.20,或伴有严重高钾血症,可考虑酌情或依据血气分析结果应用碳酸氢钠。碳酸氢钠一般首次剂量为1.0mmol/kg,此后每10分钟可再给半量。

7）纳洛酮：为 β-内啡肽拮抗剂，安全性高，副作用小，可有效地拮抗内源性吗啡样物质介导的各种效应。心搏骤停往往继发于各种应激情况，伴有内源性吗啡样物质的释放增加，最强有力的内源性吗啡样物质是 β-内啡肽。在心肺复苏中，应尽早静脉注射纳洛酮 2.0mg，以后每半小时可重复使用。

3. 复苏后生命支持：复苏后生命支持是进一步心肺复苏措施后的延续。心搏恢复后（自立呼吸和大脑功能可能未完全恢复），应立即将病人送至加强监护病房，继续监护并加强治疗。此期的治疗重点是脑复苏，同时积极稳定和维护呼吸与循环功能，防治复苏后可能发生的并发症，如急性肾衰竭，上消化道出血，水、电解质和酸碱平衡紊乱，继发感染等。

（1）脑复苏：脑复苏的目的是恢复病人智能和生活能力。积极有效的心肺复苏急救治疗是脑复苏的基础，心肺复苏的实效最终要落实到脑的存活和功能恢复。进一步脑复苏主要有以下措施：

1）低温疗法：以头部降温为主，争取在心搏骤停 5 分钟内用冰帽保护大脑，使头部温度降至 28℃，肛温降至 32℃～34℃。血压稳定、神志仍不清者可人工冬眠。常用氯丙嗪和异丙嗪，各 25～50mg，肌内注射。当病情稳定，神志逐渐好转，出现听觉时可复温，一般需3～5天。

2）脱水疗法：应在肾功能良好、血压维持在 80/50mmHg 以上时使用。常用 20％甘露醇 125～250mL 和地塞米松 5～10mg，每 6～8 小时快速静脉滴注，同时可用呋塞米（速尿）20～40mg 与甘露醇交替使用，以增强利尿脱水效果，一般需用 1 周。

3）改善脑细胞代谢药物：如三磷酸腺苷、辅酶 A、细胞色素 C、维生素类、氨酪酸、胞磷胆碱、甲氯芬酯、氨乙异硫脲（克脑迷）等。

4）高压氧治疗：能增加血氧含量及氧弥散，提高脑组织氧分压。改善脑缺氧，降低颅内压，有助于脑复苏。有条件者应尽早使用。

5）钙通道阻滞剂、自由基清除剂和保护脑功能药物的应用：钙通道阻滞剂能阻止脑缺血后的钙离子向细胞内移行，减轻神经元损害，还能解除脑血管痉挛，改善微循环，可选用尼莫地平。氧自由基清除剂如超氧化物歧化酶、过氧化氢酶、谷胱甘肽、维生素 E 和维生素 C 等可减轻复苏后脑损伤。巴比妥类药物可降低脑组织氧耗量，改善氧供比例，改善脑血流分布，降低颅内压，减轻脑水肿，增加脑组织耐受性，降低缺血时游离脂肪酸的产生，阻滞钙内流，清除氧自由基，预防和控制抽搐，从而保护脑功能。

（2）维持呼吸功能：心脏复跳后，自主呼吸未必立即恢复，即使恢复，其呼吸功能可能仍属不全。要密切监护呼吸功能，维持机械人工通气给氧，加强呼吸道的管理，防治呼吸系统感染。如病人自主呼吸恢复，可用同步指令通气，当血气分析正常，可逐步撤机。

（3）稳定循环功能：持续监测心血管功能，根据中心静脉压、肺小动脉楔压及尿量指导输液治疗。维持血压稳定，对心力衰竭、心律失常及时做相应处理。

（4）保护其他脏器，防治继发感染：注意肝、肾、胃肠道、血液系统等功能状态的监测和维护，维持水、电解质和酸碱平衡。复苏中严格无菌操作，已发生感染者，根据细菌培养和药敏试验，合理选用抗生素。以上措施是为脑复苏建立一个良好的颅外环境。

4. 终止心肺脑复苏的指标：

（1）脑死亡：①深度昏迷，对任何刺激无反应。②自主呼吸持续停止。③瞳孔散大、固定。④脑干功能和脑干反射消失，无自主活动，肌肉无张力，体温调节紊乱，瞳孔对光反射、角膜反射、吞咽反射、头眼反射、眼前庭反射等消失。⑤脑电图示等电位。

（2）无心跳与脉搏。

符合以上两项，且持续心肺脑复苏30分钟以上，心肌活动毫无反应，可以考虑病人真正死亡，可终止复苏。

第二节　急性左心衰

急性左心衰是指致病因素侵害左心房室，导致心脏收缩力明显降低和（或）心脏负荷显著增加、心排血量急剧减少和急性肺淤血的临床综合征。

【病因和发病机制】

（一）病因

任何心脏解剖或功能的突发异常，导致心脏排血量急剧降低和肺静脉压突然升高的因素均可引起急性左心衰竭。

1. 急性弥散性心肌损害：广泛性的心肌梗死、严重的风湿性心肌炎或病毒性心肌炎、扩张性心肌病等，引起心肌收缩无力。

2. 急性左心室压力负荷（后负荷）过重：见于高血压、严重的主动脉瓣狭窄、嗜铬细胞瘤、过量应用血管收缩剂等。

3. 急性左心室容量负荷（前负荷）过重：见于二尖瓣关闭不全、主动脉瓣关闭不全、急性心肌梗死并发室间膈穿孔或乳头肌腱索断裂、主动脉窦动脉瘤破裂入心腔等。

4. 机械性异常：严重二尖瓣狭窄、心房内球瓣样血栓或粘液瘤嵌顿等可导致心脏排血受阻；心包大量积血或积液使心室舒张受到限制。

5. 严重心律失常：原有心脏病基础上的快速性心律失常或显著的心动过缓等。

（二）诱因

1. 感染：见于各种感染，尤其以呼吸道感染最为常见。

2. 血容量增加：静脉输入液体过多、过快等。

3. 过度劳累或情绪激动：如剧烈运动、分娩过程、暴怒等。

4. 治疗不当：如不恰当停用洋地黄类药物或降压药等。

（三）发病机制

急性左心衰竭时主要是突发心肌收缩力明显降低和（或）心脏负荷明显增加，心排血量急剧减少和肺静脉压突然升高，导致左心室舒张末期压和左房平均压急剧上升，因肺静脉压快速升高，肺毛细血管压随之上升，当肺毛细血管压升高超过血浆胶体渗透压时，血液中液体即可从毛细血管渗到肺间质和肺泡内形成急性肺水肿。肺水肿发生后，在肺泡内液体与气体形成泡沫，表面张力增大，阻碍通气和肺毛细血管自肺泡内摄取氧，引起缺氧；同时肺水肿可降低肺的顺应性，引起换气不足和肺内动、静脉分流，从而导致动脉血氧饱和度减低，组织乳酸产生过多而发生代谢性酸中毒，使心肌收缩力进一步降低，可引起休克、严重心律失常而致死。

【临床表现】

(一) 症状

急性左心衰竭的主要临床表现是急性肺水肿。病人突然出现严重呼吸困难，呼吸次数可达每分钟 30～40 次，端坐呼吸，频繁咳嗽，咳出大量白色或粉红色泡沫状痰，严重时可从口鼻涌出泡沫样血痰，伴有大汗淋漓。

(二) 体征

肺水肿早期可因交感神经兴奋，血压一度升高，随着病情持续，血管反应减弱，血压下降。肺水肿发病剧烈或持续时间较长（超过 20～30 分钟）时，可因严重缺氧、心排血量锐减而导致心源性休克。病人极度烦躁不安，极重者可因脑缺氧而神志模糊，面色灰白，口唇发绀。听诊两肺满布湿啰音和哮鸣者，心率增快，心尖部第一心音减弱，可闻及舒张早期第三心音而构成奔马律，肺动脉瓣区第二心音亢进。

(三) 辅助检查

1. 血气分析：急性左心衰竭时 PaO_2 下降；$PaCO_2$ 早期正常或因过度通气而降低，晚期增高。pH 值下降，呈代谢性酸中毒或混合性酸中毒。

2. X 线检查：早期肺间质水肿阶段示上肺静脉充盈、肺门血管模糊不清、肺纹理增粗。发展为肺泡性肺水肿时，可见蝴蝶形大片阴影由肺门向周围扩展。

3. 心电图：出现原基础心脏病表现，并有心动过速、左室大。V_1 导联 P 波终末负电势 (ptf) 增大，常提示左心功能不全。

4. 血流动力学监测：肺小动脉楔压 (PAWP) 增高，心脏指数 (CI) 下降。急性左心衰竭时，一般 PAWP>4.0kPa(30mmHg)。

【诊断和鉴别诊断】

(一) 诊断要点

1. 常继发于各种重症心脏疾病，如急性心肌梗死、高血压性心脏病、重度二尖瓣狭窄、严重心律失常等。

2. 突发重度呼吸困难，端坐呼吸，频繁咳嗽，咳吐大量白色或粉红色泡沫样痰，烦躁不安，口唇发绀，大汗淋漓。

3. 两肺听诊满布湿啰音和哮鸣音，心率增快，心尖部第一心音减弱，可闻及舒张早期第三心音而构成奔马律，肺动脉瓣区第二心音亢进。

(二) 鉴别诊断

1. 支气管哮喘：急性左心衰竭出现呼吸困难、肺部哮鸣音需与支气管哮喘鉴别。前者常见于老年人，多有各种心脏病史，发作时呈强迫坐位，咳吐白色或粉红色泡沫痰，两肺满布湿啰音和哮鸣音；而后者多见于年轻人，可有过敏史及长期反复发作哮喘病史，发作时不一定强迫坐起，咳出白色黏痰后，呼吸困难常可缓解，肺部听诊以哮鸣音为主。

2. 非心源性肺水肿：非心源性肺水肿与急性左心衰肺水肿都有呼吸困难、发绀、肺部干、湿啰音等症状和体征，但病因不同。前者是由化学或物理因素引起的肺血管通透性改变（感染、过敏、吸入有毒气体、低蛋白血症、放射性肺炎等）、肺间质淋巴引流不畅、胸腔负压增高（胸腔穿刺放液过快或过多）等引起，可根据相应的病史和体征与急性左心衰引起的肺水肿相鉴别。

【急救原则和治疗措施】

（一）急救原则

急救原则为：①降低左房压和左心室充盈压。②增加左心室心排血量。③减轻心脏前后负荷。④减少肺泡内液体渗入，保证气体交换。

（二）治疗措施

1. 体位：病人取坐位或半卧位，双腿下垂，以减少静脉回流。

2. 纠正缺氧：迅速充分供氧，可纠正缺氧，缓解呼吸困难，解除肺小动脉痉挛，降低肺动脉压和肺毛细血管通透性，减轻肺水肿。常用高流量（6～8L/min）鼻导管吸氧，病情严重者应给予面罩正压供氧，使肺泡内压在吸气时增加，以加强气体交换并可对抗组织液向肺泡内渗透。若吸入高浓度氧后缺氧仍不能纠正，PaO_2 低于 6.67kPa（50mmHg），或有进行性 $PaCO_2$ 增高，应采用气管内插管和机械通气，给予间歇正压通气或呼气末正压通气。

为消除气道内泡沫，改善肺通气功能，可用 50％～70％乙醇置于吸氧的湿化瓶中，随氧气吸入，以降低泡沫表面张力而使之破裂。亦可用二甲硅油消泡气雾剂雾化吸入。

3. 吗啡：可用 5～10mg 缓慢静脉注射，必要时每间隔 15 分钟重复 1 次，共 2～3 次。其中枢性交感抑制作用可扩张外周静脉和小动脉，减轻心脏前后负荷，改善肺水肿；又具有镇静作用，可减少躁动所增加的额外心脏负担。老年体弱者应酌减剂量或改为肌内注射。昏迷、严重肺部疾患、支气管哮喘、休克、低血压、颅内高压者禁用。

4. 快速利尿：呋塞米（速尿）20～40mg 静脉注射，10 分钟内起效，可持续 3～4 小时。本药通过扩张静脉和快速利尿作用减少循环血量，减轻心脏前负荷，降低肺毛细血管压。

5. 血管扩张剂：扩张动脉可减轻心脏后负荷，增加心排血量，改善脏器灌注；扩张静脉可减少回心血量，减轻心脏前负荷，对缓解肺水肿有肯定疗效。

（1）硝普钠：直接作用于血管平滑肌，扩张动脉、静脉，从 $10\mu g/min$ 开始静脉滴注，每 5 分钟递增 $5～10\mu g/min$，使收缩压维持在 100mmHg 左右。对原有高血压者，血压降低幅度（绝对值）以不超过 80mmHg 为度。硝普钠含有氰化物，连续用药时间不宜超过 72 小时。

（2）硝酸甘油：主要扩张小静脉，减少回心血量，使左室舒张末压和肺血管压降低。首先舌下含化 0.3～0.6mg，5 分钟后可重复给药 1 次。然后静脉滴注，先以 $10\mu g/min$ 开始，10 分钟调整 1 次，每次增加 $5～10\mu g$，以血压达到上述水平为度。

（3）酚妥拉明：为 α 受体阻滞剂，主要扩张小动脉，静脉滴注用药以 0.1mg/min 开始，5～10 分钟调整 1 次，最大可增至 1.5～2.0mg/min，监测血压同前。

6. 洋地黄类药物：可应用去乙酰毛花苷静脉注射，最适合用于有心房纤颤伴有快速心室率者。首剂可给 0.4～0.8mg，2 小时后可酌情再给 0.2～0.4mg。急性心肌梗死急性期 24 小时内不宜用洋地黄类药物，二尖瓣狭窄所致肺水肿洋地黄类药物也无效。

7. 氨茶碱：为磷酸二酯酶抑制剂，可明显扩张支气管，改善通气，并有一定的正性肌力及扩血管利尿作用。首剂 4～6mg/kg（成人一般用 0.25g）加入 25％葡萄糖液 40mL 内，

10～20 分钟内缓慢静脉注射，必要时 4～6 小时后可重复给药 1 次。因能增加心肌耗氧量，急性心肌梗死者不宜用。

8. 肾上腺皮质激素：可解除支气管痉挛，降低肺毛细血管通透性，减少渗出。常用地塞米松 5～10mg 静脉注射，或加入液体中静脉滴注。

急性左心衰急性症状缓解后，应立即针对基本病因和发病诱因进行治疗。

第三节　急性心肌梗死

急性心肌梗死是冠状动脉急性闭塞，使相应心肌因严重的持续性缺血而发生坏死，出现以剧烈胸痛、心电图和心肌酶学的动态变化为临床特征的一种急性缺血性心脏病，可发生急性循环衰竭和严重心律失常。预后与心肌梗死范围的大小、侧支循环产生的情况、治疗是否及时得当相关。目前住院监护治疗住院病死率约为 15%，开展溶血栓治疗后已降至10% 以下。

【病因和发病机制】

急性心肌梗死的基本病因是冠状动脉粥样硬化，造成管腔严重狭窄和心肌血供不足，而侧支循环未充分建立。在此基础上，如发生血管腔内血栓形成、粥样斑块破溃、粥样斑块内或其下出血、血管持续痉挛等病变，则可使冠状动脉完全闭塞，该动脉所供应的心肌严重持久地急性缺血而导致心肌坏死。此外，休克、脱水、出血、外科手术或严重心律失常可导致心排血量骤降，使冠状动脉灌注量锐减；重体力活动、情绪过分激动或血压剧升，导致左心室负荷明显加重，儿茶酚胺分泌增多，心肌需血需氧量增加，冠状动脉供血明显不足；饱餐进食多量脂肪后，血液黏度增高，血流缓慢，血小板易于聚集而导致血栓形成等，这些都可加重心肌缺血，导致心肌梗死。心肌梗死后的严重心律失常、休克或心力衰竭，均可使冠状动脉灌注量进一步降低，心肌坏死范围扩大。

冠状动脉闭塞后，受其供血心肌呈凝固性坏死，坏死组织周围出现炎症反应。心肌梗死的病理形态可分为两种主要类型：①大块的心肌梗死累及心室壁全层或大部分，心电图上出现病理性 Q 波，称为有 Q 波心肌梗死（过去称为透壁性心肌梗死），此型常见。②冠状动脉闭塞不完全或自行再通形成小范围心肌梗死呈灶性分布，或缺血坏死仅累及心室壁的内层，不超过室壁一半厚度，形成心内膜下心肌梗死，心电图上无病理性 Q 波，又称为无 Q 波心肌梗死，此型较少见。在心腔内压力作用下，坏死的心壁可破裂（心脏破裂）。坏死组织在1～2 周后开始吸收，并逐渐纤维化，在 6～8 周后形成瘢痕愈合，称为陈旧性心肌梗死。瘢痕大者可逐渐向外凸出而形成心室壁瘤。梗死附近心肌的供血随侧支循环的建立而逐渐恢复。

常见的冠状动脉闭塞支与相应的心肌梗死部位是：左前降支闭塞，引起左心室前壁、心尖部、下侧壁、前间隔和二尖瓣前乳头肌梗死；左回旋支闭塞，引起左心室高侧壁、膈面（左冠状动脉占优势时）及左心房梗死，并可累及房室结；右冠状动脉闭塞，引起左心室膈面（右冠状动脉占优势时）、后间隔和右心室梗死，并可累及窦房结和房室结；左冠状动主干闭塞，引起左心室广泛梗死。

心肌梗死后，血流动力学出现明显改变，其严重程度和持续时间取决于心肌梗死的部位、程度和范围，表现为心肌收缩力减弱，顺应性减低，心肌收缩不协调，左心室压力曲线最大上升速度降低，左心室舒张末期压增高，舒张和收缩末期容量增多，心搏量和心排血量下降。如左心室心肌 25％ 受损，通常发生心力衰竭；如损伤 40％，则发生心源性休克。Killip 根据心肌梗死引起血液动力学变化的严重程度将心肌梗死病人心功能分为四级。

Ⅰ级：无心功能不全表现。

Ⅱ级：轻或中度左心衰，心脏听诊出现奔马律闻及湿啰音。

Ⅲ级：重度心力衰竭，出现肺水肿表现。

Ⅳ级心功能：有心源性休克表现，血压明显下降，脉细速，四肢末端湿冷。

【临床表现】

（一）症状和体征

1. 前驱症状：系回忆性症状。急性心肌梗死病人中 50％～81.2％ 发病前数日有前驱症状，主要表现为：①乏力，胸部明显不适，活动时心悸、气急。②突然严重心绞痛发作。③原有心绞痛发作变为频繁、加剧、持续时间延长，硝酸甘油疗效差。④心绞痛时伴有恶心、呕吐、大汗和心动过速，或伴有心功能不全、严重心律失常、血压大幅度波动等。⑤心电图示 ST 段一时性明显抬高或压低，T 波倒置或高耸。

2. 疼痛：可突然发生，或在前驱症状的基础上骤然加剧，常为急性心肌梗死病人最早出现和最突出的症状。疼痛部位常位于胸骨体上段或中段的后方，可波及心前区，或放射至左肩、左臂内侧达无名指和小指。大多数病人疼痛剧烈甚至难以忍受，呈胸部压榨、挤压和紧缩样，亦可为刀割、针刺、烧灼样感觉，持续时间超过 30 分钟，多为数小时，甚至数日，休息和含用硝酸甘油片不能使其缓解。病人常烦躁不安、出汗、恐惧，或有濒死感。部分病人疼痛性质和部位不典型，如位于上腹部、下颌、颈部、背部上方等处，易被误诊。少数病人无疼痛，一开始即表现为休克或急性心力衰竭。也有的病人在整个病程中都无疼痛或其他症状，而事后才发现得过心肌梗死。

3. 全身症状：主要是发热，可伴有胸闷、心悸等，由坏死物质吸收所引起。一般在发病后 1～2 天出现，程度与心肌梗死范围常呈正相关，体温一般在 38℃ 左右，持续约 1 周。

4. 胃肠道症状：部分病人在发病早期疼痛时伴有恶心、呕吐、腹泻和上腹胀痛，与迷走神经受坏死心肌刺激和心排血量降低组织灌注不足有关。少数病人以胃肠症状为突出表现，易误诊为急性胃炎或急性胃肠炎等。

5. 心律失常：心律失常见于 80％ 以上的病人，多发生于起病后 1～2 周内，尤其以 24 小时内最多见。各种心律失常均可出现，其中以室性早搏最多。室性早搏频发（每分钟 5 次以上），成对出现或呈短阵室性心动过速，多源性或落在前一心搏的易损期时（R 波在 T 波上），常为心室颤动先兆。心室颤动是病人住院前死亡的主要原因。前壁心肌梗死易发生室性心律失常，下壁心肌梗死则常发生房室阻滞。

6. 低血压和休克：除极早期血压可增高外，几乎所有病人都有血压降低。起病前有高血压病者，血压可降至正常。起病前无高血压病者，血压可有明显降低，且可能不再恢复到起病前的水平。急性期疼痛时血压下降，未必是休克。如疼痛缓解而收缩压仍低于

80mmHg，有烦躁不安、面色苍白、皮肤湿冷、脉细而快、大汗淋漓、尿量减少（＜20mL/h）、神志迟钝，甚至昏厥者，则为休克表现。休克多在起病后数小时至1周内发生，见于约20％的病人，主要是心源性，为心肌广泛坏死、心排血量急剧下降所致。但严重心律失常，由大量出汗、呕吐、利尿等引起的血容量不足、反射性周围血管舒缩功能障碍等因素常参与休克的发生。

7. 心力衰竭：主要是急性左心室衰竭，可在起病最初几天内发生，或在疼痛、休克好转阶段出现，为心肌梗死后心脏舒缩力量显著减弱或不协调所致，发生率为32％～48％，出现呼吸困难、咳嗽、发绀、烦躁等症状，严重者可发生肺水肿，随后可发生颈静脉怒张、肝大、水肿等右心衰表现。右心室心肌梗死者可一开始即出现右心衰竭表现。

8. 心脏体征：心界可正常或轻度增大；心率多增快，少数也可减慢；心尖区第一心音减弱；可出现第四心音（房性）奔马律，少数有第三心音（室性）奔马律；10％～20％病人在起病第2～3天出现心包摩擦音，为反应性纤维性心包炎所致；心尖区可出现粗糙的收缩期杂音或伴收缩中晚期喀喇音，为二尖瓣乳头肌功能失调或断裂所致。发生心律失常、心力衰竭者出现有关的体征。

（二）并发症

1. 乳头肌功能失调或断裂：发生率可达50％。二尖瓣乳头肌因缺血、坏死，造成不同程度的二尖瓣脱垂并关闭不全，心尖区有收缩中晚期喀喇音和响亮的吹风样收缩期杂音，可引起心力衰竭。断裂多发生在二尖瓣后乳头肌，见于下壁心肌梗死，心力衰竭严重可迅速发生肺水肿。

2. 心室壁瘤：发生率为5％～20％，主要见于左心室心肌梗死范围较大的病人，在心室腔内压力作用下，梗死部位的心室壁向外膨出而形成，体格检查可见左侧心界扩大，心脏搏动较广泛，可有收缩期杂音，心电图ST段持续抬高。X线透视、超声心动图、放射性核素心脏血池显像以及左心室造影可见局部心缘突出、搏动减弱，或有反常搏动。

3. 心脏破裂：少见，多为心室游离壁破裂，偶尔心室间隔破裂造成穿孔，大多发生于发病最初5天内，常导致严重心力衰竭和休克而迅速死亡。

4. 栓塞：发生率为1％～6％，见于发病后1～2周，如左心室附壁血栓脱落则可引起脑、肾、四肢等动脉栓塞。急性心肌梗死病人常有高凝倾向，加之长期卧床易发生下肢静脉血栓，血栓脱落可致肺动脉栓塞。

5. 心肌梗死后综合征：发生率约10％，于心肌梗死后数周至数月内出现，主要表现有心包炎、胸膜炎或肺炎，有发热、胸痛等症状，可能与机体对坏死物质的过敏反应有关。

（三）辅助检查

1. 实验室检查：

（1）白细胞计数与红细胞沉降率：起病24～48小时后，白细胞可增至10.0×10^9～20.0×10^9/L，中性粒细胞增多，嗜酸性粒细胞减少或消失。红细胞沉降率增快。均可持续1～3周。

（2）血清酶：测定坏死心肌组织释放到血清的酶对诊断急性心肌梗死是一种很敏感而有价值的方法。常做3种酶的测定：①肌酸磷酸激酶（CK）在起病6小时内升高，24小时达高峰，3～4天恢复正常。②天门冬酸氨基转移酶（AST）在起病6～12小时后升高，24～48小时达高峰，3～6天后降至正常。③乳酸脱氢酶（LDH）在起病8～10小时后升高，2～3

天达高峰，持续 1～2 周恢复正常。其中 CK 的同工酶 CK-MB 和 LDH 的同工酶 LDH$_1$，诊断的特异性最高。CK-MB 升高的幅度和持续的时间有助于反映心肌梗死范围大小及严重性。

（3）血清肌钙蛋白：肌钙蛋白 T（cTnT）和 I（cTnI）测定是诊断心肌梗死最敏感指标，可反映微型梗死。发生急性心肌梗死时，两者均在 3 小时后增高，cTnT 持续 10～14 天，cTnI 持续 7～10 天。

（4）血清肌红蛋白和尿肌红蛋白：血清肌红蛋白在急性心肌梗死发生 4 小时后升高，多数 24 小时即恢复正常。尿肌红蛋白在发病后 5～40 小时开始排泄，持续平均可达 83 小时。

2. 心电图检查：心电图是诊断心肌梗死快捷易行的方法。要做 12 个全导联心电图，必要时应做 18 或 22 个导联，并应连续观察对比。

（1）特征性改变：面向心肌梗死部位的导联上可出现：①宽而深的 Q 波（病理性 Q 波），反映心肌坏死。②ST 段抬高，反映心肌损伤。③T 波倒置，反映心肌缺血。

在背向心肌梗死部位的导联则出现相反的改变，即 R 波增高，ST 段压低和 T 波直立并增高。

心内膜下心肌梗死的特点为：无病理性 Q 波，有普遍性 ST 段压低≥0.1mV，但 aVR 导联（有时有 V$_1$ 导联），ST 段抬高，或有对称性 T 波倒置。

（2）动态性改变：有 Q 波的心肌梗死者：①起病数小时内，可尚无异常或出现异常高大双肢不对称的 T 波。②数小时后，ST 段明显抬高，弓背向上，与直立的 T 波连接，形成单相曲线。数小时至 2 天内出现病理性 Q 波，同时 R 波减低，为急性期改变（图 2-1）。Q 波大多永久存在。③ST 段抬高持续数日至 2 周，逐渐回到基线水平，T 波则变为平坦或倒置，是为亚急性期改变。④数周至数月后，T 波成 V 形倒置，两肢对称，波谷尖锐，为慢性期改变。T 波倒置可永久存在，也可在数月至数年内逐渐恢复。

无 Q 波的心内膜下心肌梗死：先是 ST 段普遍压低（除 aVR、有时 V$_1$ 导联外），继而 T 波倒置，但始终不出现 Q 波。ST 段和 T 波的改变持续存在 1～2 天以上。

（3）心肌梗死定位：根据出现特征性改变的导联来判断，见表 2-1。

表 2-1　　　　　　　　　　心肌梗死的心电图定位诊断

梗死部位	异常 Q 波、ST-T 改变反映的导联
广泛前壁	V$_1$～V$_5$
前间壁	V$_1$、V$_2$、V$_3$
局限前壁	V$_3$、V$_4$、V$_5$
前侧壁	I、aVL、V$_5$、V$_6$、V$_7$
高侧壁	I、aVL
下壁（膈面）	II、III、aVF
正后壁	V$_7$、V$_8$、V$_9$（其对应导联 V$_1$～V$_3$ 示高 R 波）

3. 超声心动图检查：应用二维、M 型和多普勒超声心动图可检查出心肌梗死部位、室壁厚度变薄和运动异常，对诊断室壁瘤、心室间隔破裂、心肌破裂、心包积液、左心室附壁血栓等急性心肌梗死的并发症极有帮助并且可靠，还可较准确地评判心功能状态。

4. 放射性核素检查：利用坏死心肌细胞对放射性核素不同的选择性特点协助诊断，两种核素锝（Tc）和铊（Tl）普遍应用。^{99m}Tc 焦磷酸盐对不能挽救的坏死心肌组织在心肌显像图上呈现放射性浓集的"热区"扫描或照相，即静脉注射后可与梗死区心肌内的钙相吸附

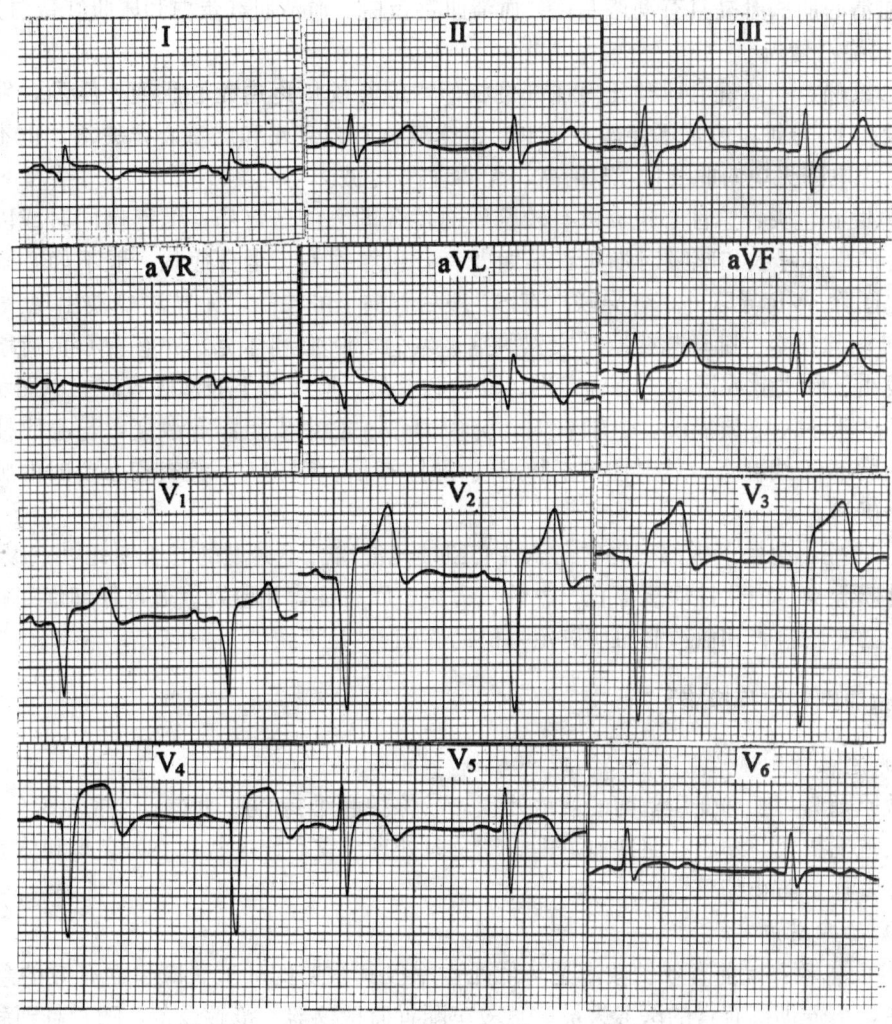

图 2-1　急性前间壁、高侧壁心肌梗死心电图

而显像。多数病人坏死心肌摄取率在 48～72 小时内最高，6～7 天后减少，阳性率在 66%（心内膜下心肌梗死）至 89%（有 Q 波心肌梗死）之间。^{201}Tl 被正常灌注心肌细胞吸收，而在心肌灌注图像上梗死病变部位呈现放射性稀疏或缺失的"冷区"扫描或照相，即静脉注射后立即为正常心肌摄取，而坏死心肌不能摄取而形成"冷区"，发病后 6 小时内阳性率近100%，24 小时后阳性率下降。

【诊断和鉴别诊断】

（一）诊断要点

1. 突发胸骨后或心前区剧痛，疼痛持续半小时以上，硝酸甘油多不能缓解。

2. 老年病人突然发生严重心律失常、休克、心力衰竭、上腹胀痛或呕吐等表现而原因未明者，或原有高血压而血压突然降低且无原因可寻者，都应考虑心肌梗死的可能。

3. 心电图呈心肌缺血和坏死的进行性和特征性变化图形。

4. 血清心肌酶升高且有动态变化。血清肌钙蛋白、血清肌红蛋白和尿肌红蛋白升高。

（二）鉴别诊断

1. 心绞痛：与急性心肌梗死疼痛部位相似，但心绞痛疼痛无心肌梗死剧烈，发作持续时间一般在 15 分钟以内，不伴恶心、呕吐、休克、心力衰竭和严重心律失常，也不伴血清酶增高，心电图无单向曲线型 ST 抬高，无病理性 Q 波。

2. 急性心包炎：急性心包炎可有较剧烈而持久的心前区疼痛，但疼痛同时或以前已有发热，疼痛于深呼吸和咳嗽时加重，早期即有心包摩擦音，全身症状一般不如心肌梗死严重，心电图除 aVR 导联外，各导联均有 ST 段弓背向下的抬高，无异常 Q 波出现。

3. 肺动脉栓塞：肺动脉栓塞常突然胸痛、气急、咯血和休克，并有右心负荷增加的表现，如发绀、肺动脉瓣区第二心音亢进、颈静脉充盈、肝大、下肢水肿等。心电图示 I 导联 S 波加深、Ⅲ 导联 Q 波显著、电轴右偏、肺型 P 波、右束支阻滞等改变，与心肌梗死的变化不同。胸部 X 线检查、放射性核素肺通气/灌注扫描、螺旋 CT 检查和必要时的肺动脉造影可帮助确诊。

4. 急腹症：急性上腹部疼痛常与急性心肌梗死混淆。不典型的心肌梗死可上腹部剧痛，需与急性胰腺炎、消化性溃疡穿孔、急性胆囊炎、胆石症等相鉴别。通过仔细询问病史、体格检查、心电图检查和血清心肌酶测定可协助鉴别。

【急救原则和治疗措施】

（一）急救原则

急救原则为：①加强住院前的就地处理。②保护和维持心脏功能。③挽救濒死的心肌，防止梗死范围扩大，缩小心肌缺血范围。④及时处理严重心律失常、心力衰竭和休克。⑤防治各种并发症，防止猝死。

（二）治疗措施

1. 院前急救：院前有效的救治是降低死亡率极其重要的环节。应建立有效的急救医疗服务体系，培养训练有素的医务人员。急救车配置监护仪器、抢救设备，随时赶到病人身边就地抢救。给予吸氧、有效止痛、建立静脉通路、生命体征监测。发现室性早搏，给予利多卡因 50～75mg 静脉注射；发现室颤，立即用直流电非同步除颤，无条件除颤，可行拳击心前区，可能终止室颤。当心率为 50 次/min 以下时，给予阿托品 0.5～1.0mg，肌内注射。到达医院后，病人应收入冠心病监护室，进行系统监护治疗。

2. 监护和一般治疗：

（1）休息：病人住院后第 1 周应严格卧床休息，保持环境安静，减少探视，避免不良刺激。

（2）吸氧：对氧敏感或慢性肺疾病者给予低浓度（2L/min）吸氧，其他病人应给高浓度（4～6L/min）吸氧。吸氧可减少心肌损伤和梗死面积。

（3）监测：在冠心病监护室进行心电图、血压和呼吸监测 5～7 天，必要时还须监测肺小动脉楔压和中心静脉压。密切观察心律、心率、血压和心功能的变化，以指导治疗。

（4）护理：病人第 1 周卧床休息中，一切日常生活均由护理人员帮助进行。病情稳定者可于第 2 周在床上坐起，并逐渐过渡到下床适当活动及生活自理，一般 4 周后恢复轻体力活动。但病重或有并发症者，卧床时间宜适当延长。饮食以易消化的流质或半流质为主。保持大便通畅，便秘者可给缓泻剂，必须防止大便用力引起病情突变。

3. 止痛：胸痛可导致心肌梗死范围进一步扩大，增加严重心律失常、心力衰竭、心源性休克的发生机会，应尽快解除，可选用以下药物。

（1）哌替啶 50～100mg，肌内注射，或吗啡 5～10mg，皮下注射，必要时 1～2 小时后再注射 1 次。下壁心肌梗死不选用吗啡，因其可诱发窦性心动过缓和房室阻滞，宜用哌替啶。

（2）疼痛较轻者，可用可待因或罂粟碱 0.03～0.06g 肌内注射或口服。

（3）对无低血压者给予硝酸甘油 0.5mg，舌下含服，5 分钟 1 次，连续数次。疼痛仍不缓解可用硝酸甘油静脉滴注，5％葡萄糖液 250～500mL 加硝酸甘油 5mg，以 10～50μg/min 速度静脉滴注，要注意观察血压降低和心率增快的副作用。

4. 溶栓治疗：急性心肌梗死大多是由于冠状动脉血栓性闭塞而致，血栓溶解治疗能使阻塞的冠状动脉再通，心肌得到再灌注，濒临坏死心肌可能得以存活。

（1）适应证：①持续性胸痛超过半小时，含服硝酸甘油片症状不缓解。②心电图相邻两个或更多导联 ST 段抬高＞0.2mV。③发病 6 小时以内。④年龄≤70 岁。

（2）禁忌证：①两周内有活动性出血（胃肠道溃疡、咯血、痔疮出血等），做过手术、活体组织检查、创伤性心肺复苏术，或有外伤史。②经治疗后在溶栓前高血压病人血压≥160/100mmHg 者。③怀疑有主动脉夹层瘤者。④有脑出血或蛛网膜下腔出血史，或半年内有缺血性脑卒中（包括 TIA）史。⑤有出血性视网膜病史。⑥各种血液病，出血性疾病，或有出血倾向者。⑦严重的肝肾功能障碍或恶性肿瘤者。

（3）溶栓方法：溶栓前检查血常规、血小板计数、出血时间、凝血时间及血型。静脉注射药物溶栓常用：①尿激酶（UK）100 万～150 万 U 加入 5％～10％葡萄糖注射液 100mL 中，静脉滴注 30～60 分钟。②链激酶（SK）100 万～150 万 U 加入 5％～10％葡萄糖注射液 100mL 中，静脉滴注 60 分钟。用 SK 前常规静脉注射地塞米松 5mg 以预防过敏反应。③重组组织型纤溶酶原激活剂（rt-PA）：用 rt-PA 前先给予 5000U 肝素静脉注射。rt-PA 100mg 在 90 分钟内静脉给予，先静脉注射 15mg，继而 30 分钟内静脉滴注 50mg，其后 60 分钟内再静脉滴注 35mg。rt-PA 滴毕后，续以肝素每小时 700～1000U 持续静脉滴注 48 小时，以后改为皮下注射 7500U，12 小时 1 次，连用 3～5 天。

除应用 rt-PA 必须应用肝素外，采用其他溶栓药物后也应复查凝血时间和血纤维蛋白原，当凝血时间恢复至正常对照值的 1.5～2 倍和血纤维蛋白原＞1000mg/L 时，给予肝素 500～1000U/h 静脉滴注，并调节剂量保持凝血时间在正常值的 1.5～2 倍，5 天后停用。溶栓用药期间密切注意出血倾向。溶栓治疗后出现：①2 小时内胸痛基本消失。②2 小时内，抬高最显著的导联 ST 段迅速回降≥50％。③2 小时内出现室性心律失常或传导阻滞。④血清心肌酶 CK-MB 峰值提前于发病后 14 小时内出现时，提示心肌已得到再灌注，冠状动脉再通。

具备条件的医院可进行冠状动脉内注射药物溶栓治疗：应用心导管插入冠状动脉，造影后显示闭塞冠状动脉支，将溶栓药物经导管注入。冠状动脉内注射药物溶栓对人员、设备要求条件高，使其广泛应用受到一定限制。

5. 经皮腔内冠状动脉成形术：经溶血栓治疗使冠状动脉再通后又再次闭塞，或虽再通但仍有重度狭窄者，可紧急施行经皮腔内冠状动脉成形术。

6. 抗凝疗法：肝素是直接抗凝剂，可有选择地用于心肌梗死范围较大者或为复发性心肌梗死未用溶栓治疗者，或有梗死先兆而又有高血凝状态者。有出血、出血倾向或出血既往史、严重肝肾功能不全、活动性消化性溃疡、血压过高、新近手术而创口未愈者禁用。先用肝素 5000～7500U 静脉滴注，6 小时 1 次，共用 2 天，维持凝血时间在正常对照的 2～2.5 倍。同时口服华法林，首剂 15～20mg，第 2 天 5～10mg，以后 2.5～5mg/d 维持，维持凝血酶原时间在正常对照的 2 倍左右，疗程 4 周。

7. 消除心律失常：心律失常是发病早期最常见死亡原因之一，必须及时消除。

(1) 一旦发现室性早搏或室性心动过速，立即用利多卡因 50～100mg 静脉注射，5～10 分钟重复 1 次，至早搏消失或总量已达 300mg，继以 1～3mg/min 的速度静脉滴注维持。病情稳定后改用美西律，每次 100～150mg，1 天 3 次，口服；或普罗帕酮，每次 100～200mg，1 天 3 次，口服。

(2) 发生心室颤动，如有条件，尽快采用非同步直流电除颤；室性心动过速药物疗效不满意时，应及早用同步直流电复律。

(3) 对缓慢的心律失常可用阿托品 0.5～1mg 肌内注射或静脉注射。

(4) 一度、二度Ⅰ型房室阻滞，可酌情选用肾上腺皮质激素、阿托品、异丙肾上腺素治疗，并严密观察其发展。二度Ⅱ型或三度房室阻滞，宜用临时性人工心脏起搏器治疗，待病情好转后撤除。

(5) 阵发性室上性心动过速，如血液循环正常，用维拉帕米 5mg 或普罗帕酮 70mg 加 25%葡萄糖注射液 40mL 稀释后静脉注射；若出现血流动力学紊乱，立即应用同步直流电复律。

8. 控制休克：急性心肌梗死可导致心功能严重减退而引起心源性休克，治疗时应考虑到心肌收缩力、心脏的前后负荷、周围血管舒缩障碍、血容量不足等多种因素，进行综合处理和调节，具体治疗方法参见第二章第五节。

9. 治疗心力衰竭：主要是治疗急性左心衰。以应用吗啡（或哌替啶）和利尿剂为主，血压不低者可用血管扩张剂，如硝酸甘油静脉滴注，明显高血压者宜用硝普钠，以减轻左心室后负荷。还可应用 β 受体激动剂多巴酚丁胺静脉滴注，以加强心肌收缩力。洋地黄类药物可引起室性心律失常，在心肌梗死发生后 24 小时内宜避免使用。右心室心肌梗死的病人应慎用利尿剂。具体治疗方法参见第二章第二节。

10. 其他治疗：下列疗法可能有防止心肌梗死扩大、缩小心肌缺血范围、加快愈合作用，但其疗效尚无定论，可根据病人具体情况考虑选用。

(1) 极化液疗法：10%葡萄糖液 500mL 加胰岛素 8--10U、10%氯化钾 10~15mL，静脉滴注，每天 1 次，7～14 天为 1 个疗程。可促进心肌摄取和代谢葡萄糖，使钾离子进入细胞内，恢复细胞膜的极化状态，以利心脏的正常收缩，减少心律失常，并促使心电图上抬高的 ST 段回到等电位线。

(2) 右旋糖酐 40 或羟乙基淀粉 250～500mL 静脉滴注，每天 1 次，14 天为 1 个疗程。可减轻红细胞聚集，降低血液黏度，有助于改善微循环灌注。

(3) β 受体阻滞剂：无明显临床禁忌证（如明显心衰、严重心动过缓、心脏阻滞、低血压、支气管哮喘等）的急性心肌梗死病人，早期应用 β 受体阻滞剂可以缓解疼痛，防止心肌梗死范围扩大，改善预后，尤其适合于前壁心肌梗死伴交感神经功能亢进者和高血压病人。

常用制剂如美托洛尔、阿替洛尔、普萘洛尔等。

（4）血管紧张素转换酶抑制剂（ACEI）：急性前壁心肌梗死、再发性心肌梗死、心肌梗死合并心力衰竭者，早期使用 ACEI 可改善存活率。对无低血压者可给予卡托普利，但不宜使用长效 ACEI 制剂。

11. 并发症的处理：并发动脉栓塞时，可用溶栓或抗凝治疗。心脏破裂可考虑手术治疗，但很少抢救成功。心室壁瘤如影响心功能或引起反复的室性心动过速，宜手术治疗。心肌梗死后综合征可用肾上腺皮质激素或阿司匹林等治疗。

12. 急性右心室心肌梗死的处理：右心室梗死的治疗与左心室心肌梗死略有不同。右心室心肌梗死引起右心衰伴低血压而无左心衰的表现时，宜扩充血容量，以进一步增加右室充盈压，使右心室排血量增加，从而增加左心室充盈压及排血量，提高血压。在 24 小时内可静脉滴注输液 3～6L，直到低血压得到纠正或肺小动脉楔压达 15～18mmHg。如此时低血压未能纠正，可用正性肌力药，不宜用利尿剂。

13. 中医药治疗：

（1）中成药：速效救心丸，功能芳香温通、活血通脉，急性发病时含服 10～15 粒。复方丹参滴丸，功能活血化瘀、理气止痛，口服，每次 10 粒，1 天 3 次。

（2）中药针剂：将复方丹参注射液 10～20mL 加入 5%～10% 的葡萄糖注射液 250～500mL 中，静脉滴注，1 天 1 次，有活血止痛功效。生脉注射液或参麦注射液 40～100mL，加入 5% 葡萄糖注射液 250～500mL 中静脉滴注，1 天 1 次，有益气养阴功效，适用于本病气阴两虚证者。参附注射液 40～100mL，加入 5% 葡萄糖注射液 250～500mL 中静脉滴注，1 天 1 次，有益气回阳功效，适用于本病阳气暴脱证者，常用于心源性休克。

第四节　严重心律失常

正常情况下，心脏冲动由窦房结产生，通过心房肌和心房内传导组织，激动心房，冲动继续传导至房室交界区，经希-浦系统激动心室，形成正常窦性心律。若心脏冲动的频率、节律、起源部位、传导速度与激动次序发生异常，则产生心律失常。严重心律失常是指可引起血液动力学障碍，导致严重症状及并发症甚至猝死的心律失常。本节重点介绍室上性心动过速、心房颤动、室性心动过速。

室上性心动过速

室上性心动过速，简称室上速，为起源于希氏束分支前不同部位心脏组织异位兴奋灶起搏点的心动过速，包含着多种不同的发生机制，其共同特征是心动过速发生时，频率一般为 160～220 次/min，大多数心电图表现为 QRS 波不增宽、RR 间隔规则而无心室预激表现。

【病因和发病机制】

（一）病因

室上速较多见于无器质性心脏病者，不同性别与年龄均可发生，吸烟、饮酒、喝浓茶、激动等可诱其发作。亦可见于有器质性心脏病者，如心脏瓣膜病、冠心病等。

（二）发病机制

大部分室上速是由折返机制引起。其折返传导路径可涉及窦房结、心房、房室结、希氏束以及房室间。根据折返发生的部位分别称为窦房折返性心动过速、心房折返性心动过速、房室结内折返性心动过速和房室折返性心动过速。在全部室上速病例中，房室结内折返性心动过速和房室折返性心动过速约占 90%。

1. 窦房折返性心动过速：约占室上速的 4%，窦房结及结周纤维存在功能性纵向分离的双路径为其形成的电生理基础。临床多见于老年器质性心脏病患者，常短阵发作，很少引起血流动力学改变。

2. 心房折返性心动过速：约占室上速的 4%。心房内存在折返环，心房内传导组织不均匀性传导和不应期离散为其电生理基础。临床几乎只见于器质性心脏病。

3. 房室结内折返性心动过速：约占室上速的 60%。病人房室结内存在传导双路径，即快路径和慢路径，正常窦性冲动从快路径下传。若适时房性早搏落于快路径不应期，冲动受阻，遂从慢路径下传，当冲动传至房室结下端，快路径已脱离不应期，冲动可循快路径逆行上传返回心房，又可沿已脱离不应期的慢路径下传，冲动在两条路径中形成折返，若反复折返，便可形成心动过速。这是常见的慢-快类型，约占房室结折返性心动过速的 90%，其他还有少见的为快-慢类型，冲动在折返环中循相反方向传导，以及慢-慢类型，冲动前传和逆传均经慢路径。

4. 房室折返性心动过速：占室上速的 10%～30%。病人除正常的房室传导组织外，心房和心室之间还存在房室旁路，该旁路仅允许做逆向传导，心电图无心室预激图形，称为隐匿性房室旁路。正常房室传导系统与隐匿性房室旁路间出现房室环形折返运动，形成了心动过速。

【临床表现】

（一）症状

室上速发作时，症状与心动过速所致的血流动力学障碍程度密切相关，而后者又取决于致病原因、病人年龄、有无器质性心脏病基础、心动过速频率及持续时间、重要器官基础供血状态等多种因素。一般情况下，心动过速发作突然起始，突然终止，发作可持续数秒、数分、数小时乃至数天、数周不等。发作时感觉心慌、气短、胸闷、头晕，或有恐惧感。发生在无器质性心脏病的年轻病人，频率<200 次/min，且持续时间较短者，症状较轻；若发生于有器质性心脏病基础的病人，频率>200 次/min，持续时间较长时，可使原有心脏病加重，心脑等重要器官供血不足，引起血压下降、气急、晕厥、抽搐、心绞痛等症状，甚至猝死。

（二）体征

体格检查除基础心脏病体征外，主要特点为心脏听诊心尖区第一心音强度恒定，心律快速而绝对规则,心率一般为160～220次/min。

(三)心电图检查

室上性心动过速的心电图表现基本特征为:①连续3个或3个以上快速、规则的QRS波群,频率多为160～220次/min。②QRS波群大多不增宽畸形,同窦律时形态,但若伴有束支阻滞、室内差异性传导时则QRS波群可增宽变形。③P波可在QRS波群之前、之中或之后,P波与QRS波群保持恒定关系。P波形态和位置在不同类型室上速中表现不一。房室结内折返性心动过速,P波为逆行型,P'波多重合于QRS波群内或位于其终末部分;房室折返性心动过速逆行P'大多位于QRS波群后;窦房折返性心动过速P波与正常窦性P波相同;心房折返性心动过速P'波位于QRS波群前,形态异于窦性P波(图2-2)。

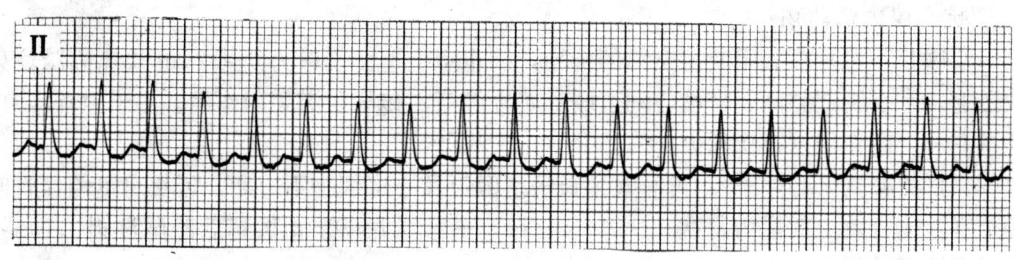

图2-2 室上性心动过速心电图

【诊断和鉴别诊断】

(一)诊断要点

1. 常见于无器质性心脏病者。

2. 突然发作、突然终止。发作时胸闷、心悸,严重者可引起血压下降、气急、晕厥、抽搐、心绞痛等症状。

3. 心脏听诊心尖区第一心音强度恒定,心律快速而绝对规则,心率多为160～220次/min。

4. 心电图的表现特征是确诊的依据。

5. 若有明显症状而诊断不明确者,或心电图出现宽大QRS波群不能鉴别是室上性心动过速还是室性心动过速者,可做心电生理检查帮助诊断。

(二)鉴别诊断

1. 窦性心动过速:窦性心动过速心率达150～180次/min时,应与室上性心动过速鉴别。后者有心动过速突发突止的发作史,P波形态和位置多不同于窦性P波,心率固定不变而心律绝对规则,兴奋迷走神经常可使发作终止。窦性心动过速大多逐渐增快和逐渐减慢,心电图示窦性心率的P波,心率常有变动,兴奋迷走神经可使心率暂时减慢但不能终止心动过速发作。

2. 室性心动过速:见下文"室性心动过速"。

【急救原则和治疗措施】

(一)急救原则

急救原则为:①及时终止心动过速发作。②难以迅速终止者,应减慢心室率。③治疗原有心脏病，消除引起心动过速的病因及诱因，预防复发。

（二）治疗措施

1. 兴奋迷走神经物理疗法：如病人血压和心功能正常可首选此法。刺激迷走神经可使房室结内慢通道传导减慢直至终止折返。常用方法：

（1）咽反射：刺激咽后壁诱发恶心。

（2）按摩颈动脉窦：病人仰卧位，摸到颈动脉分叉处的搏动，用手指将颈动脉向颈椎横突方向加压并按摩，先右后左，每次约 10 秒，切莫双侧同时按摩。

（3）Valsalva 动作：深吸气后屏息，再用力做呼气动作。

（4）冷水面部浸浴：病人深吸气后屏气，将面部浸入冷水盆内 20～30 秒。

2. 抗心律失常药物：

（1）腺苷：可延缓和阻断房室结的传导，终止室上速。剂量为 6～12mg 快速静脉注射，起效迅速，常有胸部憋闷、窦性心动过缓、窦性停搏、传导阻滞等副作用。由于腺苷半衰期为 6 秒左右，副作用可很快消失。

（2）普罗帕酮（心律平）：可有效延长房室旁道及心房细胞不应期，延长房室传导时间，对各类室上速有效。剂量为每次 1～1.5mg/kg，一般常用 70mg 稀释后静脉注射，10～20 分钟后无效可重复 1 次。

（3）维拉帕米（异搏定）：作用于窦房结和房室结，可同时抑制房室结快、慢路径传导。可用 5mg 稀释后静脉注射，5 分钟注射完，15 分钟后仍未转复者可重复 1 次。心动过缓、低血压、房室阻滞者禁用，病态窦房结综合征者慎用或禁用。

（4）普萘洛尔（心得安）：可减慢房室结传导。常用 1mg 稀释后缓慢静脉注射。心力衰竭、心肌病、支气管哮喘病人忌用。

（5）去乙酰毛花苷（西地兰 D）：合并心力衰竭时首选，可增强心肌收缩力和迷走神经张力，抑制房室结传导。两周内未用过洋地黄者可用 0.4～0.8mg 稀释后缓慢静脉注射，2 小时后无效者可重复 0.2～0.4mg。

3. 升压药物：机制为通过升压反射提高迷走神经张力，终止室上速发作，血压低者尤宜。用药后，使舒张压达 90～100mmHg，收缩压不超过 160～180mmHg 为度。可用间羟胺 10～20mg，加入液体中静脉滴注；或甲氧明 5～10mg 稀释后缓慢静脉注射。转复后立即停止用药。禁用于高血压、严重器质性心脏病、脑血管病、甲状腺功能亢进症病人及老年人。

4. 直流电复律：药物治疗无效，可考虑同步直流电复律。出现严重心绞痛、充血性心力衰竭、低血压表现，宜首选同步直流电复律。已应用洋地黄者不能使用电复律治疗。

5. 人工起搏：不宜于电复律者可采用，分为经食管左心房调搏和经皮心腔内右心房或右心室起搏两类。

6. 射频心导管消融术：可用于消融房室旁路，改良房室结，从而消除房室折返性和房室结内折返性心动过速。一般不用于急诊处理。

7. 预防发作：室上速为偶发或症状不严重、无器质性心脏病者，无需长期服药预防。发作频繁、症状严重、有器质性心脏病的病人，发作控制后可选 β 受体阻滞剂、长效钙通道阻滞剂、洋地黄类等口服用药，以预防复发。常用药物：普萘洛尔 10～20mg，1 天 3 次；普罗帕酮 0.1～0.2g，1 天 3 次；缓释维拉帕米 120mg，1 天 1 次；地高辛 0.125～0.25mg，

1天1次。

心 房 颤 动

心房颤动，简称房颤，是指心房丧失了正常、规则和协调的收缩，发生 350～600 次/min 不规则的冲动，引起不协调的心房乱颤，为成人最常见的心律失常之一。

【病因和发病机制】

（一）病因

房颤绝大多数发生于器质性心脏病病人，如风湿性心脏病、冠心病、高血压心脏病、甲状腺功能亢进性心脏病、缩窄性心包炎、心肌病、心力衰竭以及慢性肺源性心脏病等，胸腔和心脏手术后、急性感染、脑卒中、低温麻醉、洋地黄中毒也可引起。部分阵发性房颤或持续性房颤病人，并无器质性心脏病的证据，又称为特发性房颤。

（二）发病机制

发病学说较多，但尚无一种学说能圆满解释房颤的形成机制。目前一般认为，异位起搏或单环折返诱发房颤，多元折返环路的存在使冲动在房内不规则传导，心房除极顺序混乱而形成房颤。极不规则而很快的心房冲动以随机的间期通过房室交界区，由于不同程度的隐匿性房室传导（或阻滞），形成绝对不规则的心室律和频率不一的心室率。房颤时，心房肌有效收缩消失，心排血量减少达 25% 或以上，并易形成房内附壁血栓，脱落后可导致动脉栓塞症。

【临床表现】

（一）症状

房颤的症状轻重程度与原有心脏功能和心室率快慢有关。心室率不快者常无明显症状，心室率越快，对血流动力学影响越大，症状就越重，病人可有心慌、气短、胸闷、心前区不适、头晕、无力等。心室率超过 150 次/min，可出现心绞痛和急性左心衰竭。房颤常合并附壁血栓，当血栓脱落时可引起体循环、肺循环栓塞，以脑栓塞发生率最高。

（二）体征

心脏听诊心律完全不规则，第一心音强度变化不定，心室率多快速，可达 120～180 次/min。脉搏不规则，强弱不一，脉搏短绌（脉率慢于心率），心室率越快，脉搏短绌越明显，原因是许多心室搏动过弱以致未能开启主动脉瓣，或因动脉血压波太小，未能传导至外周动脉。

（三）心电图检查

心房颤动的心电图表现特点有：①P 波消失，代之以一系列形态、振幅、间距绝对不规则的心房颤动波，称为 f 波，频率为 350～600 次/min，通常在Ⅱ、Ⅲ、aVF、V_1～V_2 导联上较明显。②RR 间期绝对不规则。心室率较快，未接受药物治疗，房室传导正常者，心室率一般在 100～160 次/min。③QRS 波群正常。若合并预激综合征、室内差异传导、束支阻滞，QRS 波群增宽畸形（图 2-3）。

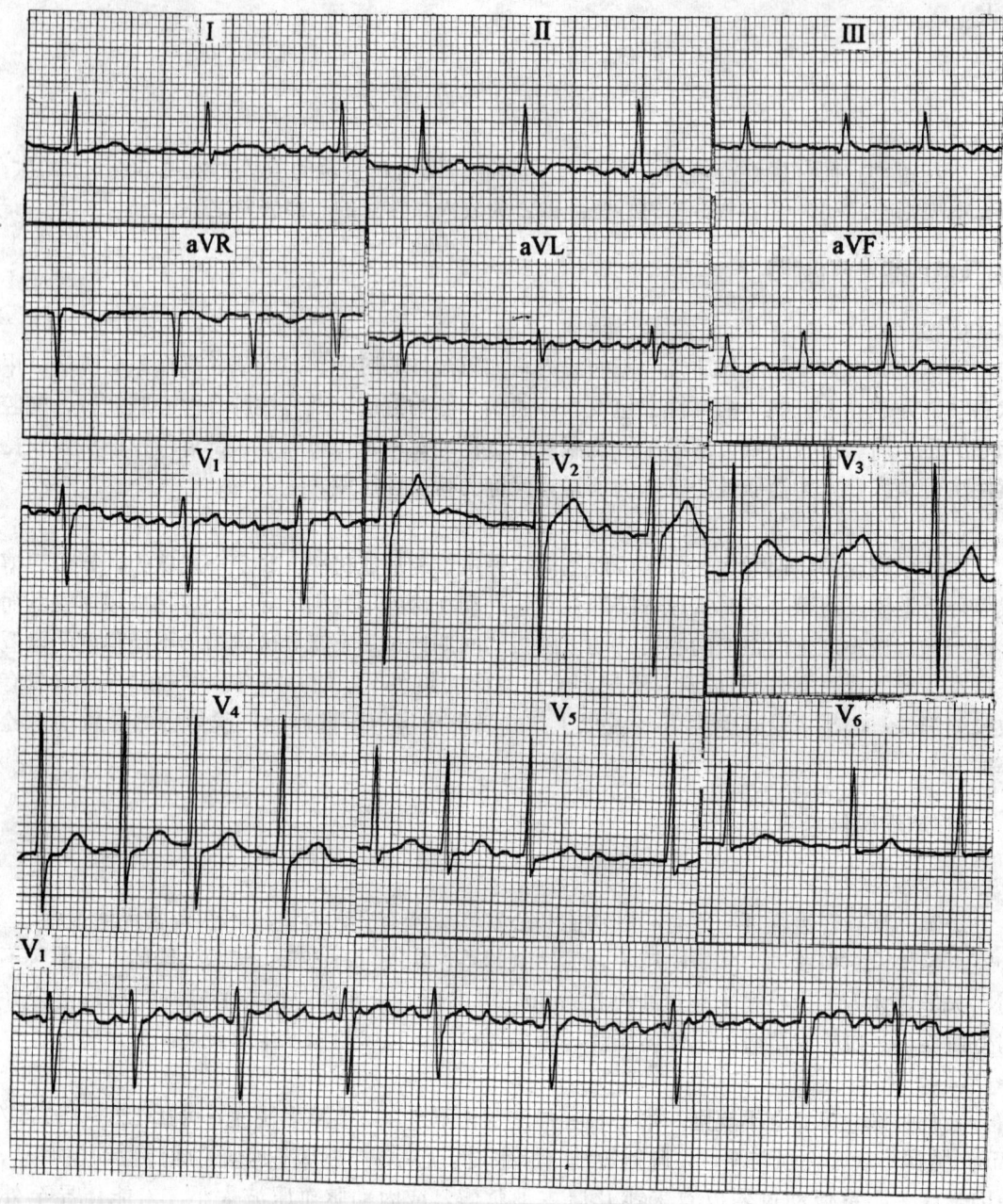

图 2-3 心房颤动心电图

【诊断和鉴别诊断】

（一）诊断要点

1. 常有引起房颤的心血管疾病，最常见于风心病二尖瓣狭窄，其次为冠心病、高血压性心脏病、甲状腺功能亢进性心脏病，还可见于缩窄性心包炎、心肌病、心力衰竭以及慢性肺源性心脏病等。阵发性房颤可见于无器质性心脏病的正常人。

2. 可有心慌、气短、胸闷、心前区不适、头晕、无力等症状，心室率超过 150 次/min，可出现心绞痛和急性左心衰。

3. 心脏听诊心音强弱不等，心率快慢不一、心律绝对不规则。有脉搏短绌。

4. 具备心房颤动的心电图特征，可确定诊断。

（二）鉴别诊断

房颤伴室内差异性传导时出现畸形 QRS 波，须与房颤伴发的室性早搏鉴别。鉴别要点见表 2-2。

表 2-2　　　　　　　　心房颤动伴室内差异性传导与室性早搏的鉴别

房颤伴室内差异性传导	房颤伴室性早搏
心室率偏快时发生	心室率较慢时发生
畸形 QRS 波与前面的 QRS 波常无固定联律间期	往往有固定的联律间期
出现有长-短规律（长间歇后提早的 QRS 畸形）	不一定
其后无较长的代偿间期	其后有较长的代偿间期
畸形 QRS 波常呈右束支阻滞型	畸形 QRS 波常不呈右束支阻滞型
因室内差传程度不同，畸形 QRS 波形态多变	畸形 QRS 波形态固定或为两种以上固定形态
常见两个或两个以上的畸形 QRS 波连续出现	少见
畸形 QRS 波与窦性心律时的室性早搏不同	往往相同
不会极度提早出现	若极度提早出现畸形 QRS 波，多数属于室性早搏

【急救原则和治疗措施】

（一）急救原则

急救原则为：①治疗病因，消除诱因。②恢复窦性心律，维持窦性心律。③控制心室率。④预防血栓栓塞症。

（二）治疗措施

1. 治疗基础病因：应积极治疗引起房颤的原发疾病，消除诱发因素，及时做出相应处理。

2. 控制心室率：房颤时心室率超过 100 次/min，应控制心室率，使休息时心室率保持在 70~80 次/min。首选洋地黄类药，可根据病情轻重选用去乙酰毛花苷、地高辛。近期未应用洋地黄者，可用去乙酰毛花苷 0.4~0.6mg 稀释后静脉注射，24 小时总量<1.2mg。近期内曾口服洋地黄者，可在严密观察下予以去乙酰毛花苷 0.2mg 静脉注射，心室率低于 100 次/min 后口服地高辛维持。应用洋地黄不能有效控制心率，且无心力衰竭和低血压时，可加用普萘洛尔或维拉帕米。预激综合征合并房颤应选用普鲁卡因胺、普罗帕酮和胺碘酮静脉注射，忌用洋地黄和维拉帕米，因其可使房室旁道不应期进一步缩短。

3. 转复心律：将心房颤动转复为窦性心律，可恢复心房功能，改善血流动力学，预防血栓栓塞。有电复律和药物复律两种方法。

（1）直流电电复律：对心室率过快，发作开始时已呈现急性心力衰竭或明显血压下降者，宜紧急施行同步直流电复律术，转复能量 100~200J，即时转复率约为 90%。转复为窦性心律后，用奎尼丁 0.2g，6~8 小时 1 次，维持两周，以后逐渐减量；或用胺碘酮 0.2g，8 小时 1 次，两周后减至维持量。阵发性快速房颤经药物治疗 48 小时后未自行转复，可考虑电击复律。以下情况不宜做电复律：①房颤持续超过 1 年。②心脏明显扩大，心胸比例>

50%，左房内径>50mm。③近期有血栓栓塞史或有心房附壁血栓。④洋地黄中毒或低血钾。⑤有病态窦房结综合征或高度以上房室阻滞。⑥曾做过电转复，但复律后在奎尼丁或胺碘酮的维持下又复发房颤，或不能耐受药物维持治疗。

（2）药物复律：常用奎尼丁或胺碘酮。

1）奎尼丁复律：先试用0.1g，观察2小时，如无过敏反应，则改为0.2g，2小时1次，共5次，日间服用；若无效，于次日重复相同剂量，仍无效，则于第3天改为0.3g，2小时1次，共5次。无效停服。转复窦性心律后用0.2g，6～8小时1次，两周后逐渐减量。用药期间应严密观察，发现心率已转复或出现毒性反应时，立即停药或改为维持量。

2）胺碘酮复律：每次0.2g，8小时1次，口服7～10天未能转复时停药。转复为窦性心律后改为0.2g，1天1～2次，长期服用。

4. 预防血栓栓塞并发症：持续性房颤病人有较高的血栓栓塞发生率，既往有血栓栓塞病史、严重心脏瓣膜病、高血压、糖尿病、冠心病等均属发生血栓栓塞的危险因素。存在以上情况应长期应用抗凝药物治疗，可口服华法林，使凝血酶原时间国际正常化比值（INR）维持在2.0～3.0之间。不适宜用华法林的病人，以及无以上危险因素者，可服用阿司匹林，1天300mg。

室性心动过速

室性心动过速，简称室速，为异位激动起源于希氏束分叉以下，由连续3个或3个以上的室性期前收缩组成，频率大于100次/min的快速性心律失常。其虽非临床十分常见的心律失常，但可导致严重血流动力学障碍，甚至引起室颤而猝死，故须及时正确地诊断和治疗。

【病因和发病机制】

（一）病因

各种器质性心脏病均可引起室速，其中最常见的病因是急性心肌梗死或急性心肌缺血，还可见于心肌病、心肌炎、高血压性心脏病、风湿性心脏病、二尖瓣脱垂、QT间期延长综合征等。药物中毒，如洋地黄中毒、肾上腺素受体激动药中毒等可导致室速发生。此外，电解质紊乱及酸碱平衡失调、严重缺氧、心脏手术、麻醉等也可引起室速。有少数病人（多为年轻人）反复发作室速但无器质性心脏病证据可查，称为特发性室速。

（二）发病机制

折返运动是室速的主要发病机制，心室内浦肯野纤维或局部心室肌的传导速度与不应期的差异是产生折返运动的电病理生理基础。心室肌细胞自律性增高和触发活动也可引起室速。

【临床表现】

（一）症状

室速的临床症状轻重与发作时的心室率、持续时间、基础心脏病变相关。非持续性室速（发作时间短于30秒，能自行终止）的病人通常无症状。持续性室速（发作时间超过30秒，需药物或电复律方能终止）常有明显血流动力学障碍，心排血量减少，病人出现胸闷、气促、心绞痛、头晕、乏力、恶心、低血压、少尿、晕厥等表现，严重者可出现心力衰竭、休克和阿-斯综合征发作。

（二）体征

心脏听诊心率一般为 150～200 次/min，心律齐或轻微不齐，第一、第二心音分裂，收缩期血压可随心搏变化。发生完全性房室分离时，颈静脉搏动出现间断性"大炮波"，第一心音强度经常变化。当心室搏动逆传并持续夺获心房，心房与心室几乎同时发生收缩，颈静脉搏动呈现持续的"大炮波"。

（三）心电图检查

室性心动过速的心电图特征为：①3 个或 3 个以上的室性早搏连续出现。②QRS 波群形态畸形，时限超过 0.12 秒，ST-T 波方向与 QRS 波群主波方向相反。③心室率通常为 100～200 次/min，心律规则或轻度不规则。④心房独立活动与 QRS 波群无固定关系，形成房室分离，偶尔个别或所有心室激动逆传夺获心房。⑤通常发作突然开始。⑥可见心室夺获与室性融合波。室速发作时，少数室上性冲动可下传至心室，产生心室夺获，可呈完全性或不完全性。前者表现在 P 波之后出现正常 QRS 波群，后者 P 波后出现室性融合波。心室夺获与室性融合波的存在是确立室性心动过速诊断的最重要依据。按室速发作时 QRS 波群的形态，可将室速分为单形性室速（形态恒定不变）和多形性室速（形态多变）（图 2-4）。

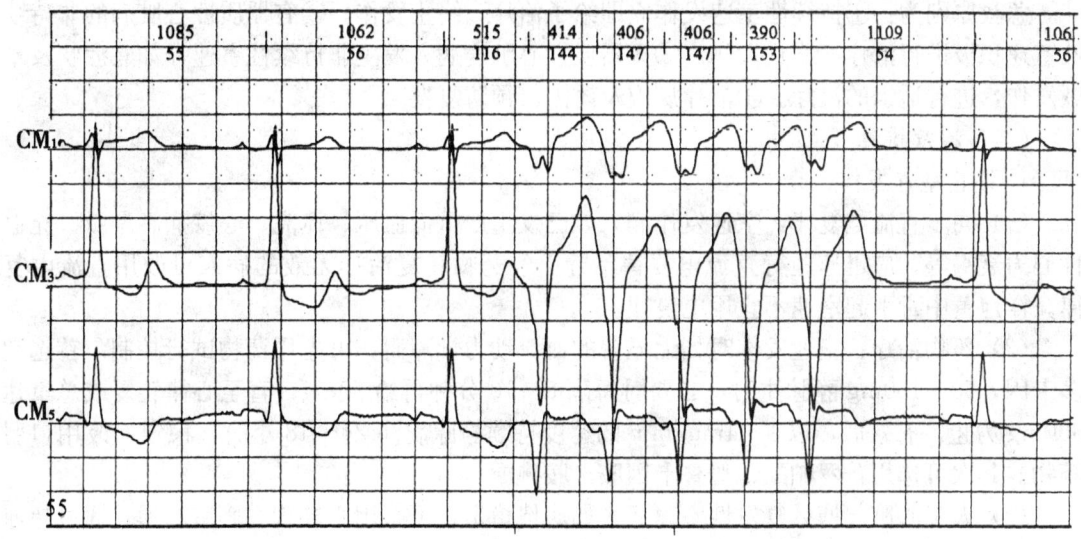

图 2-4　非持续性室性心动过速

【诊断和鉴别诊断】

（一）诊断要点

1. 常发生于各种器质性心脏病病人。

2. 突然发作，发作时胸闷、心悸，持续性发作者可引起血压下降、气急、晕厥、抽搐、心绞痛等症状。

3. 心脏听诊心率一般为 150～200 次/min，心律齐或稍微不齐，第一、第二心音分裂，收缩期血压可随心脏搏动变化。发生完全性房室分离时，颈静脉搏动出现间断性"大炮波"，第一心音强度经常变化。当心室搏动逆传并持续夺获心房，心房与心室几乎同时发生收缩，颈静脉搏动呈现持续的"大炮波"。

4. 心电图的表现特征是确诊的根据。

5. 若有明显症状而诊断不明确者，或心电图出现宽大畸形 QRS 波群但不能鉴别是室性心动过速还是室上性心动过速者，可做心电生理检查以帮助诊断。

（二）鉴别诊断

室性心动过速与室上性心动过速伴束支阻滞或室内差异性传导的心电图表现很相似，应注意相鉴别。以下心电图表现提示为室性心动过速：①心室夺获。②室性融合波。③房室分离。④$V_1 \sim V_6$ 的 QRS 波群均非 RS 型（包括 rS、Rs、RS）。⑤胸导联的 RS 间期（R 波起点至 S 波谷底）大于 0.1 秒。⑥发作时 QRS 波群呈右束支阻滞型，而 V_1 导联呈 R、qR、Rs，V_6 导联呈 QS 或 R/S<1；当发作时 QRS 波群呈左束支阻滞型，而 V_1 或 V_2 导联的 R 波宽>0.03 秒，或 RS 间期>0.06 秒，V_6 导联呈 QR 或 QS。如不符合以上标准者，诊断考虑为室上性心动过速。

【急救原则和治疗措施】

（一）急救原则

急救原则为：①持续性室速发作立即给予治疗，终止发作。②有器质性心脏病的非持续性室速积极进行治疗，终止发作。③无器质性心脏病病人发生非持续性室速，如有症状及晕厥发作，进行适当的治疗。④治疗病因及诱因，预防复发。

（二）治疗措施

1. 终止室速发作：

（1）同步直流电复律：室速发作病人如已发生严重低血压、休克、心绞痛、晕厥、充血性心力衰竭等，应迅速施行直流电复律治疗。经药物转复治疗无效的病人可改用直流电复律。洋地黄中毒引起室速不宜用电复律。

（2）药物治疗：室速发作时如无显著的血流动力学障碍，可先用药物试行控制。首选利多卡因，50～100mg 静脉注射，必要时每隔 5～10 分钟再给 50mg，直至心律转复或总量达300mg 为止。有效后，以 1～4mg/min 的速度持续静脉滴注 24～48 小时，稳定后改用口服药物。其次可选用普罗帕酮、普鲁卡因胺、胺碘酮。

（3）人工心脏起搏：复发性室速病人如病情稳定，可采用心导管右心室起搏，通过超速起搏抑制终止室速。

2. 治疗病因，预防复发：应努力寻找病因、诱因和导致室速持续的原因，去除一切可逆的致病因素。积极治疗原发心脏疾病如心肌梗死、心肌缺血、心力衰竭等，注意纠正电解质紊乱、代谢异常及缺氧，可有助于减少室速发作。可根据病情选择抗心律失常药物口服，预防复发，如美西律、普罗帕酮、胺碘酮、普萘洛尔等。发生在显著心动过缓基础上的反复室速，可安装永久起搏器；致命性室速反复发作，可考虑安装自动复律除颤起搏器。其他尚有外科手术、导管消融术等治疗方法。

特殊类型的室性心动过速

（一）加速性室性自主节律

发生机制与心室自律性增加有关。心电图特点：①连续 3 个或 3 个以上起源于心室的 QRS 波群。②心率通常为 60～110 次/min。③房室分离，常见心室夺获、室性融合波。④常与窦性心律交替出现。常见于心脏病病人，如心肌病、风湿热、急性心肌梗死再灌注期间、心脏手术、洋地黄中毒等。病人一般无症状，亦不影响预后，通常不需治疗。但出现下列情况应考虑给予治疗：由于房室分离扰乱房室收缩顺序，导致血流动力学障碍；同时存在另一种更快速的室性心动过速；心动过速的第一个室性早搏发生很早，落在前面心搏 T 波上；心室率过快引起症状；发生心室颤动等。治疗可参照上述室速的处理方法。在大多数情况下，应用阿托品加快窦性频率或心房起搏可消除加速性心室自主节律。

（二）尖端扭转型室速

为较严重的室性心律失常，是多形性室性心动过速的一个特殊类型，因发作时宽大畸形的 QRS 波群的振幅与波峰呈周期性改变，宛如围绕等电位线连续扭转而得名，频率 200～250 次/min，QT 间期延长（通常＞0.5 秒）。无 QT 间期延长的多形性室速亦有类似尖端扭转的形态变化，但并非真正的尖端扭转型室速，两者的治疗原则完全不同。尖端扭转型室速的病因可为先天性、电解质紊乱（如低钾血症、低镁血症等）、应用 I_A 类或某些 I_C 类抗心律失常药物、严重心肌损害、心动过缓（特别是三度房室阻滞）等。通常表现为短暂而反复的发作，发作时心室率极快，心排血量锐减，引起眩晕、晕厥、阿-斯综合征。

治疗措施：①消除病因与诱因。②提高基础心率，可用心房或心室调搏，起搏频率≥110 次/min，或用异丙肾上腺素静脉滴注，使心率≥110 次/min。③静脉补钾和补镁。补钾用量根据缺钾程度而定。补镁可首先用硫酸镁 2g 稀释至 40mL，缓慢静脉注射，然后以 8mg/min 静脉滴注。④禁用 I_A 类、I_C 类和Ⅲ类抗心律失常药，可试用 I_B 类如利多卡因静脉注射。⑤先天性长 QT 间期综合征治疗应选用 β 受体阻滞剂，亦可施行心房、心室起搏治疗。

第五节　高血压危象

在原发或继发性高血压疾病的过程中，如全身小动脉发生暂时性强烈痉挛，致使血压急剧上升而引起一系列严重症状称为高血压危象。此时收缩压可大于 200mmHg，舒张压大于 120mmHg。若血压骤升所导致心脑肾损害未能于短期内逆转，可危及生命。

高血压危象是高血压病程中的一种特殊临床类型，根据严重程度和治疗的不同，一般把高血压危象分为高血压危症和高血压急症两大类。

高血压危症指必须将血压于 1 小时内降至安全水平，方能减轻病人的生命危险，包括重度高血压伴有下列情况之一者：①颅内出血、脑梗死或蛛网膜下腔出血。②高血压脑病。③急性主动脉夹层血肿。④急性肺水肿。⑤不稳定性心绞痛、急性心肌梗死。⑥子痫。⑦嗜铬细胞瘤高血压危象。⑧高血压Ⅲ级或Ⅳ级眼底病变。⑨急性肾衰竭。⑩其他儿茶酚胺过量综合征，包括降压药物撤除综合征、颅脑创伤、烧伤等。

高血压急症指必须于 24 小时内将血压降至安全水平者，包括：不伴或伴有轻度靶器官损害、没有上述合并症的、舒张压大于 120mmHg 的重度高血压；高血压Ⅰ级或Ⅱ级眼底病变；术前未控制或未治疗的高血压和术后高血压。

【病因和发病机制】

（一）病因

引起高血压危象的常见病因有：①缓进型高血压治疗不当，导致血压骤升。②急进型恶性高血压。③肾小球肾炎、肾盂肾炎和肾动脉狭窄等肾性高血压。④嗜铬细胞瘤、肾素分泌瘤等内分泌性高血压。⑤主动脉夹层血肿。⑥妊娠高血压综合征。⑦硬皮病、血管炎等某些结缔组织病。⑧突然停用长期服用的可乐定或 β 受体阻滞剂等降压药物。⑨严重头部外伤、烧伤等。

（二）发病机制

由于上述病因，或同时有某种促发诱因如情绪激动、心身过劳、寒冷刺激等，致使血液循环中儿茶酚胺、血管紧张素和血管升压素等收缩血管活性物质突然急剧分泌，全身小动脉发生暂时性强烈痉挛，周围血管阻力明显上升，血压急骤增高而导致高血压危象。小动脉痉挛后的舒缩障碍影响重要脏器血液供应而产生严重症状，如视网膜动脉痉挛引起视力模糊、偏盲、短暂失明等；冠状动脉痉挛可发生心绞痛甚至心肌梗死等；有明显肾动脉硬化或损伤的病人可进一步导致肾缺血加重而发生急性肾衰竭。高血压危象时常合并有高血压脑病，后者可视为高血压病人脑部出现的危急状态。目前认为其发生是由于过高的血压突破脑血管的自动调节机制，导致脑灌注过多，液体渗入脑血管周围组织，造成脑水肿和颅内压增高。

【临床表现】

（一）症状和体征

高血压危象可见于缓进型高血压各期和急进型高血压。多数病人起病迅速，出现剧烈头痛、头晕、恶心、呕吐、胸闷、心悸、气急、视物模糊，甚至暂时失明等。可伴有自主神经功能紊乱的征象，如发热、口干、出汗、皮肤潮红或面色苍白、手足震颤等。病人血压明显升高，收缩压常大于 200mmHg，舒张压大于 120mmHg。

严重的高血压危象常导致靶器官的损伤和功能障碍。例如，合并高血压脑病出现剧烈头痛、头晕、恶心、呕吐、烦躁不安、视力障碍、黑蒙、抽搐、意识模糊或昏迷，亦可见一过性偏瘫、失语、偏身感觉障碍等；合并有急性左心衰、心绞痛或急性心肌梗死、急性肾衰竭等，可见相应的临床症状与体征。

（二）辅助检查

1. 眼底检查可见视网膜动脉狭窄、动静脉交叉压迫、眼底出血及棉絮状渗出、视神经乳头水肿。

2. 尿常规检查中可出现蛋白、红细胞、管型等。

3. 血生化检查肌酐、尿素氮、肾上腺素、去甲肾上腺素含量可升高。

4. 心电图检查可显示左心室肥大或兼有劳损，并可协助判断有无心律失常、急性心肌缺血等。

【诊断和鉴别诊断】

（一）诊断要点

1. 常在精神创伤、紧张、疲劳、寒冷等诱因下，血压迅速急剧升高。

2. 收缩压＞200mmHg，舒张压＞120mmHg。

3. 起病迅速，病人出现剧烈头痛、头晕、恶心、呕吐、胸闷、心悸、气急、视物模糊，甚则暂时失明等。

4. 血压显著增高，合并急性和进行性靶器官的损害者，为高血压危症；血压显著增高，不伴或仅有轻度靶器官损害的，为高血压急症。

5. 眼底检查可见高血压眼底改变。

（二）鉴别诊断

高血压危象合并高血压脑病时，须与脑出血或脑梗死鉴别。脑出血或脑梗死在临床症状上均可出现脑水肿、颅内压增高的表现，如头痛、呕吐、意识障碍等，并常伴有血压不同程度的升高，但其都有明确的固定性神经系统定位体征，而高血压脑病多无。头颅 CT 检查能显示脑出血、脑梗死等的局部病灶部位，为鉴别诊断提供依据。

【急救原则和治疗措施】

（一）急救原则

急救原则为：①迅速而适当地降压治疗。②纠正受累靶器官损害，恢复脏器的生理功能。③巩固疗效，防止复发。

（二）治疗措施

针对血压的显著增高和脑、心、肾等靶器官病变的程度，确定抢救和治疗措施。

1. 一般处理：病人绝对卧床，持续吸氧，严密监测血压和病人意识状态。对昏迷或抽搐病人加强护理，保持呼吸道通畅。

2. 迅速降低血压：高血压危症须在 1 小时内使血压降至安全水平，应静脉给药，根据病情，血压下降后，逐渐改为口服用药。高血压急症可选用口服药，24 小时内使血压下降至安全水平。降压的幅度应根据各病人的具体情况，总的掌握原则是，将血压降至足以阻止脑、心、肾等靶器官的进行性损害，但又不导致重要器官灌注不足的水平。一般情况下，使平均动脉压（MAP）降低 20%～25%，即收缩压降至 160～180mmHg，舒张压降至 100～110mmHg 左右。常选用以下药物：

（1）硝普钠：硝普钠直接扩张动脉和静脉，使血压迅速降低，起效快，作用消失也快，通过调节静脉滴注速度，可将血压控制在预期水平。开始剂量以 $20\mu g/min$ 静脉滴注，根据血压和病情可逐渐增至 $200\sim300\mu g/min$。该药应即配即用，避光静脉滴注，如使用超过 6 小时，要重新配制，持续静脉滴注时间一般不宜超过 3 天，以免发生硫氰酸盐中毒。

（2）硝酸甘油：大剂量硝酸甘油以扩张静脉为主，亦可扩张动脉，静脉滴注降压作用迅速，副作用较硝普钠小，高血压合并心功能不全及冠心病者尤宜。剂量为以 $5\sim10\mu g/min$ 开始静脉滴注，根据血压和病情可增至 $20\sim50\mu g/min$。副作用有心动过速、头胀。

（3）尼卡地平：为二氢吡啶类钙通道阻滞剂。用法：静脉滴注，从 $0.5\mu g/(kg\cdot min)$ 开始，密切观察血压，逐步增加剂量，可用至 $6\mu g/(kg\cdot min)$。副作用有心动过速、面部充血潮红、恶心。

(4) 乌拉地尔：为 α_1 肾上腺素能受体阻滞剂，用于高血压危象剂量为 $10\sim25$mg 静脉注射，然后将 $50\sim100$mg 加入 100mL 液体中静脉滴注维持，速度为 $0.2\sim2$mg/min，根据血压调节滴速。

(5) 酚妥拉明：为非选择性 α 肾上腺素能受体阻滞剂，有使血管舒张作用，一般剂量为 5mg 加入 5% 葡萄糖液 20mL 中缓慢静脉注射，继以 20mg 加入 100mL 液体中静脉滴注，根据血压调节滴速。

(6) 口服降压药：高血压危症病人在血压降至安全范围后，应逐渐改为口服降压药治疗；高血压急症病人一般可在急诊观察室或门诊密切观察随访下采用口服降压药治疗。口服用药可选用卡托普利、硝苯地平、哌唑嗪、可乐定等，根据病情可伍用 β 肾上腺素能受体阻滞剂和利尿剂。

3. 高血压危象合并症的治疗：

(1) 高血压脑病：选用硝普钠或硝酸甘油静脉给药。同时应积极降低颅压，减轻脑水肿，可用 20% 甘露醇 250mL，快速静脉滴注，必要时 $6\sim8$ 小时后重复 1 次。抽搐者可用地西泮（安定）$10\sim20$mg，静脉注射；苯巴比妥钠 $0.1\sim0.2$g，肌内注射。利血平、甲基多巴和可乐定有中枢抑制作用，应避免使用。

(2) 脑出血：宜适度降压，使血压降至 180/105mmHg 左右，以避免引起脑灌注不足。降压药物可选用硝普钠、酚妥拉明、卡托普利。

(3) 脑梗死：降压应谨慎，避免因快速或过度降压，引起梗塞区缺血加重。若舒张压＞120mmHg，宜逐步降至 100mmHg，药物选用同脑出血。

(4) 不稳定型心绞痛或急性心肌梗死：应选用降低心脏前后负荷、降低心肌耗氧量、改善冠状动脉灌注的药物，首选硝酸甘油静脉滴注，也可应用硝普钠或钙离子拮抗剂。

(5) 主动脉夹层血肿：应迅速降压，限制主动脉夹层血肿的扩展或破裂，在 $15\sim30$ 分钟内使收缩压降至 $100\sim120$mmHg 水平。硝普钠为首选药物，并与普萘洛尔（心得安）合用。在采取积极的降压治疗后，宜及时施行外科手术治疗。

(6) 嗜铬细胞瘤：首选酚妥拉明 $5\sim10$mg 静脉注射，有效后静脉滴注维持。切除肿瘤为本病根治方法。

(7) 妊娠子痫：发生妊娠子痫立即静脉注射 10% 硫酸镁 10mL；或肼屈嗪 $10\sim20$mg，静脉注射。口服降压药可选 β 肾上腺素能受体阻滞剂，禁用利尿剂。

4. 中医药治疗：

(1) 针灸疗法：取风池、太冲穴，头痛剧、目胀者加太阳穴。用捻法进针，中强度刺激，留针 20 分钟，1 天 1 次，7 天一疗程。

(2) 中成药：安宫牛黄丸，每次 1 丸，1 天 1 次，功用清热解毒，镇惊开窍；牛黄降压丸，每次 1 丸，1 天 2 次，具有清心化痰、镇惊降压作用。

(3) 中药静脉针剂：醒脑静注射液 20mL 加入 5% 葡萄糖液 250mL 中静脉滴注，1 天 1 次，具有醒脑开窍、清热涤痰作用。

自 学 指 导

【重点难点】

1. 心搏骤停和心肺脑复苏：心肺脑复苏是抢救心搏骤停病人的有效措施和重要手段，迅速判断心搏骤停，掌握心肺复苏的步骤与方法及脑复苏治疗是本节学习的重点和难点。

心肺脑复苏成败的关键与开始抢救的时间密切相关，为使病人得救，避免脑细胞死亡，必须在心跳停止后的4分钟内进行有效的心肺复苏。无论何种原因引起心搏骤停，一旦发现病人心跳、呼吸停止，就应立即采取心肺脑复苏术，争分夺秒地建立有效呼吸和血液循环。病人突然意识丧失与大动脉搏动消失，有这两个征象存在即可肯定心搏骤停的诊断。心搏骤停可发生于任何场所，现场多无抢救器械，人工心肺复苏术是唯一可采取的抢救措施，也是最有效的措施之一。可按 C（人工胸外挤压）、A（畅通气道）、B（人工呼吸）的步骤实施抢救。如果现场有 2 人以上，上述步骤应同时实施。与此同时，应尽快请他人拨打"120"电话呼叫急救人员参与抢救。如有条件，在不中断基础心肺复苏的前提下，尽快实施进一步心肺复苏的抢救措施，即气管插管、人工辅助呼吸或机械通气、电除颤和电起搏、建立静脉输液通道应用复苏药物、心电监护等。

关于复苏药物，肾上腺素是心搏骤停的首选药物，常用剂量为 1.0mg，静脉注射，每隔3～5分钟重复给药。临床抢救中常用剂量无效时，可采用级进增量法，静脉注射 1mg，3mg，5mg，间隔3～5分钟用药。关于复苏药物的用药途径，目前公认静脉（上腔静脉系统）、气管内和心内注射 3 种给药途径的效果并无显著差异。心内注射因需暂停心脏按压，并有可能损伤冠状动脉或心肌等缺点而不推荐常规使用。静脉给药不影响心肺复苏操作，效果确切，应为首选。如已行气管内插管，同时静脉输液通道尚未建立时，则可选用气管内给药，但肾上腺素剂量宜比静脉给药大 2 倍，并稀释至5～10mL 使用。有室性心动过速或心室颤动时，选用利多卡因、普鲁卡因酰胺等。现代急救已将电击除颤列入紧急抢救措施中，在救护车内即可实施。成年人突然发生的非创伤性心搏骤停中 70% 以上为心室颤动，心室颤动刚发生就以电击除颤，其成功率最高，应用越早越有效。

脑复苏与心肺复苏同等重要，在初期心肺复苏成功后，后期复苏的重点就是脑复苏。脑复苏常采用的治疗措施有低温疗法、脱水疗法、应用改善脑细胞代谢药物、高压氧治疗、应用自由基清除剂和钙离子拮抗剂等。此外，也不可忽视保护其他脏器功能，维持水、电解质和酸碱平衡，防治感染等治疗措施。

2. 急性左心衰：本节以急性左心衰的临床表现和急救治疗为重点和难点。急性左心衰是指致病因素侵害左心房室，导致心脏收缩力明显降低和（或）心脏负荷显著增加、心排血量急剧减少和急性肺淤血的临床综合征。它常发生于各种器质性心脏病的严重阶段，常见如急性心肌梗死、心肌炎、心肌病、高血压心脏病、心脏瓣膜病变等。主要发病机制是因心肌收缩力减低和（或）心脏负荷明显增加时，导致心排血量减少和肺毛细血管压升高，血液中液体从毛细血管渗到肺间质和肺泡内形成急性肺水肿。发病时，病人突然出现严重呼吸困难，呼吸次数可达 30～40 次/min，端坐呼吸，频繁咳嗽，咳出大量白色或粉红色泡沫状痰，严重时可从口鼻涌出泡沫样血痰，伴有极度烦躁不安，面色灰白，口唇发绀，大汗淋滴。极重者可因脑缺氧而神志模糊。听诊两肺满布湿啰音和哮鸣者，心率增快，心尖部第一心音减弱，肺动脉瓣区第二心音亢进，心尖部可闻及舒张早期第三心音而构成奔马律。发病剧烈或持续时间较长（超过20～30分钟），可因严重缺氧、心排血量锐减而导致心源性休克，或发生心搏骤停。急性左心衰为临床常见危急重症，须及时准确诊断，立即抢救，不能延误。急性左心衰时的缺氧和高度呼吸困难是致命的威胁，应尽快使之缓解。急救治疗措施主要包括：病人取坐位，高流量吸氧。静脉用药，给予吗啡5～10mg静脉缓慢推注，呋塞米20～40mg静脉注射，血管扩张剂选硝普钠、硝酸甘油或酚妥拉明静脉滴注。有心房纤颤伴有快速心室率者，可用去乙酰毛花苷（西地兰D）0.4mg稀释后缓慢静脉注射。还可应用氨茶碱、地塞米松等。急性症状缓解后，应针对基本病因和发病诱因进行治疗，防止复发。

3. 急性心肌梗死：本节以急性心肌梗死的诊断和急救治疗为重点和难点。急性心肌梗死是缺血性心脏病的严重临床类型，病死率较高，本病的早期诊断、及时救治十分重要。有20％～60％的病人发病前数日至数周有先兆表现，即前驱症状，及时地识别，警惕其近期内发生心肌梗死的可能，及时采取积极的治疗措施，有可能使部分病人避免病情进一步发展而发生心肌梗死。急性心肌梗死主要根据典型的临床表现、特征性的心电图改变和心肌酶的动态变化确诊。如出现肯定性心电图演变和（或）肯定性血清酶变化，无论临床表现典型或不典型，都可诊断为急性心肌梗死。急性心内膜下心肌梗死由于不伴有Q波，甚至ST段和T波改变也不明显，故主要依据血清酶检查确诊。心肌梗死诊断困难时，放射性核素检查可提供帮助。本病临床表现不典型者容易误诊或漏诊而有更高的死亡率。所以，应熟悉和了解急性心肌梗死发病时某些特殊表现，如中老年人发生原因不明的胸闷伴恶心、呕吐、出汗，原有高血压突然显著下降，或出现心衰、心律失常，或手术后出现无原因可解释的休克，均应考虑本病的可能而做进一步心电图和血清酶检查。对突然出现的上腹部、颈部、咽部、下颌或牙齿疼痛，而无相应的局部征象者，也应警惕本病。

应掌握本病的治疗原则和主要治疗方法。急性心肌梗死的治疗原则是保持和维持心脏功能，尽量挽救急性缺血心肌，争取缩小梗死范围，防治各种并发症。病人应安置在冠心病监护室，绝对卧床休息，进行心电图、血压和呼吸的监测，并持续吸氧。病人剧烈的胸痛可导致梗死范围进一步扩大，增加严重心律失常、心力衰竭、心源性休克发生的机会，应尽快解除疼痛，可选用哌替啶（度冷丁）、吗啡或硝酸酯类药物。心力衰竭、心律失常、心源性休克可归属为急性心肌梗死的并发症，但由于较常见并且多出现于发病早期，产生显著的症状，是主要的致死原因，故现多列为心肌梗死的主要临床表现，应密切观察，及时采取针对性的防治措施。急性心肌梗死大多是由于急性血栓性冠脉阻塞引起，血栓溶解治疗能使阻塞的冠脉再通，这是急性心肌梗死现代治疗的最好选择。近10余年来，国内外大规模、多中心、随机对照的临床研究结果表明，溶栓治疗能明显降低心肌梗死的死亡率。溶栓疗法经静脉或冠状动脉内给溶栓药物，后者需要一定的设备和技术条件，虽然疗效高但不可能成为溶栓治疗的常规方法；而经静脉溶栓疗法虽然疗效略低，但简便易行，成为目前溶栓疗法的主要方法。国内常选用尿激酶、链激酶、重组组织型纤溶酶原激活剂，对其使用方法应熟悉和掌握。极化液疗法、右旋糖酐40或羟乙基淀粉、β受体阻滞剂、血管紧张素转换酶抑制剂有一定的防止心肌梗死扩大、缩小缺血范围、促进愈合的作用，可根据具体情况考虑选用。

4. 严重心律失常：严重心律失常是指可引起血液动力学障碍、导致严重症状及并发症甚至猝死的心律失常。本节介绍了室上性心动过速、心房颤动和室性心动过速。严重心律失常须立即治疗，只有诊断明确才能选择正确的治疗方法。因此，本节所述严重心律失常的诊断及相应的急救治疗措施是重点，亦是难点。

室上性心动过速简称室上速，系指起源于希氏束分支前不同部位心脏组织异位兴奋灶起搏点的心动过速。有多种发生机制，在全部室上速病例中，房室结内折返性心动过速和房室折返性心动过速约占 90%。发作起始和终止常较突然，病人感觉心慌、气短、胸闷、头晕，或有恐惧感。若发生于有器质性心脏病基础的病人，可引起多种并发症。心脏听诊可闻快速、规则而匀整的心律。心电图的表现是临床诊断的主要依据，特征为连续 3 个或 3 个以上快速、规则的 QRS 波群，频率多在 160~220 次/min，QRS 波群大多不增宽畸形，同窦律时形态，但若伴有束支阻滞、室内差异性传导时则 QRS 波可增宽变形。室上速的治疗原则为及时终止心动过速，难以终止者，则当减慢心室率；消除引起心动过速的病因及诱因，预防复发。终止室上速有多种方法，对此应熟悉或掌握。若病人血压和心功能正常，可首选兴奋迷走神经物理疗法，常用如咽反射法、按摩颈动脉窦、Valsalva 动作、冷水面部浸浴等。如无效，则考虑应用抗心律失常药物，常选用腺苷、普罗帕酮、维拉帕米，有心功能不全者应首选洋地黄制剂，如去乙酰毛花苷。合并低血压者可应用升压药物，通过反射性兴奋迷走神经终止心动过速。当病人出现严重心绞痛、充血性心力衰竭、低血压表现，宜首选同步直流电复律；急性发作经药物治疗无效者，亦应施行同步直流电复律。近年射频心导管消融技术已较广泛应用，可用于消融房室旁路，改良房室结，从而消除房室折返和房室结内折返通路，达到治愈的效果。

心房颤动，简称房颤，是指心房丧失了正常、规则和协调的收缩，而发生 350~600 次/min 不规则的冲动，引起不协调的心房乱颤，为成人最常见的心律失常之一，亦为心内科常见急症。房颤的发作分为阵发性和持续性两种类型。前者时发时止；后者持续不止，达数周以上。房颤绝大多数发生于器质性心脏病病人，症状与房颤发作时的心室率呈正相关，即心率越快，症状就越重。病人出现心慌、气短、胸闷、心前区不适、头晕、无力等。心室率超过 150 次/min，可引起心绞痛和急性左心衰。房颤常合并附壁血栓，当血栓脱落时可引起体循环、肺循环栓塞，以脑栓塞发生率最高。查体有明显的心脏体征：心律完全不规则，第一心音强度变化不定，心室率多快速，可达 120~180 次/min。脉搏不规则，强弱不一，脉搏短绌（脉率慢于心率），心室率越快，脉搏短绌越明显。心电图检查结果是诊断心房颤动的根据。房颤急救治疗原则包括 4 方面：①治疗病因，消除诱因。②恢复窦性心律，维持窦性心律。③控制心室率。④预防血栓栓塞症。临床应用要结合病人的具体病情，一般情况下在治疗引起房颤的有关病因和诱因的同时，首先减慢快速的心室率。最常用为洋地黄制剂如去乙酰毛花苷，静脉给药。如房颤急性发作伴有急性心力衰竭或血压下降明显，电复律可作为首选。持续性房颤不能自发转复为窦性心律，可选择应用药物复律或电复律，亦可单纯用药物控制心室率。

室性心动过速，简称室速，为异位激动起源于希氏束分叉以下，由连续 3 个或 3 个以上的室性早搏组成，频率大于 100 次/min 的快速性心律失常。虽然其非临床十分常见的心律失常，但可导致严重血流动力学障碍，甚至引起室颤而猝死，故须及时正确地诊断和治疗。各种器质性心脏病均可引起室速，其中最常见的病因是急性心肌梗死或急性心肌缺血。持续性室速（发作时间超过 30 秒，需药物或电复律方能终止）常有明显血流动力学障碍，心排血量减少，病人出现胸闷、气促、心绞痛、头晕、乏力、恶心、低血压、少尿、晕厥等表现，严重者可出现心力衰竭、休克和阿-斯综合征发作。心脏听诊心率一般为 150～200 次/min。诊断主要根据室速发作时的心电图表现特征。室性心动过速根据病因、症状轻重和潜在危险性的不同，治疗有较大差别，急救时一般遵循的原则是：持续性室速发作立即给予治疗，终止发作；有器质性心脏病的非持续性室速应积极进行治疗，终止发作；无器质性心脏病病人发生非持续性室速，如有症状及晕厥发作，进行适当的治疗；治疗病因及诱因，预防复发。终止室速发作有同步直流电复律、抗心律失常药物及人工心脏起搏等方法。终止室速发作后，应努力寻找和治疗诱发及使室速持续的可逆性病变，例如缺血、缺氧、低血压、低血钾、感染等，还要注意药物诱发因素，采取措施预防复发。

5. 高血压危象：本节以高血压危象的诊断和急救治疗为重点，其中急救治疗亦为难点。在原发或继发性高血压疾病的过程中，如全身小动脉发生暂时性强烈痉挛，致使血压急剧上升而引起一系列严重症状时称为高血压危象，此时收缩压可大于 200mmHg，舒张压大于 120mmHg。将高血压危象分为高血压危症和高血压急症两大类型，是为了有利于对高血压危象严重程度的判断和有效的指导治疗。高血压危症必须将血压于 1 小时内降至安全水平，方能减轻病人生命危险。治疗的主要目标是迅速降压，以解除血管痉挛而改善脏器的血流灌注；但是过度的降压会使血流灌注减少，特别是在已有血管病变的情况下，过度降低血压会诱发脑血栓形成、心肌梗死或肾功能减退等。因此，如何掌握降压的尺度是抢救成功的关键。高血压危症须紧急降压，宜采用静脉给药途径，选用起效快、持续时间短、副作用少的降压药，常用如硝普钠、硝酸甘油、尼卡地平、乌拉地尔、酚妥拉明等。治疗期间要连续监测生命体征动态变化，直到病人血压降至安全水平，一般情况下使平均动脉压（MAP）降低 20％～25％，即收缩压降至 160～180mmHg，舒张压降至 100～110mmHg，同时使因血压升高引起的各种临床症状消除。

【学习思考题】

1. 如何迅速判断心搏骤停？
2. 简述心肺复苏的步骤及方法。
3. 脑复苏的主要治疗措施有哪些？
4. 急性左心衰竭的临床表现是什么？怎样治疗？
5. 急性心肌梗死的诊断依据是什么？
6. 急性心肌梗死可能有哪些不典型临床表现？
7. 急性心肌梗死的主要治疗措施有哪些？
8. 室上性心动过速的心电图特征是什么？怎样治疗？
9. 心房颤动的心电图特征是什么？怎样治疗？
10. 室性心动过速的心电图特征是什么？怎样治疗？
11. 高血压危象的诊断要点是什么？怎样治疗？

第三章 呼吸系统急症

1. 掌握重症支气管哮喘、急性呼吸窘迫综合征、慢性呼吸衰竭的临床表现、诊断要点、急救原则与治疗措施。
2. 熟悉重症支气管哮喘、急性呼吸窘迫综合征、慢性呼吸衰竭的鉴别诊断。
3. 了解重症支气管哮喘、急性呼吸窘迫综合征、慢性呼吸衰竭的病因和发病机制。

【自学时数】

6 学时。

呼吸系统疾病是我国的常见病。由于大气污染、吸烟、工业发展导致理化因子、生物因子的吸入，以及人口老龄化等因素，使一些呼吸系统疾病发病率增加，如支气管哮喘、肺癌等，慢性阻塞性肺病的患病率也居高不下。本章所介绍的重症支气管哮喘、急性呼吸窘迫综合征、慢性呼吸衰竭均为较常见的呼吸系统急危重症。

第一节 重症支气管哮喘

支气管哮喘（简称哮喘）是一种由嗜酸性粒细胞、肥大细胞和 T 淋巴细胞等多种炎症细胞参与的气道慢性炎症。这种炎症使易感者对多种刺激因子具有气道高反应性，并引起不同程度的广泛气道阻塞症状。临床表现为反复发作性喘息、呼气性呼吸困难、胸闷和（或）咳嗽等症状。重症支气管哮喘是指哮喘重度或危重发作，经一般治疗无效者而言，其中持续发作超过 24 小时者称为哮喘持续状态。

【病因和发病机制】

（一）病因

哮喘的病因比较复杂，除与遗传有关外，还受环境因素的影响。

1. 遗传因素：目前研究认为，哮喘是一种多基因遗传病。许多调查资料表明，哮喘病人亲属患病率高于群体患病率，并且亲缘关系越近，患病率越高；在一个家系中，患病人数越多，其亲属患病率越高；病人病情越严重，其亲属患病率也越高。

2. 激发因素：特异性吸入物（如花粉、尘螨、真菌、动物毛屑等）、非特异性吸入物（如二氧化硫、氨气等）、感染（如细菌、病毒、原虫、寄生虫等）、食物（如鱼、虾、蟹、蛋类、牛奶等）、药物（如普萘洛尔、阿司匹林等）以及气候变化、精神紧张、运动、月经和妊娠等都可能是哮喘的激发因素。

重症支气管哮喘发作不缓解的原因主要有：①引起哮喘发作的过敏原持续存在。②呼吸道感染未控制。③黏液痰栓阻塞气道。④哮喘重度或危重发作时，二氧化碳潴留，导致呼吸性酸中毒；又因严重缺氧、热量不足、脱水与肾功能障碍等发生代谢性酸中毒。此时两种酸中毒并存，导致病情严重恶化。⑤长期反复应用支气管解痉剂而产生耐药性，或治疗过程中用药不当，病情未得到及时控制。⑥精神过度紧张可加重支气管平滑肌痉挛。

（二）发病机制

1. 变态反应：哮喘病人多为特异性体质，当变应原进入机体后，可刺激机体通过 T 淋巴细胞的传递，由 B 淋巴细胞合成 IgE 抗体，抗体与肥大细胞和嗜碱性粒细胞表面高亲和性 IgE 受体结合，使其致敏。当变应原再次进入人体，可与致敏的肥大细胞或嗜碱性粒细胞膜上的 IgE 相结合，改变了细胞膜对离子的通透性，使肥大细胞或嗜碱性粒细胞脱颗粒，释放多种活性介质，引起呼吸道平滑肌收缩、黏液分泌增加、血管通透性增高和炎症细胞浸润等，导致哮喘发作。

根据变应原吸入后哮喘发生的时间，可分为速发型哮喘反应（IAR）、迟发型哮喘反应（LAR）和双相型哮喘反应（DAR）。IAR 几乎在吸入变应原的同时发生反应，15～30 分钟达高峰，在 2 小时左右逐渐恢复正常；LAR 则起病迟，约 6 小时发生，可持续数天，临床症状重，肺功能受损严重而持久。某些重症支气管哮喘与 LAR 有密切关系。

2. 气道炎症：气道慢性炎症是哮喘的重要特征，表现为炎症细胞浸润，毛细血管渗出，黏膜水肿，分泌物增多。即使轻症哮喘，气道也有炎症表现。炎症的发生是多种炎症细胞、炎症介质和细胞因子共同参与的结果。已知肥大细胞、嗜酸性粒细胞、中性粒细胞、上皮细胞、巨噬细胞和内皮细胞都有产生炎症介质的作用。根据介质产生的先后可分为快速释放性介质，如组胺；继发产生性介质，如前列腺素（PG）、白三烯（LT）、血小板活化因子（PAF）等。这些介质对气道有多种作用，如组胺、LTC_4、LTD_4、PAF、PG 等能直接收缩支气管平滑肌，增加微血管的渗漏和黏液分泌；组胺、LTB_4、PAF 等可吸引并活化炎症细胞，导致介质释放的瀑布效应，最终引起气道黏膜炎症及哮喘发作。

3. 气道高反应性（AHR）：表现为气道对各种刺激因子出现过强或过早的收缩反应。它是哮喘的另一重要特征，并与哮喘的严重性密切相关。导致 AHR 的因素很多，且常是多种因素相互作用的结果，其中气道炎症是导致 AHR 最重要的机制之一。AHR 常有家族倾向，受遗传因素影响。

4. 神经因素：支气管受胆碱能神经、肾上腺素能神经以及非肾上腺素能非胆碱能（NANC）神经系统的共同支配。支气管哮喘与 β-肾上腺素受体功能低下和迷走神经张力亢进有关，并可能存在有 α-肾上腺素神经的反应性增加。NANC 神经末梢能释放舒张支气管平滑肌的神经介质如血管活性肠肽（VIP）、一氧化氮（NO），以及收缩支气管平滑肌的介质如 P 物质、神经激肽 A 和 B（NKA；NKB），两者平衡失调，则可引起支气管平滑肌收缩。

【临床表现】

（一）症状

重度支气管哮喘发作时表现为带哮鸣音的极度呼气性呼吸困难，被迫采取坐位或呈端坐呼吸，咳嗽，咳痰，大汗淋漓，精神紧张，表情痛苦，当严重缺氧时可出现意识障碍。

（二）体征

胸部呈过度充气状态，两肺闻及弥散性哮鸣音，呼气时间明显延长，如合并呼吸道感染，可哮鸣音、湿啰音同时存在。有时哮喘发作严重，呼吸困难加重，哮鸣音反而减少或消失，可能是由于病人过度疲劳、衰弱、无力呼气所致；或有痰栓阻塞支气管的可能；也可因并发气胸、纵隔气肿、肺不张等所引起。严重支气管哮喘时心率增快，可出现奇脉，呼吸急促，所有辅助呼吸肌均参与呼吸运动，甚至出现胸、腹部呼吸矛盾运动，皮肤黏膜发绀。

（三）辅助检查

1. 血常规：发作时嗜酸性粒细胞可增高。如并发感染，可有白细胞总数增高，分类中性粒细胞比例增高。

2. 痰液：涂片在显微镜下可见较多嗜酸性粒细胞，可见嗜酸性粒细胞退化形成的尖棱结晶（Charcort-leyden 结晶体）、黏液栓（Curschmann 螺旋体）和透明的哮喘珠（Laennec 珠）。如合并呼吸道细菌感染，痰涂片革兰染色、细菌培养及药敏试验，有助于发现病原菌及选择用药。

3. 血气分析：哮喘严重发作时可有缺氧，动脉血氧分压（PaO_2）降低，同时因广泛性气道严重阻塞，CO_2 潴留，动脉血二氧化碳分压（$PaCO_2$）升高，常大于 6.0kPa（45mmHg），呈呼吸性酸中毒。如缺氧明显，可合并代谢性酸中毒。

4. 肺功能：气道阻力增加使有关呼气流速的全部指标显著下降，如 1 秒用力呼气量（FEV_1）、用力肺活量（FVC）、FEV_1/FVC％和最大呼气流速（PEF）均减少。重度支气管哮喘发作时，呼气阻力高于吸气阻力，呼气末肺内气体不断聚集，导致残气量（RV）、功能残气量（FRV）和肺总量（TLC）显著增加。

5. 胸部 X 线：严重哮喘发作时，可见胸廓增大，呈过度充气状态，两肺透亮度增加。合并呼吸道感染时，可见肺纹理增加及炎症浸润阴影。

【诊断和鉴别诊断】

（一）诊断要点

1. 有反复发作的支气管哮喘病史。

2. 支气管哮喘严重发作持续 24 小时以上，经一般治疗无效。

3. 体格检查时在双肺可闻及弥散性哮鸣音，呼气时间明显延长。

4. 除外心、肺疾病所致的哮喘样发作以及上呼吸道梗阻性疾病。

（二）鉴别诊断

1. 心源性哮喘：心源性哮喘常见于急性左心衰时，多有二尖瓣狭窄、高血压病、冠心病等病史。突然出现严重呼吸困难，端坐喘息，频繁咳嗽，咳吐大量粉红色泡沫样痰，心率增快，心尖部可闻奔马律，两肺底满布湿啰音和哮鸣音，胸部 X 线检查可见心影增大、肺淤血征。若一时难以鉴别，可先静脉注射氨茶碱，缓解症状后进一步检查，但不宜用吗啡或肾上腺素，以免造成危险。

2. 慢性喘息型支气管炎：多发生于中老年病人，原有慢性支气管炎病史，寒冷季节多发，每次发作几乎皆与感染有关。以慢性咳嗽、咳痰为主，伴喘息。有肺气肿体征，两肺可闻及干、湿啰音。

3. 变态反应性肺浸润：见于热带性嗜酸粒细胞增多症、肺嗜酸粒细胞增多性浸润、外源性变态反应性肺泡炎等。多有寄生虫、原虫、花粉、化学药品、职业粉尘等接触史，临床症状较轻，哮喘较轻，常伴低热、乏力、咳嗽、胸闷等症状。胸部 X 线检查可见片状、云雾状散在或游走性的浸润灶，可自行消失或再发。血中嗜酸性粒细胞明显增多。

4. 支气管肺癌：癌肿导致支气管狭窄或伴有感染，可引起发作性呼气性呼吸困难，伴咳嗽、气急、易与哮喘相混淆。但支气管肺癌所致的呼吸困难和哮鸣等症状常无明显诱因，症状常进行性加重且伴消瘦，咳嗽痰中带血，痰中可找到癌细胞。胸部 X 线摄片、CT 或 MRI 检查或纤维支气管镜检查常可明确诊断。

【急救原则和治疗措施】

（一）急救原则

急救原则为：①积极去除诱因。②纠正低氧血症。③尽快缓解气道阻塞。④调节水、电解质和酸碱平衡。

（二）治疗措施

1. 脱离变应原：部分病人能找到引起哮喘发作的变应原和其他非特异刺激因素，应立即使病人脱离变应原的接触。

2. 氧疗：重症支气管哮喘病人均有低氧血症，必须立即给予氧气吸入，纠正缺氧，使 PaO_2 至少维持在 8.0kPa(60mmHg) 以上。给氧浓度依据有无二氧化碳潴留而定，绝大多数哮喘发作病人呼吸中枢兴奋性增强而过度通气，$PaCO_2$ 正常或减低，故吸氧浓度可达 30%～50% 或不受限制；当哮喘发作严重而出现明显的二氧化碳潴留时，吸氧浓度要控制在 35% 以下。吸氧的同时，必须注意加强湿化，氧疗过程中监测血气变化，以便及时调整氧流量。

3. 肾上腺皮质激素：它是目前最有效的抑制气道黏膜炎症的药物，在重症支气管哮喘发作的治疗中占有十分重要的地位。主要作用机制是：直接抑制炎症细胞在气道内的浸润与活化；抑制细胞因子的生成；抑制炎症介质的释放；减少微血管的渗出；增强平滑肌细胞 β 受体的反应性。重症支气管哮喘发作时，应尽早采用肾上腺皮质激素静脉注射或滴注，常用氢化可的松 100～400mg/d，亦可用地塞米松 10～30mg/d，或甲泼尼龙（甲基强的松龙）80～160mg/d。症状控制后，逐渐减少静脉激素用量，然后改口服和吸入雾化剂维持。

4. β₂ 受体激动剂：它能激活腺甘酸环化酶，增加 cAMP 合成，使细胞内 cAMP/cGMP 比值上升，并降低细胞内钙离子浓度，使支气管舒张。重症支气管哮喘发作应选用起效快、平喘作用强且对心血管系统副作用小的药物，如沙丁胺醇、特布他林等。给药方法为经呼吸道吸入、口服及皮下或静脉注射均可。但应首选呼吸道吸入给药，因其具有起效快、局部药物浓度高及全身副作用小的优点。对不能正确使用吸入 β₂ 激动剂或吸入治疗效果不佳者，可考虑皮下或静脉注射给药，如沙丁胺醇 0.5mg 加入液体中，以 2～4μg/min 的速度静脉滴注。

5. 氨茶碱：它能抑制磷酸二酯酶，增加细胞内 cAMP 浓度，同时能拮抗腺苷引起的支气管痉挛；能刺激肾上腺分泌肾上腺素，增强呼吸肌的收缩并刺激纤毛运动，以增强对呼吸道分泌物的清除作用；此外，还具有强心、利尿和扩张冠状动脉等作用。重症支气管哮喘发作通常需要静脉给药，首次剂量 4～6mg/kg，用 50% 葡萄糖液 20～40mL 稀释后缓慢静脉注射（注射时间应大于 10 分钟），继而以每小时 0.8～1.0mg/kg 的速度静脉滴注，以维持持续的平喘作用，注射量一般不超过 1.0g/d。氨茶碱的治疗剂量与中毒剂量较接近，故应用时应慎重，有效而安全的血药浓度为 6～15μg/mL，若大于 20μg/mL 则毒性反应明显增加。

6. 异丙托溴铵：它可以阻断节后迷走神经通路，降低迷走神经兴奋性，阻断因吸入刺激物引起的反射性支气管收缩。一般认为，对重症支气管哮喘的治疗作用较 β₂ 受体激动剂弱。当 β₂ 受体激动剂有较大副作用时，可改用异丙托溴铵雾化吸入剂，或与 β₂ 受体激动剂联合使用。常用剂量为每次吸入 40～80μg，1 天 3～4 次。

7. 控制感染：哮喘可由感染诱发，也可反复发作继发感染，使呼吸道狭窄或阻塞，加重呼吸困难。故对伴有肺部感染者，应根据临床资料、细菌学及血清学检查结果，选用足量、敏感的抗生素，并经静脉给药以尽快控制感染。

8. 维持水、电解质和酸碱平衡：重症支气管哮喘发作的病人因过度通气、出汗、食欲减退、饮水少等因素造成失水现象，失水使呼吸道分泌物干燥，黏附于管壁，增加呼气阻力，影响呼吸功能，故补液要充分，使痰液变稀，利于排出。补液量多少根据病人心肺功能情况决定，一般 1 天可静脉补液 2000～3000mL。病人常有呼吸性酸中毒或合并代谢性酸中毒，当 pH 降至 7.2 以下时，应适当补碱予以纠正。但若以呼吸性酸中毒为主时，应积极改善肺通气，以排出潴留的二氧化碳。另外根据血清 K^+、Na^+、Cl^-、Mg^{2+} 的检验报告，及时纠正电解质紊乱。

9. 促进排痰：痰液阻塞气道，增加呼吸困难，可每次给予化痰剂溴己新 8～16mg，或氨溴索（沐舒坦）30mg，或鲜竹沥 10～20mL，均 1 天 3 次口服。

10. 机械通气：重症支气管哮喘发作经吸氧、肾上腺皮质激素、β₂ 受体激动剂、氨茶碱等综合治疗，大多数病人可得到缓解，少数无效者应及时建立人工气道，保持呼吸道通畅，并与呼吸机连接进行机械通气。机械通气的指征为：①意识障碍，神志不清。②呼吸肌极度疲劳，胸廓活动不明显，哮鸣音减弱或消失。③PaO_2＜8.0kPa（60mmHg），$PaCO_2$＞6.67kPa（50mmHg），pH＜7.26。④心率＞140 次/min。机械通气方式宜采用低潮气量辅助通气或压力支持通气。

11. 中医药治疗：

(1) 中成药：蛤蚧定喘胶囊，每次 2 粒，1 天 3 次，具有滋阴清肺、止咳定喘功效，用于肺肾两虚证。固本咳喘片，每次 6～8 片，1 天 3 次，具有益气固表、健脾补肾功效，用于脾肾两虚证。痰咳净，每次 0.2g，1 天 3 次，具有通窍顺气、排痰镇咳功效，用于痰浊内阻证。

(2) 中药针剂：鱼腥草注射液 100mL 或双黄连粉针剂 3.6g 加入葡萄糖注射液或生理盐水中，静脉滴注，1 天 1 次，具有清热解毒功效，用于控制肺部感染。醒脑静注射液 20～40mL 或清开灵注射液 60～100mL 加入葡萄糖注射液或生理盐水中，静脉滴注，1 天 1 次，具有清肺化痰、醒脑开窍功效，用于痰热内扰证。生脉注射液或参麦注射液 60～100mL 加入葡萄糖注射液或生理盐水中，静脉滴注，1 天 1 次，具有益气养阴、纳气归肾功效，用于气阴两虚证。

第二节　急性呼吸窘迫综合征

急性呼吸窘迫综合征（acute respiratory distress syndrome，ARDS）是指由心源性以外的各种肺内外致病因素导致的急性、进行性缺氧性呼吸衰竭。其早期可称为急性肺损伤（acute lung injury，ALI），严重的 ALI 被定义为 ARDS。急诊内科、外科、妇产科任何年龄的危重病人均可发生，其肺组织广泛受损，后期多并发多器官功能衰竭，病死率高达50%以上。

【病因和发病机制】

（一）病因

ARDS 的发病因素甚多，可归纳成直接损伤和间接损伤两大类。

1. 直接肺损伤因素：严重感染、胃内容物吸入、肺挫伤、吸入有毒气体、淹溺、氧中毒等。

2. 间接肺损伤因素：脓毒症、休克、严重的非胸部创伤、重症胰腺炎、大量输血、体外循环、弥散性血管内凝血等。

（二）发病机制

ARDS 的病因各异，但是病理、病理生理和临床过程基本上并不依赖于特定病因，共同基础是肺泡-肺毛细血管的急性损伤。肺损伤的过程除与基础疾病的直接损伤有关外，更重要的是多种炎症细胞及其释放的介质和细胞因子的作用。最终引起肺毛细血管内皮细胞和肺泡上皮细胞损伤，导致肺间质和肺泡水肿；肺泡表面活性物质减少或消失，导致小气道闭陷、肺泡萎陷不张，肺顺应性降低，功能残气量减少；通气/血流比例失调、肺动-静脉样分流增加。上述因素综合作用引起弥散障碍和肺内分流，造成严重的低氧血症，刺激颈动脉窦和主动脉体化学感受器，反射性刺激呼吸中枢，产生过度通气，出现呼吸性碱中毒。在 ARDS 晚期，由于病情加重，呼吸肌疲劳衰竭，发生通气不足，缺氧更为严重，伴二氧化碳潴留，形成混合性酸中毒。病理所见，大体上 ARDS 的肺呈暗红或暗紫红的肝样变，可见水肿、出血，质量明显增加，切面有液体渗出，故有"湿肺"之称。显微镜下可见肺微血管充血、出血、微血栓，肺间质和肺泡内有蛋白质水肿液及炎症细胞浸润。

【临床表现】

（一）症状

除原发病相应症状和体征外，主要表现为突发性进行性呼吸窘迫、气促、发绀，常伴有烦躁、焦虑、出汗等。临终前呈极度呼吸困难，严重发绀，以至昏迷。其呼吸窘迫的特点是不能用通常的氧疗法使之改善，亦不能用其他原发心肺疾病（如气胸、肺气肿、肺不张、肺炎、心力衰竭等）解释。

（二）体征

发病早期肺部多无啰音，或仅在吸气时闻及细小湿啰音；晚期多可闻及广泛湿啰音。

（三）辅助检查

1. 胸部 X 线检查：早期多无异常发现，或呈轻度间质改变，表现为肺纹理增多，边缘模糊；以后逐渐出现片状阴影，以至扩展、融合成大片状浸润阴影，支气管充气征明显。

2. 血气分析：早期改变为 PaO_2 降低，$PaCO_2$ 降低，pH 升高；晚期缺氧更为严重，伴二氧化碳潴留，PaO_2 明显降低，$PaCO_2$ 升高，pH 降低。

3. 氧合指数（动脉血氧分压/吸入氧浓度，PaO_2/FiO_2）：它是评价氧合功能异常的主要指标，氧合指数降低是 ARDS 诊断的必要条件。正常范围为 $53.3\sim66.7kPa$（$400\sim500mmHg$），ALI 时$<40kPa$（$300mmHg$），ARDS 时$<26.7kPa$（$200mmHg$）。

4. 床边肺功能监测：ARDS 时肺顺应性降低，死腔量/潮气量（V_D/V_T）增加，但无呼气流速受限。肺顺应性检测不仅对诊断、判断疗效有意义，而且对监测有无气胸或肺不张等合并症有实用价值。

5. 血流动力学监测：通常仅用于与左心衰竭鉴别有困难时。肺小动脉楔压（PAWP）是反映左房压较可靠的指标，正常值 $0.8\sim1.6kPa$（$6\sim12mmHg$），若$>2.4kPa$（$18mmHg$），则支持左心衰竭的诊断。

【诊断和鉴别诊断】

（一）诊断标准

1. 具有致病的高危因素。

2. 急性起病，呼吸频数和呼吸窘迫。

3. 难以纠正的低氧血症；$PaO_2/FiO_2 \leqslant 26.7kPa$（$200mmHg$）（不论 PEEP 高低）。

4. 正位 X 线胸片显示双肺浸润影。

5. 临床排除左心衰或肺小动脉楔压$\leqslant 2.4kPa$（$18mmHg$）。

上述标准中，如 $26.7kP<PaO_2/FiO_2 \leqslant 40.0kPa$，应诊断为 ALI。

（二）鉴别诊断

1. 心源性肺水肿：心源性肺水肿多有心脏病病史，呼吸困难与体位有关，咳吐粉红色泡沫样痰，湿啰音多在两肺底部，强心、利尿剂等效果较好。ARDS 呼吸窘迫与体位关系不大，发病早期肺部多无啰音，或仅在吸气时闻及细小湿啰音；晚期多可闻及广泛湿啰音。常规吸氧情况下，PaO_2 仍进行性下降。鉴别困难时可通过测定 PAWP 做出判断。

2. 急性肺栓塞：急性肺栓塞常有下肢静脉血栓形成、创伤、各类心脏病、肿瘤等病史，发病时常突然胸痛、呼吸困难、咯血和休克，并有右心负荷增加的表现，如发绀、肺动脉瓣区第二心音亢进、颈静脉充盈、肝大、下肢水肿等。心电图示 Ⅰ 导联 S 波加深、Ⅲ 导联 Q 波显著、电轴右偏、肺型 P 波、右束支阻滞等改变。胸部 X 线检查、核素肺通气/灌注扫描、螺旋 CT 检查和必要时的肺动脉造影可帮助确诊和鉴别。

【急救原则和治疗措施】

（一）急救原则

急救原则为：①纠正缺氧，改善肺氧合功能。②治疗原发病。③生命支持，防治并发症。

（二）治疗措施

1. 纠正缺氧：尽快纠正缺氧是抢救 ARDS 的中心环节。早期轻症病人可采用鼻导管或面罩吸入高浓度氧，以维持 $PaO_2 > 8.0kPa$（60mmHg）或 $SaO_2 > 90\%$。多数学者认为，一旦诊断为 ARDS，应尽早应用机械通气，予以合理的呼气末气道内正压（PEEP）或持续气道内正压（CPAP），使陷闭的支气管和肺泡张开，从而增加功能残气量和肺的顺应性，减少呼吸功和氧耗量，改善通气/血流失调，减少肺内分流，达到改善肺氧合功能的目的，肺泡内的正压亦可促进肺泡水肿的消退。其缺点是对血液循环的影响和气压伤。临床应用时应保证有足够的循环血容量，PEEP 压力宜从低水平 $3 \sim 5cmH_2O$ 开始，逐渐增加至合适的水平，常用的 PEEP 水平为 $5 \sim 15cmH_2O$。其他有可能改善肺氧合功能的通气模式还有：双水平气道内正压、反比通气、俯卧位通气等。对每一例 ARDS 必须进行呼吸监测，包括气道压力、肺有效顺应性、潮气量、血气分析监测、持续氧饱和度监测等。

2. 限制液体入量：ARDS 病人肺间质与肺泡水肿，液量增加；同时呼吸机的使用使抗利尿激素（ADH）分泌增加，加重肺间质和肺泡水肿，体内液体潴留更为严重。而肺间质与肺泡水肿是肺内分流增加、缺氧和呼吸窘迫的重要因素，所以迅速有效解除水肿是抢救 ARDS 的重要环节。应严格控制液体入量，在保证血容量足够、血压稳定的前提下，保持每天 500mL 左右的液体负平衡。为促进水肿液的消退，可适当使用利尿剂，如呋塞米（速尿）。

ARDS 早期除非有低蛋白血症，否则不应输入胶体液，因早期毛细血管通透性增加，胶体易渗至肺间质，加重肺水肿。在毛细血管内皮损伤渐趋恢复后，可考虑用胶体液。临床一般在使用胶体液后 $0.5 \sim 1$ 小时，加用利尿剂，更有利于水肿液排出体外。必须输血时，最好输入新鲜血；使用库存 1 周以上的血时，应加用微过滤器，以免微栓塞加重 ARDS。

3. 积极治疗原发病：积极治疗各种原发病，如控制感染，积极抢救休克，及时正确处理创伤等，可防止炎症反应进一步对肺的损伤，控制病情进展。

4. 营养支持：ARDS 病人处于高代谢状态，应及时补充热量和高蛋白、高脂肪营养物质。应尽早给予强有力的营养支持，鼻饲或静脉补给，保证总热量摄取 $83.7 \sim 167.4kJ/kg$（$20 \sim 40kcal/kg$）。

5. 并发症的治疗：包括感染、DIC、胃肠道出血、心律失常、气胸或纵隔气肿、心功能不全的防治。注意纠正酸碱平衡失调和电解质紊乱。

6. 关于肾上腺皮质激素的应用：严格的对照研究已经证明，激素在 ARDS 早期治疗或预防其发生方面均无明显效果。有的学者认为，对一些可引起感染性休克的原发病或急性胰腺炎引起的休克，早期应用肾上腺皮质激素（地塞米松 20mg/d），对控制 ARDS 病情可有一定帮助。

7. 中医药治疗：

（1）中成药：安宫牛黄丸，每次 1 丸，1 天 2 次。至宝丹，每次 1 丸，1 天 2 次。均有醒脑开窍、清热化痰功效，适用于痰热闭窍证。

（2）中药针剂：清开灵注射液 $40 \sim 60mL$ 或醒脑静注射液 $20 \sim 40mL$ 加入 5% 葡萄糖注射液 $250 \sim 500mL$ 中，静脉滴注，1 天 1 次，有醒脑开窍、清热、涤痰功效，适用于痰热闭窍证。

第三节　慢性呼吸衰竭

　　呼吸衰竭（简称呼衰）是由于各种原因引起的肺通气或换气功能严重障碍，以致在静息状态下不能维持足够的气体交换，导致缺氧伴（或不伴）二氧化碳潴留，从而引起一系列生理功能和代谢紊乱的临床综合征。根据动脉血气改变可分两种类型：①Ⅰ型呼衰：动脉血氧分压（PaO_2）＜8.0kPa（60mmHg），动脉血二氧化碳分压（$PaCO_2$）降低或正常。②Ⅱ型呼衰：PaO_2＜8.0kPa（60mmHg），$PaCO_2$＞6.67kPa（50mmHg）。按病程可分为急性呼吸衰竭和慢性呼吸衰竭。本节重点阐述慢性呼吸衰竭。

　　慢性呼吸衰竭是在原有肺部疾病基础上，呼吸功能损害逐渐加重而形成。早期虽有缺氧和（或）二氧化碳潴留，但通过机体代偿适应，生理功能障碍和代谢紊乱较轻，称为代偿性慢性呼吸衰竭。在此基础上，若并发呼吸系统感染，或由于其他原因增加呼吸生理负担，使病情急剧加重，机体失去代偿能力，称为失代偿性慢性呼吸衰竭。其临床表现兼有急性呼吸衰竭的特点。

【病因和发病机制】

　　（一）病因

　　常由支气管-肺疾病所引起，其中慢性阻塞性肺病（慢性支气管炎、阻塞性肺气肿）最多见，其次为支气管哮喘、重症肺结核、慢性弥散性肺间质纤维化、硅沉着病（矽肺）等。

　　（二）发病机制

　　1. 缺氧和二氧化碳潴留的发生机制：

　　（1）通气不足：在静息呼吸空气时，总肺泡通气量（V_a）约为 4L/min，才能维持正常的肺泡氧分压（P_AO_2）和二氧化碳分压（P_ACO_2）。肺泡通气量减少，则肺泡氧分压下降，二氧化碳分压上升。呼吸空气条件下，肺泡二氧化碳分压与肺泡通气量和二氧化碳产生量（VCO_2）的关系亦可用下列公式反映：$P_ACO_2 = 0.863 \times VCO_2/V_a$。由于 P_ACO_2 直接影响 $PaCO_2$，可见通气不足（V_A 下降）时 $PaCO_2$ 升高。

　　（2）通气/血流（$\dot{V}_A/\dot{Q}$）比例失调：有效气体交换不仅需要足够通气量，还有赖于每分钟肺泡的通气和血流在数量上能够协调配合。正常肺泡通气量（$\dot{V}_A$）为 4L/min，肺毛细血管总血流量（$\dot{Q}$）为 5L/min，$\dot{V}_A/\dot{Q}$ 为 0.8。如果 $\dot{V}_A/\dot{Q}$ 低于 0.8，血流在数量上超过通气，部分血流就不能充分取得氧和排出二氧化碳而进入动脉，则形成肺动-静脉样分流；若 $\dot{V}_A/\dot{Q}$ 大于 0.8，通气在数量上超过血流，进入肺泡的部分气体仍没有机会与血流进行充分换气，则形成生理死腔增加。$\dot{V}_A/\dot{Q}$ 比例失调的后果主要是缺氧。

　　（3）肺动-静脉样分流：某些肺部疾病引起的呼吸衰竭，如肺泡萎陷、肺不张、肺水肿和肺炎等，肺内分流增加是构成低氧血症的主要因素。由于肺动-静脉样分流增加，使静脉血没有接触肺泡气的机会，即未进行气体交换而直接流入肺静脉。提高吸氧浓度并不能提高分流静脉血的血氧分压，分流量越大，吸氧后提高动脉血氧分压效果越差。

　　（4）弥散障碍：肺内气体交换是通过弥散过程实现的。弥散量主要受下列因素影响：弥散面积、肺泡膜的厚度和通透性、气体和血液接触的时间、气体弥散能力（系数）、气体分压差、$\dot{V}_A/\dot{Q}$ 比值等。氧的弥散能力仅为二氧化碳的1/20，故在病理情况下，弥散障碍主要影响氧交换，产生单纯缺氧。

（5）氧耗量增加：氧耗量增加是加重缺氧的原因之一。发热、寒战、呼吸困难和抽搐等都能增高氧耗量。寒战时的氧耗量可达 500mL/min；严重哮喘，随着呼吸功的增加，用于呼吸的氧耗量可达正常的十几倍。氧耗量增加，如同时伴有通气功能障碍，就会导致缺氧。

2. 缺氧和二氧化碳潴留对机体的影响：

（1）对中枢神经的影响：脑组织耗氧量占全身耗氧量的 1/5～1/4。大脑皮质神经元细胞对缺氧最为敏感，不同程度的缺氧和发生的缓急可产生不同影响。突然中断脑供氧20秒即可引起抽搐、昏迷；逐渐出现的缺氧，症状发生缓慢。轻度缺氧可引起注意力不集中、智力减退、定向障碍；重度缺氧可出现烦躁不安、神志恍惚、谵妄乃至昏迷。

二氧化碳潴留使脑脊液氢离子浓度增加，影响脑细胞代谢，降低脑细胞兴奋性，抑制皮质活动；随着二氧化碳的增加，对皮质下层刺激加强，间接引起皮质兴奋；若 $PaCO_2$ 继续升高，皮质下层受抑制，使中枢神经处于麻醉状态，最终发生肺性脑病。

缺氧和二氧化碳潴留均会使脑血管扩张，血流量增加。严重缺氧和二氧化碳潴留会使血管通透性增加，引起脑间质水肿和脑细胞内水肿，导致颅内压升高，挤压脑组织，压迫脑血管，影响脑组织血液循环，进一步加重脑组织缺氧。

（2）对心脏、循环的影响：缺氧可刺激心脏，使心率加快，心排血量增加，血压升高。冠脉血流量在缺氧时明显增加。急性严重缺氧，可发生心室颤动或心搏骤停。长期慢性缺氧，可导致心肌纤维化、心肌硬化。

二氧化碳潴留可使心率加快，心排血量增加，脑血管、冠状血管扩张，皮下浅表毛细血管和静脉扩张，而肾、脾和肌肉的血管收缩，血压升高。严重二氧化碳潴留时，心肌内 H^+ 增多，心肌收缩力下降，心排血量及血压降低，可引起心律失常。

缺氧和二氧化碳潴留均能引起肺小动脉收缩而增加肺循环阻力，导致肺动脉高压和右心负荷增加，最终导致肺源性心脏病。

（3）对呼吸的影响：缺氧早期可通过刺激颈动脉窦和主动脉体化学感受器，反射性引起呼吸加深加快，加大通气量。通常 PaO_2 下降到 8.0kPa（60mmHg）以下时，才出现兴奋呼吸中枢的作用。如缺氧程度缓慢加重，这种反应迟钝。

二氧化碳是强有力的呼吸中枢兴奋剂，$PaCO_2$ 在一定范围内升高可引起呼吸加深加快，通气量增加。但临床上慢性二氧化碳潴留的病人，并无通气量的相应增加，反而有所下降，这与呼吸中枢反应性迟钝、肾脏功能代偿、无明显血 pH 值降低、气道阻力增加、肺组织损害严重、胸廓运动受限等因素有关。当 $PaCO_2$ 升至 10.7kPa（80mmHg）时则抑制呼吸中枢，此时呼吸运动主要靠缺氧对外周化学感受器的刺激而得以维持。

（4）对肝、肾和造血系统的影响：缺氧可直接或间接损害肝细胞，引起肝功能异常，可随着缺氧的纠正逐渐恢复正常。动脉血氧降低时，肾血流量、肾小球滤过率、尿量和钠排出量均有所增加；但当 PaO_2 为 5.3kPa（40mmHg）时，肾血流量减少，肾功能受到抑制。慢性缺氧可使红细胞生成素增加，刺激骨髓而引起继发性红细胞增多，有利于增加血液携氧量，但亦增加血液黏度，加重循环和右心负担。

轻度二氧化碳潴留使肾血管扩张，血流量增加，尿量增加；当 $PaCO_2 > 8.7kPa$

（65mmHg），血 pH 明显下降，则肾血管痉挛，血流减少，HCO_3^- 和 Na^+ 再吸收增加，尿量明显减少。

（5）对酸碱平衡和电解质的影响：

1）呼吸性酸中毒：肺泡通气不足，二氧化碳潴留可导致碳酸增加，pH 值降低，形成呼吸性酸中毒。

2）呼吸性酸中毒合并代谢性酸中毒：由于低氧血症、心排血量减少和周围循环障碍，体内固定酸如乳酸等增加，肾功能障碍影响酸性代谢产物的排出，因此在呼吸性酸中毒的基础上可并发代谢性酸中毒。

3）呼吸性酸中毒合并代谢性碱中毒：常发生于治疗过程中，应用机械通气，使二氧化碳排出过多过快；纠正酸中毒时补碱过多；使用排钾利尿剂或肾上腺皮质激素，以致排钾增多；进食少、呕吐造成的低钾低氯血症等，都可产生代谢性碱中毒。

4）电解质紊乱：酸碱失衡与电解质紊乱密切相关。酸中毒时，细胞内 K^+ 外移，细胞外液中的 H^+、Na^+ 移向细胞内，造成高钾血症；碱中毒时则相反，致低钾血症。低血钾时，细胞内 K^+ 外移，细胞外的 H^+、Na^+ 则内移，故持久低血钾易导致碱中毒；反之，高血钾时易导致酸中毒。

【临床表现】

（一）症状和体征

除引起慢性呼衰的原发疾病症状体征外，主要是缺氧和二氧化碳潴留所致的呼吸困难和多脏器功能紊乱的表现。

1. 呼吸困难：表现在频率、节律和幅度的改变。病人的呼吸困难开始时表现为呼吸费力伴呼气延长，病情加重时发展为浅快呼吸，辅助呼吸肌活动加强，呈点头或提肩呼吸。并发二氧化碳麻醉时，则出现浅慢呼吸或潮式呼吸。

2. 发绀：它是缺氧的典型表现。当动脉血氧饱和度低于 90% 时，可在口唇和甲周部位出现发绀。红细胞增多者发绀更明显。有重度低氧血症的贫血者，因血中还原型血红蛋白量未达一定浓度，则发绀不明显或不出现。

3. 精神神经症状（肺性脑病）：急性缺氧可出现精神错乱、狂躁、昏迷、抽搐等症状。慢性缺氧多有智力或定向功能障碍。二氧化碳潴留导致中枢抑制之前，常先有烦躁、躁动、睡眠昼夜颠倒等精神兴奋症状。随着二氧化碳潴留加重，则表现为神志淡漠、精神异常、震颤、抽搐、昏睡，甚至昏迷等。神经系统检查可出现腱反射减弱或消失、锥体束征阳性等。

4. 循环系统表现：二氧化碳潴留使外周体表静脉充盈、皮肤红润、湿暖多汗、产生搏动性头痛。多数病人有心率加快、血压升高。严重缺氧、酸中毒可引起心肌损害，甚至出现周围循环衰竭、心律失常、心搏骤停。慢性缺氧和二氧化碳潴留引起肺动脉高压，可发生右心衰，出现颈静脉充盈、肝脾肿大及下肢水肿等。

5. 消化道和泌尿系统症状：轻度缺氧及二氧化碳潴留，常有胃肠道消化功能障碍，表现为食欲不振、腹胀等。严重呼吸衰竭时可出现消化道溃疡、出血，并可引起肝、肾功能异常。

（二）辅助检查

1. 反映血氧状况的有关指标：

（1）动脉血氧分压（PaO_2）：它指血液中物理溶解的氧分子所产生的压力。正常值为 $12.6\sim13.3kPa$（$95\sim100mmHg$），随年龄增加而下降，且受体位等生理影响。它是反映缺氧的敏感指标。

（2）动脉血氧饱和度（SaO_2）：它指单位血红蛋白所含氧的百分数，正常值为 $\geqslant95\%$。轻度缺氧时 SaO_2 的变化幅度极小，至氧分压降低到氧解离曲线的陡直部分时才急剧下降。因此，SaO_2 能满意地反映中度或重度缺氧，但不能敏感反映轻度缺氧的程度。

（3）肺泡-动脉血氧分压差 $[P_{(A-a)}O_2]$：它指肺泡氧分压和动脉氧分压之间的差值。它是反映氧交换效率的重要指标，对估计有无换气功能损害很有用。换气功能障碍时，肺泡氧分压（P_AO_2）正常，PaO_2 降低，$PaCO_2$ 不高，$P_{(A-a)}O_2$ 增大。

2．反映肺通气状况的有关指标：

1．动脉血二氧化碳分压（$PaCO_2$）：它指动脉血中物理溶解的二氧化碳分子所产生的压力。正常值为 $4.67\sim6.0kPa$（$35\sim45mmHg$），不受年龄的影响。$PaCO_2$ 的高低与肺泡通气量成反比，因此测定 $PaCO_2$ 是临床评价肺通气状态最简单、最确实的指标。

2．肺泡通气量：肺泡通气量＝（潮气量-死腔量）×呼吸次数/分。若潮气量减半而呼吸频率加倍时，每分钟通气量不变，而每分钟肺泡通气量明显减少。

3．死腔量监测：死腔量和潮气量的比值（V_D/V_T），正常为 0.33；超过 0.5，则由于死腔量增大，使肺泡通气量减少，以致产生呼吸衰竭。故 V_D/V_T 是临床对呼吸衰竭病人的常用监测指标。

【诊断和鉴别诊断】

（一）诊断要点

1．有慢性呼吸系统疾病或其他导致呼吸功能障碍的病史。

2．有缺氧和（或）二氧化碳潴留的临床表现。

3．血气分析，在海平面大气压下静息状态，呼吸室内空气，$PaO_2 < 8.0kPa$（$60mmHg$）和（或）$PaCO_2 > 6.67kPa$（$50mmHg$）。

（二）鉴别诊断

在慢性呼吸衰竭病人临床病程中出现神经精神症状时，首先考虑肺性脑病，但应与其他引起神经精神症状的情况如严重电解质紊乱、脑血管疾病等进行鉴别。

1．低血钠性脑病：低血钠时也可有乏力、淡漠、嗜睡，有时精神异常，甚至昏迷。但病人多有钠摄入量不足、入水量过多及使用利尿药等病史，嗜睡易唤醒，醒后意识清楚，能正确回答，极度乏力。血钠浓度$<110\sim120mmol/L$，神志变化与血钠异常关系密切，单纯补钠后神志恢复。

2．脑血管疾病：慢性呼吸衰竭病人发生急性脑血管病变，出现意识障碍时，要与肺性脑病相鉴别。急性脑血管病发病迅速，有神经系统病变的定位体征，同时病人出现神经精神症状后的血气分析结果不符合肺性脑病，头颅 CT 检查可帮助确诊。

【急救原则和治疗措施】

（一）急救原则

急救原则为：①保持呼吸道通畅。②改善或纠正缺氧和二氧化碳潴留。③控制感染。

④纠正酸碱平衡失调和电解质紊乱。⑤治疗合并症和并发症。

（二）治疗措施

1. 保持呼吸道通畅：呼吸道通畅是处理呼吸衰竭的首要环节。

（1）稀释痰液：痰液黏稠者，可口服氯化铵、溴己新、鲜竹沥等，或用 α-糜蛋白酶溶液雾化吸入。

（2）清除痰液：鼓励病人咳嗽并采取各种办法促进排痰，包括翻身、变换体位、拍背等方法。神志不清者用吸痰器吸痰。

（3）解除支气管痉挛：①茶碱类：氨茶碱是最常用的药物，以静脉给药为宜。②β_2 受体激动剂：有沙丁胺醇、特布他林等。③肾上腺皮质激素：多用于严重支气管痉挛者。

（4）建立人工气道：当采用上述措施仍不能使呼吸道通畅，病情危重者，可采用气管插管和气管切开建立人工气道。气管插管有经口和经鼻插管两种。经鼻插管病人耐受性较好，并可保留较长时间（1～2 个月），现多采用。人工气道建立后可做机械通气，亦方便吸引痰液。

2. 氧疗：氧疗的目的是提高肺泡氧分压，增加氧的弥散量，从而提高动脉血氧分压、血氧饱和度、氧含量和血氧供应。若供氧的方法和给氧的浓度掌握不当，会导致病情加重，甚至危及生命。

（1）缺氧不伴二氧化碳潴留的氧疗：应给予高浓度吸氧（＞35％），使 PaO_2 提高到 8.0kPa（60mmHg）或 SaO_2 在 90％以上。但在通气/血流比例失调和肺内动-静脉样分流性缺氧，氧疗效果不很显著。若分流量＞30％，吸入高浓度氧亦难纠正缺氧。

（2）缺氧伴明显二氧化碳潴留的氧疗：慢性阻塞性肺病，既有缺氧又有二氧化碳潴留，当 $PaCO_2$ 增高到一定程度时对呼吸中枢失去兴奋作用，此时主要依靠缺氧刺激主动脉体和颈动脉窦，兴奋呼吸中枢以维持呼吸。如果给高流量吸氧，PaO_2 迅速上升，则失去兴奋呼吸中枢的作用，出现呼吸抑制，加重二氧化碳潴留，因此应持续低浓度（＜35％）吸氧。

氧疗的方法常规依次采用鼻塞法、鼻导管法、面罩法等，对危重病人常规给氧无效时，应考虑气管插管或气管切开行机械通气给氧。吸氧浓度可按下式推算：实际吸氧浓度％＝21＋4×氧流量（L/min）。吸入的氧温度应保持 37℃，湿度 80％左右。

3. 增加通气量：二氧化碳潴留是肺泡通气不足引起的，只有增加通气量，才能有效排出二氧化碳。

（1）呼吸兴奋剂：通过兴奋呼吸中枢，从而增加肺泡通气量，有利于体内潴留的二氧化碳排出，并改善缺氧。此外，尚能暂时清醒，有利于咳嗽和排痰。呼吸兴奋剂的合理应用要求病人具备两个条件：即气道基本通畅与呼吸肌活动基本正常。因此应掌握其适应证。慢性阻塞性肺病呼吸衰竭时，因支气管-肺病变、中枢反应性低下或呼吸肌疲劳而引起低通气，此时应用呼吸兴奋剂并不能真正提高通气量。但对于明显嗜睡者，呼吸兴奋剂有利于维持病人的清醒状态和自主咳痰等，这种情况下有一定益处。而对于肺炎、肺水肿和肺广泛间质纤维化等以换气功能障碍为特点的呼吸衰竭，呼吸兴奋剂有弊无利，不宜使用。此外，在应用呼吸兴奋剂时还应注意减轻胸、肺和气道的机械负荷，如解痉、祛痰、消除肺间质水肿和其他影响胸肺顺应性的因素，否则不能使二氧化碳顺利排出，反而增加呼吸肌负荷和耗氧量。

尼可刹米（可拉明）是目前最常用的呼吸中枢兴奋剂，嗜睡的病人可先静脉缓慢推注 0.375g，随即以 1.875～3.75g 加入 500mL 液体中，按 25～30 滴/min 静脉滴注。根据神志改变，呼吸频率、幅度和节律以及动脉血气的变化调节滴速和剂量。副作用有皮肤潮红、瘙痒、肌肉抽动、烦躁不安，减缓滴速可缓解。若经4～12小时未见效或有严重反应时，则应停用，必要时进行机械通气支持。

（2）机械通气：对于严重的呼吸衰竭，机械通气是抢救病人生命的重要措施。严重呼吸衰竭病人，如合并下列情况时，宜尽早建立人工气道，进行人工通气：①严重低氧血症和（或）二氧化碳潴留，达到危及生命的程度。②意识障碍，呼吸微弱或不规则。③气道分泌物多且有排痰障碍。④全身状态较差，极度疲乏。⑤合并多器官功能损害。机械通气期间要严密观察病情变化，随时调整呼吸机工作参数；加强呼吸道湿化；及时吸引分泌物，保持呼吸道通畅。

4. 控制感染：呼吸道感染是呼吸衰竭最常见的诱因，而呼吸衰竭时，分泌物滞留使感染加重，要根据痰菌培养及药敏试验，选择有效抗菌药物控制呼吸道感染。在病原菌未确认前，抗生素的选用要注意足量、联合、广谱的原则，以防病情加重。

5. 纠正酸碱平衡失调和电解质紊乱：呼吸性酸中毒的治疗主要是积极改善通气，一般不宜补碱。呼吸性酸中毒合并代谢性酸中毒，应积极治疗代谢性酸中毒的病因，适量补碱，碳酸氢钠为首选药物，所用剂量按下列公式计算：5%碳酸氢钠（mL）溶液＝[正常 HCO_3^-（mmol/L）－测得 HCO_3^-（mmol/L）]×0.5×体重（kg）。一般给予量为计算值的 1/3～1/2，或 1 次先给予 5%碳酸氢钠 100～150mL，使 pH 升至 7.25 左右即可。代谢性碱中毒主要由低钾和（或）低氯所致，所以应积极补充氯化钾。如伴有肢体肌肉震颤和心律失常，经补钾、补钙仍不好，则应考虑是否伴有低镁血症并给予补充。低钠血症应尽快补充氯化钠。

6. 控制心力衰竭：轻度心力衰竭经吸氧、控制呼吸道感染、改善呼吸功能后，症状便能得到改善。对治疗后无效或较重者，可适当选用利尿、扩血管或正性肌力药物。

7. 呼吸肌疲劳的防治：近年来随着对呼吸肌的研究进一步深入，呼吸肌疲劳的解除也逐渐受到重视。辅酶 Q_{10} 能改善心肌和呼吸肌氧的利用，从而提高其收缩力；茶碱类药物能增加细胞浆内的 Ca^{2+}，提高呼吸肌的储备力，可用于防治膈肌疲劳；中药参麦注射液有促进膈肌舒张和改善收缩及抗自由基等作用，近年来用于临床取得较好疗效。

8. 营养支持：慢性呼吸衰竭病人因摄入热量不足和呼吸功增加，以及发热等因素，导致能量消耗增加，应及时补充营养和能量，以满足呼吸肌代谢需要，增强机体抵抗力。对危重病人，常规给予鼻饲高蛋白、高脂肪和低糖类，以及多种维生素和微量元素的饮食，必要时可静脉给予脂肪乳剂、复方氨基酸、血浆、白蛋白等。

9. 中医药治疗：慢性呼吸衰竭急性期表现为本虚标实，病情多变，治疗应按急则治标、标本兼治的原则。

（1）中成药：安宫牛黄丸，每次 1 丸，1 天 1～2 次。有醒脑开窍、涤痰清热功效，用于痰热闭窍证。紫雪丹，每次 1 丸，1 天 1～2 次，有清热开窍、镇痉安神功效，用于热盛动风证。

（2）中药针剂：清开灵注射液 60～100mL 或醒脑静注射液 20～40mL 加入 5%葡萄糖液 250～500mL 中，静脉滴注，1 天 1 次，有醒脑开窍、清热涤痰功效，用于痰热闭窍证。鱼腥草注射液 100mL 或双黄连粉针剂 3.6g 加入 5%～10%葡萄糖液 250～500mL 中，静脉滴注，1 天 1～2 次，有清肺化痰功效，用于呼吸衰竭伴感染者。参麦注射液 60～100mL 或生脉注射液 60～100mL 加入 5%葡萄糖液 250～500mL 中，静脉滴注，1 天 1 次，有益气养阴功效，适用于气阴两虚证。参附注射液 50～100mL 加入 5‰葡萄糖液 250～500mL 中，静脉滴注，1 天 1 次，有益气回阳功效，适用于阳气暴脱证。丹参注射液 20mL 或川芎嗪注射液 120～200mg 加入 5‰葡萄糖液 250mL 中，静脉滴注，1 天 1 次，有活血化瘀功效，适用于瘀血证。

（3）辨证施治：

1）肺肾气虚，外感风热证（呼吸衰竭合并呼吸道感染）：症见咳嗽，痰黄黏稠，喘促气短，不能平卧，发热微恶寒，溲黄便干，口渴欲饮，舌质红，苔黄，脉浮数。治宜清肺化痰、止咳平喘，方药用麻杏石甘汤合银翘散加减：麻黄、杏仁、石膏、甘草、金银花、连翘、黄芩、鱼腥草、前胡、桔梗、紫菀、款冬花。

2）脾肾阳虚，水气凌心证（以心功能不全为主）：症见咳喘，水肿，心悸，尿少，发绀，舌质暗红，苔白，脉沉弦。治宜温肾健脾、利水化痰，佐以活血化瘀，方药用四君子汤合真武汤加减：人参、黄芪、白术、茯苓、附子、白芍、猪苓、泽泻、益母草、泽兰、陈皮、生姜。

3）痰蒙神窍证（肺性脑病）：症见咳逆喘促，喉中痰鸣，语无伦次，意识朦胧，谵妄，嗜睡，昏迷，舌质暗红或淡紫，或紫绛，苔白腻或黄腻，脉滑数。治宜清热豁痰、开窍醒神，方药用安宫牛黄丸口服，合用涤痰汤加减：半夏、茯苓、橘红、胆南星、竹茹、枳实、甘草、石菖蒲、黄芩、人参。

自 学 指 导

【重点难点】

1. 重症支气管哮喘：重症支气管哮喘是指支气管哮喘重度或危重发作，经一般治疗无效而言。这类病人常因体力消耗、呼吸肌疲劳迅速发展为急性呼吸衰竭，以及其他一系列并发症而危及生命，是导致哮喘病人死亡的主要原因。本节以重症支气管哮喘的诊断为重点，其急救治疗为难点。

重症支气管哮喘的诊断主要依据病史、发作时的严重症状和体征，结合动脉血气分析和肺功能测定值做出。临床上绝大多数病人发病有较明确的诱发因素，呈进行性加重的过程，达重度发作时已有数天的哮喘发作病程，诊断并不困难。但有极少数病人遇有哮喘诱发因素时，病情可在数小时甚至数分钟内突然加重，且可出现呼吸停止，这类病人救治及时常能在较短时间内缓解，延误治疗常导致死亡，临床更应提高警惕。此外，重症支气管哮喘还必须与心源性哮喘鉴别，因两者在治疗原则上有显著不同，心源性哮喘可用吗啡治疗而禁用肾上腺素；支气管哮喘则禁用吗啡，可用肾上腺素治疗。如一时难以鉴别，不能盲目使用上述二药，可使用氨茶碱缓慢静脉注射，用药后，支气管哮喘的症状改善要比心源性哮喘的改善更为显著。

重症支气管哮喘病人在治疗时应积极寻找引起哮喘发作不缓解的可能原因，采取综合措施，控制发作，包括抗炎、解痉、控制感染、祛痰、吸氧、补液及纠正酸碱平衡和电解质紊乱、防治并发症等。由于对支气管哮喘本质的重新认识，哮喘治疗的重点也由过去单纯舒张支气管平滑肌而转变为预防和抑制气道的炎症反应，绝大多数重症哮喘发作的病人需用肾上腺皮质激素治疗，尤其是以往哮喘发作中用过肾上腺皮质激素，或近期接受肾上腺皮质激素治疗的病人再次哮喘发作，更应尽早使用。合理地使用肾上腺皮质激素能及时控制症状和降低重症支气管哮喘发作的病死率。但该药的副作用较多，一定要严格掌握其适应证，症状缓解后逐渐减量，然后改为口服和吸入雾化剂维持。氨茶碱是常用的平喘药物，重症支气管哮喘时应静脉用药，但应注意药物浓度不能过高，推注或滴注速度不宜过快，以免引起中毒反应，如心律失常、心动过速、血压下降，甚至突然死亡。在本病治疗中还应注意，青年人应用 β_2 受体兴奋剂一般疗效较好，而中老年病人除加强抗感染外，应用乙酰胆碱阻滞剂如异丙托溴铵疗效较佳，这是因为中老年人对 β_2 受体兴奋剂的反应性降低，而对乙酰胆碱阻滞剂反应性仍较好的缘故。

2. 急性呼吸窘迫综合征：急性呼吸窘迫综合征（ARDS）作为急性呼吸衰竭的一种类型近年来发生率增加。本病多发生在原发病的抢救过程中或急性病已趋稳定时，病人突然出现急性进行性呼吸频数、窘迫，并出现低氧血症，此低氧血症不能被一般的吸氧治疗所纠正。本节以急性呼吸窘迫综合征的诊断和治疗为重点，亦为难点。

急性呼吸窘迫综合征的早期诊断和干预治疗对其预后至关重要。首先应该明确 ARDS 发病是一个动态过程。致病因子通过直接损伤或通过机体炎症反应过程中细胞的相应介质间接损伤肺毛细血管内皮和肺泡上皮细胞，形成急性肺损伤（ALI），逐渐发展成为典型的 ARDS。ALI 病人不一定都发展为 ARDS，而 ARDS 病人必定都有 ALI，因此在 ALI 阶段进行早期诊断和治疗，具有重要临床意义。ALI 和 ARDS 具有共同的病理生理特征，即肺微血管通透性增高性肺水肿。两者的区分主要根据氧合指数（PaO_2/FiO_2），诊断标准为具备致病因素，$PaO_2/FiO_2 \leqslant 40kPa$（300mmHg），排除左心衰后，即可诊断为 ALI；当 $PaO_2/FiO_2 \leqslant 26.7kPa$（200mmHg），具备上述同样的其他条件皆可诊断为 ARDS。

ARDS 的治疗包括：积极治疗原发疾病；尽快纠正缺氧；维持适当的液体平衡；防治并发症；生命支持，保护器官功能。尽快纠正缺氧是抢救 ARDS 的中心环节，机械通气是治疗的主要方法，但应尽量避免或减少机械通气引起的肺损伤。大潮气量或高气道压是肺损伤和肺泡-内皮屏障损伤的原因，即容量创伤和压力创伤。近年的研究结果显示，采用肺保护性通气策略，可明显降低气压伤的发生率。具体策略如下：①应用合适的呼气末气道内正压（PEEP）水平，宜从低开始，每次增幅 $3\sim5cmH_2O$，不超过 $15cmH_2O$。②用较低的潮气量，一般提倡 $6\sim10mL/kg$，使吸气末气道峰压在 $40cmH_2O$ 水平以下。③允许 $PaCO_2$ 高于正常水平。

3. 慢性呼吸衰竭：慢性呼吸衰竭是指各种原因引起的肺通气和（或）换气功能的严重障碍，导致低氧血症或伴有二氧化碳潴留而引起的一系列临床综合征。本节重点讲述失代偿性慢性呼吸衰竭，其诊断和急救治疗为重点，急救治疗亦是难点。

慢性呼吸衰竭多是在慢性阻塞性肺病等慢性肺（胸）疾病的基础上逐渐发展而来。失代偿性慢性呼吸衰竭是在慢性呼吸衰竭的基础上，因合并有呼吸系统感染和气道痉挛等情况，病情的急性加重。诊断主要根据病史、缺氧和二氧化碳潴留的临床表现以及血气分析结果做出。慢性呼吸衰竭时动脉血气分析的改变是 $PaO_2 < 8.0kPa$（60mmHg），可伴或不伴 $PaCO_2$ 的升高，临床上以伴有 $PaCO_2 > 6.67kPa$（50mmHg）（Ⅱ型呼吸衰竭）为常见。但应注意病人在吸氧状态下做血气分析，$PaCO_2$ 升高，但 $PaO_2 > 8.0kPa$（60mmHg），这是Ⅱ型呼吸衰竭吸氧后的表现。动脉血气分析不仅能确诊呼吸衰竭，还能反映其性质和程度，对指导氧疗、机械通气各种参数的调节，以及纠正酸碱平衡和电解质紊乱均有重要意义。应掌握其各项指标的正常值及临床意义。肺性脑病是呼吸衰竭的严重临床表现，出现脑功能不全的神经精神症候群，应及早识别和引起重视。

　　慢性呼吸衰竭的急救治疗主要是针对缺氧和二氧化碳潴留这两个重要环节。在治疗中应注意以下问题：①在氧疗和改善通气之前，必须采取各种措施，使气道保持通畅。②正确氧疗。慢性阻塞性肺病呼吸衰竭，既有缺氧又有二氧化碳潴留，一般主张持续低流量吸氧。对危重病人常规给氧无效时，应及时行气管插管或气管切开术，进行机械通气。③慎重使用镇静剂。呼吸衰竭病人夜间烦躁不安、失眠的主要原因系缺氧及二氧化碳潴留所致，切忌盲目使用镇静及催眠药物，尤其是吗啡、巴比妥类对呼吸中枢有较强抑制作用的药物。④肺心病心力衰竭的治疗不同于其他心脏病所致的心力衰竭。一般在控制感染、纠正缺氧和二氧化碳潴留后，症状便可缓解。如感染、缺氧与酸中毒等不消除，强心甙的作用是极为有限的，而且很易发生中毒。⑤合理使用利尿剂。原则上宜选用作用轻、小剂量的利尿剂，仅在个别情况下需用强力、快速制剂。快速大量利尿弊多利少，是引起低钾、低氯、低钠、血液浓缩、痰液黏稠不易咳的主要原因。⑥呼吸道感染是呼吸衰竭最常见的诱因，且慢性阻塞性肺病病人反复感染，临床表现多不典型，对感染的认识不足或治疗不力，可丧失抢救机会，成为导致病情加重甚至死亡的重要原因。因此应提高对感染的认识，及时采集痰液做病原体检测，选用适宜的抗生素，有效地控制感染，这常常是决定疗效的关键。临床实践表明，发挥中西医结合优势，使用中医清热解毒、开窍醒神、化痰通腑、活血祛瘀、宣肺利水等方药，对本病有明显治疗效果。

【学习思考题】

1. 何谓重症支气管哮喘？试述重症支气管哮喘典型发作的临床表现。
2. 简述重症支气管哮喘急救治疗措施。
3. 试述急性呼吸窘迫综合征的定义和诊断标准。
4. 急性呼吸窘迫综合征的急救治疗要点是什么？
5. 试述失代偿性慢性呼吸衰竭的临床表现。
6. 试述失代偿性慢性呼吸衰竭的急救原则和治疗措施。

第四章　消化系统急症

【目的要求】

1. 掌握急性上消化道出血、急性胰腺炎、急性肝功能衰竭、急性肠梗阻的临床表现、诊断要点、鉴别诊断、急救原则与治疗措施。
2. 熟悉急性胰腺炎、急性肝功能衰竭、急性肠梗阻的发病机制。
3. 了解急性上消化道出血、急性胰腺炎、急性肝功能衰竭、急性肠梗阻的病因。

【自学时数】

8学时。

消化系统急症在临床上十分常见。本章所述急性上消化道出血、急性胰腺炎、急性肝功能衰竭、急性肠梗阻为消化系统急危重症，发病急，病情严重，要及早诊断，积极救治，否则可危及生命。

第一节　急性上消化道出血

急性上消化道出血是指屈氏（Treitz）韧带以上的消化道，包括食管、胃、十二指肠以及胰腺、胆道等病变引起的急性出血。胃空肠吻合术后的空肠上段病变引起的出血亦属此范围。其主要临床表现为呕血和（或）黑粪，常伴血容量减少引起的急性周围循环衰竭。虽然近年来对急性上消化道大出血的治疗有很多改进，有效药物也不断增加，但病死率仍高达10%左右。

【病因】

急性上消化道出血可因上消化道本身疾病所致，也可因邻近器官或组织的病变以及全身性疾病累及消化道所致。其中胃和十二指肠溃疡是最常见病因。

1. 上消化道疾病

（1）食管疾病：食管炎、食管癌、食管溃疡、食管憩室、食管裂孔疝、食管损伤。食管损伤指各种物理性或化学性损伤，包括食管贲门黏膜撕裂综合征，以及器械检查、异物或放射性物质、强酸强碱等造成的损伤。

（2）胃、十二指肠疾病：消化性溃疡、急性胃黏膜损害、慢性胃炎、胃癌或其他肿瘤

（平滑肌瘤、淋巴瘤、神经纤维瘤、平滑肌肉瘤等）、胃黏膜脱垂、急性胃扩张、胃扭转、胃手术后病变（吻合口溃疡、残胃癌、吻合口或残胃黏膜糜烂）、十二指肠憩室炎、急性糜烂性十二指肠炎、其他病变（重度钩虫病、胃血管异常等）。

2. 门静脉高压引起食管胃底静脉曲张破裂：各种原因的肝硬化、门静脉血栓形成或炎症、门静脉受临近组织肿块压迫、肝静脉阻塞综合征（Budd-Chiari 综合征）。

3. 上消化道邻近器官或组织疾病：

(1) 胆道疾病：胆囊或胆管结石、胆道蛔虫病、胆囊或胆管肿瘤、急性化脓性胆管炎、肝癌、肝脓肿或肝动脉瘤破入胆道等导致胆道出血。

(2) 胰腺疾病：急性胰腺炎、胰腺癌、胰腺脓肿等病变累及十二指肠。

(3) 动脉瘤破入上消化道：主动脉瘤、腹主动脉瘤、肝或脾动脉瘤等。

(4) 纵隔肿瘤或脓肿破入食管。

4. 全身性疾病：

(1) 血液病：白血病、原发性血小板减少性紫癜、再生障碍性贫血、血友病、弥散性血管内凝血（DIC）等。

(2) 血管性疾病：遗传性出血性毛细血管扩张症、过敏性紫癜等。

(3) 结缔组织病：结节性多动脉炎、系统性红斑狼疮、白塞病等。

(4) 尿毒症。

(5) 应激性溃疡：严重疾病、手术、创伤、休克等引起的应激状态下产生的应激性溃疡。

(6) 急性感染：如钩端螺旋体病、流行性出血热等。

【临床表现】

（一）症状和体征

一般取决于病变性质、部位、出血量与速度。

1. 呕血与黑粪：是急性上消化道出血的特征性表现。上消化道出血后，均有黑粪，但不一定有呕血。出血部位在幽门以上者常伴呕血，但若出血量小、出血速度较慢，亦可无呕血；反之，幽门以下病变如果出血量大、速度快，血液可反流入胃，除黑粪外，也可有呕血。但要注意，当病人休克，反应低下时，即使出血量较大，也可暂时不出现呕血；当病人休克纠正，反应性提高后，始出现呕血。

呕血多为棕褐色，呈咖啡渣样。但如出血量大、速度快，未经胃酸充分混合即呕出，则为鲜红色或兼有血块。黑粪多呈柏油样，黏稠而发亮，系血红蛋白的铁经肠内细菌作用与肠道硫化物相结合而形成。但若出血量大，血液在肠内推进较快，粪便可呈暗红甚至鲜红色。

2. 失血性周围循环衰竭：急性大量出血，由于循环血容量迅速减少而导致周围循环衰竭，临床表现为头昏、乏力、心悸、口渴、肢体发冷、心率加快、血压偏低等。严重者呈休克状态，表现为烦躁不安、面色苍白、四肢厥冷、血压下降（收缩压＜80mmHg）、心率加快（＞120 次/min）、脉压变窄（＜25～30mmHg）、尿量减少。病情进一步发展，皮肤由苍白而逐渐发绀并出现花斑，血压明显下降，尿量进一步减少或无尿，精神萎靡，意识模糊甚至昏迷。老年病人因有脑动脉硬化，神志模糊或意识障碍更为明显。

3. 发热：急性上消化道出血后，多数病人在 24 小时内出现低热，一般不超过 38.5℃，发热可持续3~5天，然后降至正常。发热原因可能与血容量减少、贫血、周围循环衰竭、血红蛋白分解产物吸收等因素导致体温调节中枢功能障碍有关。但必须除外感染灶引起的发热，以避免延误治疗。

4. 氮质血症：急性上消化道出血后常有轻度氮质血症，多为肠源性氮质血症，一般无特异性症状，或仅有头昏、乏力、食欲不振等。

5. 其他：肝硬化门脉高压引起的食管胃底静脉曲张破裂出血，由于出血后出现周围循环衰竭、丢失大量蛋白、贫血和缺氧等，促使肝细胞损害加重，可诱发或加重腹水和肝性脑病。老年病人多有动脉粥样硬化，在急性上消化道出血后，易发生心、脑并发症，出现心绞痛、心律失常、心力衰竭，甚至心肌梗死、脑血栓形成等。

（二）辅助检查

1. 呕吐物及粪便隐血试验呈强阳性。

2. 血常规：急性上消化道出血后3~5小时，红细胞计数、血红蛋白及血细胞比容开始减少，呈正细胞型正色素性贫血；白细胞常升高，可达$10 \times 10^9 \sim 20 \times 10^9 / L$；血小板亦可升高。但门脉高压脾功能亢进者出血后，贫血加重，白细胞和血小板进一步减少。

出血后，骨髓有明显代偿性增生，可暂时出现大细胞性贫血，周围血片可见晚幼红细胞与嗜多染性红细胞。出血24小时内血中网织红细胞即见增高，至出血后4~7天可高达5%~15%，以后逐渐降至正常。如持续升高，则常提示有继续出血的可能。

3. 血尿素氮测定：急性上消化道出血后，血尿素氮常升高。由于病情进展不同，分为肠源性、肾前性和肾性氮质血症三种。上消化道出血后，血液蛋白分解产物在肠道被吸收，致使血中尿素氮升高，称为肠源性氮质血症，一般于一次出血后数小时血尿素氮开始升高，24~48小时可达高峰，出血停止后3~4天即可恢复正常。肾前性氮质血症是由于失血性周围循环衰竭造成肾血流量暂时性减少，肾小球滤过率减少，影响肾脏的排泄功能，致使血中尿素氮增高，在补充足够血容量或纠正休克后，血中尿素氮即可降至正常。如出血停止4天以上，经过补足血容量、纠正休克，血中尿素氮持续升高，甚至出现少尿、无尿症状，应考虑肾性氮质血症，这是由于严重而持久的休克或原有肾脏病变基础，导致肾小管变性或坏死而发生急性肾衰竭。

【诊断和鉴别诊断】

（一）诊断要点

1. 有导致上消化道出血的慢性疾病病史或诱因。

2. 有呕血、黑粪和急性周围循环衰竭的临床表现。

3. 呕吐物和（或）粪便隐血试验呈强阳性。

临床应注意部分急性上消化道出血病人早期并无呕血或黑粪，仅表现疲乏、苍白、心悸、出冷汗、血压下降、晕厥等休克或休克前期症状。当出现上述改变，应认真排除其他各种病因所致的各种休克。细致询问病史和体检，及时进行直肠指检，可较早查出尚未排出的血便，以利早期诊断。诊断上消化道出血还应除外鼻、咽、口腔、呼吸道等部位出血，注意询问病史和局部检查。此外，进食禽畜血液，口服某些药物，如铁剂、铋剂、炭剂或某些中药等亦可使大便呈黑色，通过询问病史可鉴别。

（二）出血病因和部位的诊断

1. 病史、症状和体征：慢性、周期性、节律性上腹痛病史，出血前上腹痛加重，出血后腹痛减轻，有助于溃疡病的诊断。有病毒性肝炎、血吸虫病或慢性酒精中毒病史，并有肝病与门静脉高压的临床表现者，可能是食管胃底静脉曲张破裂出血，但即使确诊为肝硬化，有30％～40％病人出血来自消化性溃疡、急性胃黏膜损害或其他原因，应进一步检查。因服用损害胃黏膜的药物、毒物，以及酗酒者，可能为急性胃黏膜损害。年龄在40岁以上，伴持续性上腹部疼痛、厌食、消瘦等症状者，应当警惕胃癌。如有鼻出血、月经量多等病史，伴有皮肤出血点、紫癜等应考虑血液病所致。

2. 特殊诊断方法：胃镜检查应列为首选方法。一般主张在出血24～48小时内进行，称急诊胃镜检查，阳性率可达85％～95％。胃镜检查可以判断出血的部位、病因及出血情况，必要时取活检进一步确定病因诊断，同时还可经内镜做紧急止血治疗。少数胃镜检查不能确诊的出血病人，可选择放射性核素显像、选择性动脉造影，甚至最后进行剖腹探查等来明确出血部位和病因。X线钡餐检查，一般主张最好在出血已停止、病情稳定数日后进行。

3. 出血量的估计：大便隐血试验阳性，提示1天出血量在5mL以上。出现黑粪时，一般1天出血量在60mL以上。呕血者提示胃内储血量达250mL以上。出血量不超过400mL，一般不引起全身症状。当出现头晕、心慌、乏力等循环血容量减少的表现时，常提示出血量在500mL以上。短期内出血量超过1000mL或循环血容量的20％，可出现周围循环衰竭表现。

对于急性上消化道出血量的估计，主要根据血容量减少所致周围循环衰竭的临床表现，特别是对血压和脉搏的动态观察。从病人的血红细胞计数、血红蛋白及血细胞比容测定虽可估计失血的程度，但急性出血病人不能马上反映出来，而且还会受出血前有无贫血的影响，因此，只能作为参考。另外，呕血与黑粪的次数与数量对出血量的估计虽有一定帮助，但在出血停止后，仍有部分血液停留在胃肠道内，故往往实际出血量比肉眼所见到的更多，应加以预料。

4. 出血是否继续的判断：出血是否停止不能简单地根据黑粪或粪便隐血试验判定，应综合分析，特别是结合血压、脉搏情况来进行分析判断，下列情况提示继续出血或再出血：①反复呕血，甚至由咖啡色转为鲜红色。②黑粪次数增多，质稀薄，色变暗红伴肠鸣音亢进。③周围循环衰竭的表现经补足血容量后，脉搏、血压仍不稳定，中心静脉压仍有波动，或稍稳定后又有下降。④红细胞计数、血红蛋白与血细胞比容测定继续下降，网织红细胞计数持续增高。⑤在补液量和排尿量正常的情况下，尿素氮持续不降或再次升高。

【急救原则和治疗措施】

（一）急救原则

急救原则为：①迅速恢复有效循环血量。②止血。

（二）治疗措施

1. 一般急救措施：病人应卧床休息，保持呼吸道通畅，必要时吸氧。注意保温。保持安静，如有烦躁不安者，可慎用镇静剂，但肝病病人则忌用吗啡及巴比妥类药物。活动性出血期间禁食。严密观察体温、脉搏、呼吸、血压、尿量、呕血与便血情况及神志变化。定期复查红细胞计数、血红蛋白、血细胞比容、网织红细胞、血尿素氮。必要时进行中心静脉压测定。老年病人常需心电监护。

2. 积极补充血容量：补充有效血容量，改善周围循环衰竭是处理急性上消化道出血的关键措施。输液开始宜快，开始可先输生理盐水、林格液、右旋糖酐等，配血后尽快输足量全血。紧急输血指征为：①病人改变体位出现晕厥、血压下降和心率增快。②收缩压低于90mmHg（或较基础血压下降25%）。③血红蛋白低于70g/L或血细胞比容低于25%。肝硬化病人宜用新鲜血。输血量视病人周围循环动力学及贫血改善情况而定。

在输液、输血等补充血容量过程中，若血压较低，除外心功能不全因素后，可暂时应用血管活性药物（如多巴胺、间羟胺），维持收缩压在90mmHg左右。

3. 食管胃底静脉曲张破裂出血的止血措施：

(1) 药物止血：垂体后叶素为常用药物，0.2U/min静脉持续滴注，视治疗反应，可逐渐增加剂量至0.4U/min。主要通过收缩内脏血管，降低门静脉压力，减少门静脉血流量，从而控制食管胃底静脉曲张出血。因其对内脏血管有强烈收缩作用，可有腹痛、血压升高、心律失常、心绞痛，甚至发生心肌梗死等不良反应，冠心病、高血压、妊娠、心力衰竭及肺心病者应忌用。目前主张同时使用硝酸甘油静脉滴注或舌下含服，以减少垂体后叶素引起的不良反应，同时硝酸甘油还有协同降低门静脉压的作用。

生长抑素类近年来用于治疗食管胃底静脉曲张破裂出血，止血效果肯定，副作用少。其作用机制尚未完全阐明，研究证明可显著减少内脏血流量，抑制胃泌素和胃酸的分泌。门静脉高压病人应用生长抑素后，内脏动脉收缩，血流量减少，门静脉压降低，奇静脉血流量减少，同时不伴全身血流动力学改变。可用人工合成的生长抑素衍生物奥曲肽（善得定），常用量为首剂100μg静脉缓慢推注，继以25～50μg/h的滴速持续静脉滴注，一般用药5天。

(2) 气囊压迫止血：这是食管胃底静脉曲张破裂出血传统的止血方法，即时止血效果明显，但病人痛苦大、并发症多，停用后早期再出血率高，目前已不作为首选止血措施。其应用宜限于药物不能控制出血时作为暂时止血用。

(3) 内镜下止血：内镜直视下注射硬化剂至曲张的静脉，或用皮圈套扎曲张静脉，或两种方法同时使用，从而达到止血目的，止血率为86%～95%。并发症可有胸骨后疼痛、局部溃疡或出血、瘢痕狭窄等。

(4) 手术处理：采取上述措施仍不能控制出血者，可考虑外科手术，做紧急静脉曲张结扎术，如能同时做门体静脉分流手术或断流术可能减少复发率。

4. 其他病因所致急性上消化道出血的止血措施：以消化性溃疡所致出血最为常见。

(1) 应用止血剂：消化性溃疡的出血可采用去甲肾上腺素8mg加入生理盐水或冰盐水150mL中分次口服，使出血的小动脉收缩而止血。此法不宜用于老年人。凝血酶可促使纤维蛋白原转变为纤维蛋白，加速血液凝固，每次500～2000U，用温开水（不超过37℃）溶解成每1mL中含10～100U，口服或局部灌注，1～6小时1次。根据出血部位及程度适当增减浓度、次数和用量。本品严禁注射。血凝酶（立止血）可直接作用于内、外源凝血系统，促进凝血酶的形成而起止血作用，并能激活血小板功能而止血，故止血效力强、显效快。紧急情况下，立即静脉注射1kU，同时肌内注射1kU。

(2) 抑制胃酸分泌：对消化性溃疡和急性胃黏膜损害所引起的出血应使用抑制胃酸分泌药物，提高胃内pH值，促进止血。常用H_2受体拮抗剂或质子泵抑制剂，急性出血期宜采用静脉途径给药，如西米替丁每次600mg，静脉滴注，12小时1次；法莫替丁每次20mg，静脉注射或滴注，12小时1次；奥美拉唑（洛赛克）每次40mg，12小时1次，静脉注射或滴注。

（3）内镜直视下止血：证明有效的方法包括激光、电凝、微波及注射疗法等，可根据情况选用。激光止血，目前多应用氩离子气体激光和 Nd：YAG 激光。氩离子气体激光为蓝绿色，易被红色吸收，更易对正在出血的血管发挥热烧灼作用。其组织穿透性小，穿孔发生率低，但只对组织起浅薄凝固作用。Nd：YAG 激光穿透性强，不被血液吸收，可对较深血管起止血作用，但使用不当有发生穿孔的危险。电凝止血利用高频电流的热效应使组织蛋白变性，达到止血目的，对急性胃黏膜病变、食管贲门黏膜撕裂综合征及溃疡病等有较好疗效，但对大血管出血无效。微波止血，该法设备简单，操作容易，安全可靠，病人痛苦小。也可在内镜直视下直接向出血灶喷洒止血药，常用药物有孟氏液、云南白药、凝血酶和血凝酶等。注射疗法是在出血部位注射药物以达止血目的，常用注射药物有 1/10000 肾上腺素、生理盐水、组织胶或硬化剂等。

（4）手术治疗：急性上消化道出血后迅速出现休克，在6～8小时内输血 800～1000mL 以上，但血压脉率仍不稳定或止血后再次复发；多次反复大出血，特别近期反复出血，出血不易自止；慢性十二指肠球部后壁溃疡或胃小弯溃疡，出血可能来自较大动脉，不易止血；大量出血并发穿孔、幽门梗阻，或疑有癌变；内镜下发现有动脉活动出血而止血无效，以上情况均应尽早进行手术治疗。

（5）中医药治疗：

1）止血中药：生大黄粉，每次3g，1天3次。云南白药，每次0.5～1g，1天3次。三七粉，每次2～3g，1天3次。白及粉，每次3～6g，1天3次。选用以上药物口服或鼻饲，亦可局部喷洒用药，适用于各种出血。

2）中药针剂：清开灵注射液 60～100mL 加入 5％葡萄糖注射液中，静脉滴注，1天1次，有清热凉血功效，适用于热盛出血证。参麦注射液（或生脉注射液）60～100mL 加入 10％葡萄糖注射液中，静脉滴注，1天1次，有益气摄血固脱功效，用于大量出血、气衰血脱证。

第二节　急性胰腺炎

急性胰腺炎是指胰腺消化酶被各种致病因素激活后，对胰腺组织自身消化所引起的急性化学性炎症。临床以急性上腹痛、恶心、呕吐、发热、血与尿淀粉酶增高为特点。按病理组织学及临床表现，分为水肿型和出血坏死型两种，前者较为常见，病情较轻，且有自限性，预后良好，通过内科治疗多可治愈。而后者病情严重，并发症多，病死率高达 25％～40％，是猝死原因之一。

【病因和发病机制】

（一）病因

急性胰腺炎的病因很多，我国由胆道疾病引起的最常见，国外以酗酒为最常见病因。部分病例可见有两种以上的病因共同促使发病，少数病例可能始终找不到直接相关病因。

1. 胆道疾病：约80%的正常人群，胰管和胆总管汇合成共同通路开口于十二指肠壶腹部。正常胰管内压高于胆道压力，一般不会出现胆汁向胰管反流。常见的胆道疾病如胆石、蛔虫、炎症、水肿等可导致壶腹部狭窄和（或）Oddi括约肌痉挛，使胆管内压增高，超过胰管内压力，胆汁逆流入胰管，激活胰酶，引起急性胰腺炎。胆道炎症时，细菌毒素等还可通过胰胆间淋巴管交通支流入胰管，引起急性胰腺炎。

2. 胰管阻塞：胰管结石、蛔虫、肿瘤或狭窄等均可引起胰管梗阻，胰液排泄障碍，引起急性胰腺炎。

3. 乙醇中毒：乙醇引起急性胰腺炎的发生机制可能为：①乙醇使胰液分泌亢进，同时伴有胰管梗阻，导致胰液逆流。②乙醇能使胰液内蛋白含量增高，蛋白长期沉淀而导致胰管阻塞。③饮酒还可引起血中甘油三酯增高，胰脂肪酶可分解甘油三酯生成游离脂肪酸，后者对胰腺有毒害作用。

4. 外伤与手术：腹部外伤、电击伤、腹部大手术及内镜检查均可造成胰腺炎，其发生可能为：①外伤或手术直接损伤胰腺组织和胰管。②外伤或手术时合并有低血容量性休克，导致胰腺血流灌注不足或有微血栓形成。③在内镜逆行性胰胆管造影（ERCP）检查时，注射造影剂速度太快、压力过高，使造影剂外溢而引起胰腺炎，出现暂时性高淀粉酶血症，可不经治疗而自愈，但亦可造成出血坏死型胰腺炎。④精神紧张，迷走神经过度兴奋，刺激胃酸和胰液的分泌等。

5. 感染：急性胰腺炎可继发于多种细菌及病毒的感染。病毒或细菌经血或淋巴进入胰腺组织引起炎症。

6. 药物：已知可诱发急性胰腺炎的药物有30余种。如噻嗪类利尿剂、硫唑嘌呤、肾上腺皮质激素、口服避孕药等。其机制与胰腺组织损伤，促进胰液、胰酶分泌，增加胰液黏稠度及胰管排泄不畅等有关。

7. 内分泌和代谢因素：任何引起高钙血症的原因，如甲状旁腺肿瘤、维生素D过多等，均可产生胰管钙化，增加胰液分泌和促进胰蛋白酶原激活。家族性高脂血症可使胰液内脂质沉着。妊娠、糖尿病昏迷和尿毒症也偶尔可发生急性胰腺炎。

8. 其他：如放射治疗和长期血液透析治疗的病人易发生胰腺炎。原因不明的特发性胰腺炎约占15%～20%。

（二）发病机制

胰腺分泌的消化酶有两类：一类为具有生物活性的淀粉酶、脂肪酶和核糖核酸酶等；另一类是以前体或酶原形式存在的不具活性的酶，如胰蛋白酶原、糜蛋白酶原、前磷脂酶、前弹性蛋白酶、激肽释放酶原和前羟肽酶等。各种蛋白酶原进入十二指肠后，在肠激酶的作用下，首先激活胰蛋白酶原，形成胰蛋白酶。胰蛋白酶一旦形成，便启动各种酶原活化的级联，使各种胰消化酶原被激活，消化食物。在正常情况下，胰腺合成和分泌的胰蛋白水解酶是无活性的酶原，此外，胰腺腺泡和胰管内还含有胰蛋白酶抑制物质。因此，在正常生理情况下胰腺不会发生自身消化。

在各种病因的作用下，可引起胰腺分泌过度旺盛、胰液排泄障碍、胰腺血液循环紊乱和生理性胰蛋白酶抑制物质减少等病理改变，胰腺自身消化的防卫作用被削弱或破坏，胰腺内消化酶原被激活，即导致胰腺自身消化的病变过程。其中起主要作用的活化酶有磷脂酶 A_2、弹性蛋白酶、激肽释放酶、胰脂肪酶等，它们的共同作用，造成胰腺实质及邻近组织的病变，细胞的损伤和坏死又促使消化酶释放，形成恶性循环。消化酶和坏死组织液又可通过血循环和淋巴管途径，输送到全身，引起全身多脏器损害，成为急性胰腺炎多种并发症和死亡的原因。

近年来国内外的研究表明，不仅胰酶的自身消化参与了急性胰腺炎的发病，致病因素引起各种炎性介质的释放，如氧自由基、血小板活化因子、前列腺素、白三烯等，也是急性胰腺炎发病的重要因素。

（三）病理

急性胰腺炎的基本病理改变一般分为水肿型和出血坏死型。

1. 水肿型（间质型）：此型占80%～90%。肉眼见胰腺肿大、颜色苍白、质地变硬，病变累及部分或整个胰腺组织，胰腺周围组织可有少量脂肪坏死。组织学检查以间质水肿、充血为主，伴有炎症细胞浸润，有时见少量腺泡坏死，胰腺血管变化不明显。

2. 出血坏死型：此型少见。肉眼见胰腺肿大变硬，可见灰白色或黄褐色脂肪坏死，出血严重时呈暗红色或棕红色，同时可见新鲜出血。病程长者可见脓肿、假性囊肿或瘘管形成等。组织学检查见胰腺实质坏死，坏死灶外有炎症细胞包绕。胰液及坏死组织液扩散至腹腔或经淋巴管进入胸腔，即可产生化学性腹膜炎与胸膜炎，并常继发细菌感染。部分病例出现腹水、胸水及心包积液，并可见肾小球病变、肾小管坏死、脂肪栓塞和弥散性血管内凝血（DIC）等病理变化。

【临床表现】

（一）症状

急性胰腺炎水肿型临床症状较轻；出血坏死型较重，常有并发症，可呈暴发经过，甚至猝死。

1. 腹痛：是本病的主要表现，约95%以上的病人有腹痛。常于饱餐或饮酒后突然发生。疼痛部位常在中上腹，可偏右（胰头）或偏左（胰尾），可向腰背部放射。疼痛程度轻重不一，可为持续性钝痛、钻痛、刀割样痛或绞痛，呈阵发性加剧，取弯腰抱膝位疼痛可减轻。病情轻者3～5天腹痛可缓解。出血坏死型病情发展快，腹痛延续时间较长，一旦出现腹膜炎时疼痛弥漫全腹。老年体弱者有时可无腹痛或极轻微，称为无痛性急性胰腺炎。

2. 恶心、呕吐：多数病人有恶心、呕吐，常较频繁。呕吐物常为胃内容物，重者可呕吐胆汁。呕吐后腹痛并不减轻。同时有腹胀，甚至出现麻痹性肠梗阻。

3. 发热：多为中度以上发热，一般持续3～5天。如发热持续1周以上或逐日升高、白细胞增高，提示合并继发感染。

4. 黄疸：可于发病后1～2天出现，多在几天内消退。常因肿大胰头压迫胆总管所致。如黄疸持续并加深，可能胆总管内有结石。如起病后第2周出现黄疸，可能是胰腺炎并发胰腺脓肿或囊肿压迫胆总管所致。少数病人后期可因并发肝细胞损害而引起肝细胞性黄疸。

（二）体征

急性水肿型胰腺炎病人多数有上腹部压痛，但常与自诉腹痛程度不相符，无腹肌紧张及反跳痛，可有腹胀和肠鸣音减少。出血坏死型胰腺炎病人有急性腹膜炎体征，腹肌紧张，全腹显著压痛和反跳痛。若伴有麻痹性肠梗阻，腹胀明显，肠鸣音减弱或消失。并发胰腺及周围脓肿或假性囊肿时，上腹部可触及包块。可出现腹水征，腹水多呈血性，其中淀粉酶含量明显增高。少数重症病人可出现脐周皮肤青紫（Cullen征），或两侧胁腹部皮肤呈暗灰蓝色（Grey-Turner征），此提示腹腔内有出血，组织坏死和血性腹水渗漏到腹壁皮下，虽仅见于少数病例，但预后不良。

（三）并发症

1. 局部并发症：

（1）胰腺或周围脓肿：重症胰腺炎起病2～3周后，如继发细菌感染，于胰腺及其周围形成脓肿，可持续高热、腹痛，可扪及包块。

（2）急性胰腺假性囊肿：它系胰液和坏死组织在胰腺内或其周围被包裹所致，好发于胰体尾部，多在起病3～4周出现。若穿破可造成胰源性腹水。

2. 全身并发症：

（1）低血压及休克：出血坏死型胰腺炎常发生低血压及休克，病人烦躁不安，皮肤苍白、湿冷呈花斑状，脉搏细数，血压下降，少尿或无尿。可在病初突然出现，常提示胰腺大片坏死，也可逐渐出现，或在有并发症时出现。主要原因为有效血容量不足，胰舒血管素、缓激肽等血管活性物质引起周围血管扩张，胰腺坏死释放心肌抑制因子使心排血量减少，并发消化道出血。

（2）上消化道出血：可表现为呕血或便血，多数由于急性胃黏膜病变、应激性溃疡或凝血机制障碍所致。下消化道出血少见。

（3）败血症及真菌感染：出血坏死型胰腺炎由于机体防御功能严重失调，局部感染灶扩散至全身，引起败血症。严重病例机体抵抗力极低，加上大量使用抗生素，故极易合并真菌感染。

（4）急性呼吸窘迫综合征：临床特点是进行性呼吸窘迫，发绀，低氧血症，常规氧疗不能缓解。

（5）心肌损伤和心功能衰竭：病人心电图表现可有ST段压低、T波低平或倒置、传导阻滞、早搏或房颤等。重症胰腺炎可引起心力衰竭与严重心律失常。

（6）急性肾衰竭：表现为少尿、无尿，血肌酐、尿素氮升高等。

（7）胰性脑病：表现为定向障碍、精神错乱、谵妄、易怒等，有时出现幻觉、失语或癫痫发作。脑脊液中胰酶增高有诊断意义。胰性脑病常为一过性，可完全恢复，也可遗留精神异常。

（8）水、电解质及酸碱平衡紊乱：因呕吐、禁食和腹腔内大量渗出，病人可有脱水、低血钾、低血钠、低血钙、低血氯和低血镁等，发病后2～3天即可出现。重症者可产生代谢性酸中毒或碱中毒。

（9）多器官功能衰竭：此是出血坏死型胰腺炎的主要死亡原因之一，包括心功能不全、肾功能不全、呼吸功能不全等。

（10）慢性胰腺炎和糖尿病：由于胰腺泡大量破坏及胰腺外分泌功能不全，可演变成慢性胰腺炎。重症胰腺炎，由于胰岛B细胞遭到破坏，胰岛素分泌减少，少数可出现永久性糖尿病。

（四）辅助检查

1. 实验室检查：

（1）血、尿淀粉酶：血清淀粉酶一般于起病后 6～12 小时开始升高，24 小时左右达高峰，48 小时左右开始下降，持续 3～5 天，重症者持续时间较长。急性胰腺炎时，血清淀粉酶＞500U/dL（Somogyi 法）。病情严重程度与淀粉酶的升高程度并不一致，有时胰腺已严重坏死，而淀粉酶值正常甚或低于正常值。其他急腹症如消化性溃疡穿孔、胆石症、胆囊炎、肠梗阻等都可有血清淀粉酶升高，但一般＜500U/dL（Somogyi 法）。尿淀粉酶一般在发病后 12～24 小时开始升高，可持续 1～2 周。急性胰腺炎时，尿淀粉酶＞1000U/dL（Somogyi 法）。

血、尿淀粉酶同工酶对急性胰腺炎也有诊断价值。正常人血中以唾液型淀粉酶（S-am）为主，胰腺炎时升高的淀粉酶则主要为胰型（P-am）。

（2）血清脂肪酶：一般在发病后 24 小时开始上升，急性胰腺炎时，血清脂肪酶升高超过 1.5U/mL（Cherry-Crandall），可持续 7～10 天。

（3）血清正铁血白蛋白：当腹腔内出血时，红细胞破坏释放的血红素，与白蛋白结合形成正铁血白蛋白。在重症胰腺炎 72 小时内，血清正铁血白蛋白常为阳性，有助于判断急性胰腺炎的病情和预后。

（4）血液生化检验：急性胰腺炎时常有暂时性低钙血症，低血清钙程度与临床严重程度平行，血清钙低于 1.75mmol/L 见于出血坏死型胰腺炎。一过性血糖升高可能与胰岛素释放减少和胰升血糖素释放增加有关；持久的空腹血糖高于 11.1mmol/L，反映胰腺坏死，表示预后严重。急性胰腺炎时可出现高甘油三酯血症，可能是胰腺炎的病因，也可能是胰腺炎的后果。高胆红素血症可见于少数病人，大多于发病后 4～7 天恢复正常。

（5）血常规：血白细胞计数增高，严重病例可出现中性粒细胞核左移。

2. 影像学检查：

（1）X 线腹部平片：可排除其他急腹症如肠梗阻、溃疡、穿孔等，还可得到急性胰腺炎的间接指征：局限性肠麻痹，最常见左上腹部有扩张、强直、无蠕动的小肠襻，称为"哨兵襻"（又称小肠充气征）；横结肠充气而降结肠塌陷，表现为中段小肠和右半横结肠积气而左半横结肠无充气，称结肠切割征，这是由于胰液外溢至网膜囊内压迫结肠所致。弥散性模糊影、腰大肌边缘不清，提示存在腹水。

（2）B 型超声波：对鉴别水肿型和出血坏死型有一定帮助。水肿型可见胰腺呈均匀性肿大；而在出血坏死型，组织回波不均匀、减弱，周围组织由于受累，其回声波亦不正常。此外，还可了解有无胆道病变，有无脓肿或假性囊肿形成。

（3）CT：对病变严重程度、附近器官是否受累，可提供详细资料。急性胰腺炎的改变包括弥散性或局灶性胰腺增大、水肿、坏死液化，胰腺周围组织变模糊、增厚，并可见积液。还可发现急性胰腺炎的并发症，如胰腺脓肿、假性囊肿等。

【诊断和鉴别诊断】

（一）诊断要点

1. 急性水肿型胰腺炎：

（1）突然上腹部持续性剧痛，伴恶心、呕吐，轻度发热，上腹部压痛，但无腹肌紧张。

（2）血清淀粉酶＞500U/dL（Somogyi 法），尿淀粉酶＞1000U/dL（Somogyi 法）。

2. 急性出血坏死型胰腺炎：

（1）全腹剧痛及出现腹肌强直、腹膜刺激征。伴麻痹性肠梗阻时有明显腹胀、肠鸣音减弱或消失。

（2）出现烦躁不安、四肢厥冷等休克症状，或出现上消化道出血。

（3）Grey-Turer 征阳性或 Cullen 征阳性。

（4）腹腔诊断性穿刺有高淀粉酶活性的腹水。

（5）血清钙降低至 1.75mmol/L 以下。

（6）与病情不相应的血、尿淀粉酶突然下降。

（7）正铁血白蛋白阳性。

（8）白细胞 $>16\times10^9/L$，血糖 $>11.2mmol/L$（无糖尿病史）。

（二）鉴别诊断

1. 胆绞痛：既往常有胆绞痛史。疼痛多位于右上腹部，可放射至右肩胛部，呈绞痛样发作。常伴畏冷、发热或黄疸，Murphy 征阳性。B 型超声波检查有胆道病变。血、尿淀粉酶轻度增高。

2. 消化性溃疡急性穿孔：既往多有消化性溃疡病史。上腹部突然剧痛并迅速遍及全腹，呈板状腹，全腹压痛、反跳痛，肠鸣音消失。肝浊音界缩小或消失。X 线透视下见膈下游离气体。

3. 急性肠梗阻：阵发性腹剧痛，多位于脐周，呕吐，便秘，无排气。肠鸣音亢进。腹部 X 线检查可见液气平面。

4. 急性心肌梗死：有冠心病史。突然发生心前区压迫感或疼痛，偶尔疼痛也可位于上腹部，酷似急性胰腺炎。血、尿淀粉酶正常，心电图显示急性心肌梗死图像。血清心肌酶升高。

5. 肠系膜血管栓塞：多见于老年人或有心脏病者。急性起病，腹痛、腹胀，伴腹肌强直。常有休克、肠坏死、血性腹水、便血。血清淀粉酶和腹水淀粉酶不高或轻度升高。选择性腹腔动脉或肠系膜上动脉造影可发现血管阻塞征象。

【急救原则和治疗措施】

（一）急救原则

急救原则为：①抑制胰液分泌。②抑制胰酶活性。③维持水、电解质平衡，防治休克。④缓解疼痛。⑤防治感染。⑥防治并发症。

（二）治疗措施

1. 抑制胰腺分泌：

（1）禁食和胃肠减压：禁食可降低胃酸和胃泌素的分泌，使胰液分泌减少，降低胰酶对胰腺的"自身消化"作用，水肿型胰腺炎一般禁食 3～5 天，重症者需 1～2 周以上。胃肠减压可改善胃肠胀气，减少胃、十二指肠对胰液分泌的刺激。

（2）抗胆碱能药物：应用阿托品、山莨菪碱、普鲁本辛等，但对肠麻痹者不宜用。

（3）抑制胃酸分泌药物：H_2 受体拮抗剂或质子泵抑制剂能抑制胃酸分泌，减少胰液分泌，还可预防应激性溃疡的发生，可选用西米替丁、雷尼替丁、法莫替丁、奥美拉唑等。

（4）生长抑素类药物：能抑制各种因素引起的胰酶分泌，抑制胰酶合成，降低 Oddi 括约肌痉挛，减轻腹痛，减少局部并发症。常用奥曲肽，首剂 $100\mu g$ 静脉注射，以后每小时用 25μg 持续静脉滴注，持续 3～7 天，并应尽早应用。

（5）胃肠激素类药物：如胰升血糖素、降钙素，可显著抑制胰腺外分泌，且抑制胃肠道运动及胃酸分泌。

2. 抑制胰酶活性：此类药物应早期大剂量静脉滴注。

（1）抑肽酶：20 万～50 万 U/d，分 2 次溶于葡萄糖注射液，静脉滴注，可抗胰血管舒缓素，使缓激肽原不能变为缓激肽，尚可抑制胰蛋白酶、糜蛋白酶和血清素。

（2）加贝酯（FOY）：100～300mg/d，溶于葡萄糖盐水 500～1500mL 中，以 2.5mg/（kg·h）速度静脉滴注，2～3 天后病情好转，逐渐减量。能抑制胰蛋白酶、缓激肽、纤溶酶、凝血酶、脂肪酶等的活性。

（3）氟尿嘧啶（5-FU）：500mg 加入 5% 葡萄糖注射液 500mL 中，静脉滴注，1 天 1 次，有抑制胰腺蛋白酶合成的作用。

（4）叶绿素 a（chlorophylla）：20～30mg/d，静脉滴注。该药在体内代谢后产生的叶绿酸对蛋白酶有强烈抑制作用。

3. 补充体液，防治休克：应经静脉补充体液、电解质和热量，以维持循环稳定和水、电解质平衡。重症胰腺炎常有低血容量休克，应给予全血、血浆、白蛋白及血浆代用品。

4. 解痉镇痛：必须尽早控制疼痛，可用阿托品或山莨菪碱肌内注射，1 天 2～3 次。疼痛剧烈加用哌替啶（度冷丁）肌内注射，一般不用吗啡。

5. 抗生素的应用：急性胰腺炎本属无菌性炎症，轻症可不用抗生素。重症胰腺炎、胆源性胰腺炎须及时应用广谱抗生素，如氧氟沙星、左旋氧氟沙星、环丙沙星、头孢曲松钠、克林霉素、亚胺培南-西司他丁（泰能）等。并应联合抗厌氧菌药物，如甲硝唑或替硝唑。

6. 肾上腺皮质激素：对病情严重或恶化、心肌严重损害、休克难于纠正、合并肾上腺皮质功能减退等重症病人，可考虑应用肾上腺皮质激素，使用原则是早期、短期内大剂量给予。

7. 营养支持治疗：重症胰腺炎者机体处于高分解代谢、负氮平衡、低蛋白血症及多器官功能障碍状态，加上禁食，故需高能营养治疗。应尽可能给予全胃肠外营养，并逐渐过渡到全肠道内营养，以达到补充营养和维持电解质平衡的目的。

8. 腹腔灌洗和腹膜透析：适用于出血坏死型胰腺炎伴腹腔内大量渗液者，或伴急性肾衰竭者。通过灌洗或透析，清除腹腔内各种胰酶、激肽类及毒性物质。

9. 治疗并发症：出现肺、心、肾、肝或脑等重要脏器功能不全或 DIC 等严重并发症时，应采取相应的抢救措施。

10. 中医药治疗：

（1）中药汤剂：清胰汤加减：柴胡 15g、黄连 10g、黄芩 10g、金银花 20g、木香 10g、枳实 10g、厚朴 10g、白芍 15g、芒硝 15g（冲）、大黄 3g（后下）。有疏肝理气、清热攻下功效，对急性胰腺炎水肿型效果较好。可分次口服或胃管注入，也可灌肠使用，1 天 1～2 次。

（2）中成药：大黄片，每次 3～4 片，1 天 3 次，有通里攻下、活血化瘀功效，适用于急性胰腺炎有热湿瘀蕴结者。消炎利胆片，每次 6 片，1 天 3 次，或黄连素每次 0.3g，1 天 3 次，适用于有肝胆疾患的病人。

（3）中药针剂：清开灵注射液，60～100mL 加入葡萄糖注射液或生理盐水 250～500mL

中，静脉滴注，1天1次，有清热解毒功效。丹参注射液20～40mL或血塞通注射液400mg加入葡萄糖注射液或生理盐水250～500mL中，静脉滴注，1天1次，有活血化瘀、改善微循环等作用。参麦注射液60～100mL加入葡萄糖注射液或生理盐水250～500mL中，静脉滴注，有益气养阴功效。

11. 外科治疗：有以下情况者应考虑手术治疗：①出血坏死型胰腺炎经内科治疗无效者。②急性胰腺炎与其他急腹症如胃肠穿孔、肠梗阻等难以鉴别者。③急性胰腺炎并发脓肿、假囊肿、弥散性腹膜炎、肠麻痹坏死者。④急性胰腺炎反复多次发作，经检查证实有胆总管口括约肌狭窄或胰、胆管梗阻者。

第三节　急性肝功能衰竭

急性肝功能衰竭是指原来无慢性肝病的病人，由于多种原因造成急性、大量肝细胞坏死或突然发生严重肝功能损害而引起的临床综合征。大多于起病后10天～8周内进入肝性脑病。其临床特点是黄疸迅速加深、进行性神志改变直至昏迷，并有出血倾向、血清转氨酶升高、凝血酶原时间延长、肾衰竭等。特别严重病例可在黄疸未出现之前即有神志改变，并很快进入昏迷。本病病情凶险，病死率高达80％～90％。

【病因和发病机制】

（一）病因

1. 病毒感染：以肝炎病毒最为常见，其中乙型肝炎病毒所致者占首位，其次为丙型肝炎病毒。其他病毒感染所致急性肝功能衰竭者少见，如巨细胞病毒、EB病毒、单纯疱疹病毒及柯萨奇病毒等。

2. 药物及化学毒物：在非病毒病因中，主要是药物性肝损害，如氟烷、利福平、四环素、扑热息痛、异烟肼、抗抑郁药等。化学毒物所致的急性肝功能衰竭比较少见，一旦发病，死亡率极高，如毒蕈碱、四氯化碳中毒等。

3. 代谢紊乱：如肝豆状核变性、妊娠急性脂肪肝、Reye综合征等。

4. 缺血：肝血管阻塞、布查综合征、休克、肺栓塞等可造成肝脏严重缺血缺氧而发生急性肝功能衰竭。

（二）发病机制

1. 致病因素对肝细胞损伤：

（1）肝炎病毒导致肝细胞坏死：急性肝炎并发生急性肝功能衰竭，取决于肝炎病毒的致病力和机体对该病毒的敏感性。一般认为，T淋巴细胞介导的细胞免疫反应可能是肝炎病毒感染后引起肝细胞损伤的主要机制。当病毒感染的肝细胞数目多且范围广、细胞免疫反应激烈，迅速引起大片感染肝细胞损伤，可发生急性肝功能衰竭。

（2）药物或毒物对肝细胞损伤：对肝有损伤的药物较多，若在出现肝损伤时不及时处理，能导致急性肝功能衰竭。某些药物在肝脏内分解代谢，其代谢产物以共价键与肝细胞连接，形成新的大分子结构，是造成肝细胞坏死的重要原因；肝内还原型谷胱甘肽缺乏也是药物性肝损伤的重要因素。毒蕈含有两种肝毒素，其一为蕈毒素，对肝细胞有细胞毒作用；另一为 α-蕈配糖体，抑制肝细胞 RNA 聚合酶，抑制蛋白质合成，改变核仁的类型。

2. 肝性脑病：急性肝功能衰竭时肝脏代谢失衡，肠道和体内一些有毒物质不能被肝脏所清除，非正常地从体循环进入血脑屏障，导致大脑功能紊乱。

（1）血氨增多：在肝功能衰竭时，肠道产氨增多，肝内尿素合成减少，使血氨增高。氨对脑的毒性作用主要是干扰脑的能量代谢，引起中枢神经系统功能紊乱。

（2）假性神经递质：肝功能衰竭时氨基酸代谢紊乱，主要是芳香族氨基酸及其代谢产物芳香胺的蓄积和增加，进入脑组织再经 β-羟化酶的作用成为樟胺（β-羟酪胺）和苯乙醇胺，后两者的化学结构与正常神经递质去甲肾上腺素相似，称为假性神经递质。它取代了突触中的正常递质，能使神经传导发生异常，使冲动不能正常传导至大脑皮质，出现意识障碍与昏迷。

（三）病理

急性肝功能衰竭的病理改变主要分为肝细胞广泛坏死型和肝细胞脂肪浸润型。

1. 肝细胞广泛坏死型：肝细胞大块坏死，汇管区及其周围有明显的炎症细胞浸润。其余肝细胞多肿胀，有空泡（气球样变）或缩小，伴以细胞浆嗜酸性染色增加。此型常见于病毒性肝炎及药物性肝损伤。

2. 肝细胞脂肪浸润型：肝细胞内微粒状脂肪浸润，细胞体肿胀、苍白，而肝细胞坏死及炎症细胞浸润在组织学上的表现十分轻微。提示此型是由肝细胞内细胞器的功能不良所致，常见于妊娠急性脂肪肝和四环素过量。

【临床表现】

（一）症状和体征

本病的起病和临床表现多种多样，主要取决于原发病及肝损害程度。

1. 黄疸：急性肝功能衰竭时，病人迅速出现皮肤、巩膜黄染，随着病情进展，黄疸迅速加深。

2. 肝性脑病：疾病早期可有不同程度的大脑功能障碍，表现为性格改变和行为异常，如情绪激动、精神错乱、狂躁、语言重复、睡眠颠倒、定向力和计算力障碍，以后可出现扑翼样震颤、谵妄等。后期脑干功能受损，出现意识障碍，进入昏迷，各种反射消失。

3. 肝脏改变：病人肝脏进行性缩小，叩诊肝浊音区缩小。

4. 脑水肿：50%～80%的病人可出现脑水肿，表现为呕吐、球结膜水肿、昏迷加深等颅内压增高症状。发生脑疝时，双侧瞳孔不等大，呼吸循环衰竭。

5. 出血倾向：肝功能受损使凝血因子合成减少，故常伴有严重出血倾向，主要表现为上消化道出血及皮肤黏膜广泛出血。危重者也可发生弥散性血管内凝血（DIC）。

6. 肾功能不全：急性肝功能衰竭合并急性肾功能不全发生率较高，约占40%，表现为少尿或无尿，进而出现血肌酐增高、酸中毒、高钾血症等。半数为功能性肾衰竭，半数为急性肾小管坏死。血容量不足，血管活性物质增加，内毒素血症，水、电酸碱平衡失调，假性神经递质作用，内脏血液动力学改变等为其发生因素。

7. 肺部病变：可发生多种肺部病变，如肺部感染、肺水肿及肺不张等。其中肺水肿的发生率较高，病人表现为低氧血症和呼吸困难，重者出现急性呼吸窘迫综合征。

8. 低血压：大多数病人伴低血压，其发生与出血、感染、心肺功能不全及中枢性血管运动功能受损有关。

9. 代谢紊乱：

（1）低血糖：约40%的病人可出现，可能与肝细胞坏死后肝内6-磷酸葡萄糖酵解酶破坏，糖原分解减少，糖原异生作用下降，胰岛素含量增高有关。

（2）水、电解质代谢紊乱：有低钠、低钾、低钙与低镁血症。

（3）酸碱失衡：早期因过度换气导致呼吸性碱中毒；严重低钾血症可引起代谢性碱中毒；后期由于肾衰竭，可发生代谢性酸中毒；脑水肿抑制呼吸又导致呼吸性酸中毒。

10. 感染：呼吸道和泌尿道感染最常见，主要与病人免疫功能下降有关。

（二）实验室检查

1. 血清转氨酶：丙氨酸氨基转移酶（ALT）和天门冬氨酸氨基转移酶（AST）常明显升高，尤以后者更显著。ALT最初明显升高，但在其达到一定高峰后，随病情急剧恶化而迅速下降，甚至"正常"。AST/ALT比值对估计预后有意义，存活者比值介于0.31～0.63，死亡者多在1.20～2.26。

2. 血清胆红素：常呈进行性升高，最高可达900μmol/L以上。当血清胆红素进行性升高，而转氨酶降低时，便形成"胆酶分离"现象，提示预后不佳。

3. 血清白蛋白与血清前白蛋白：白蛋白主要在肝脏合成，如白蛋白<32g/L，提示肝脏严重受损。但由于合成半衰期长（21天），故急性重症肝炎病人，起病时白蛋白降低多不明显。而肝脏合成前白蛋白的半衰期仅为1.9天，急性肝功能衰竭早期，血清前白蛋白可迅速下降。因此，血清前白蛋白降低对急性肝功能衰竭早期诊断有重大意义。如白蛋白逐渐下降，则预后不良。

4. 血清胆固醇：肝细胞大量破坏，肝功能严重障碍，不能正常合成胆固醇，血清胆固醇降低。

5. 血浆氨基酸：急性肝功能衰竭时，芳香族氨基酸（AAA）显著增高，支链氨基酸（BCAA）降低。

6. 凝血功能检查：急性肝功能衰竭时，凝血因子Ⅱ、Ⅴ、Ⅶ、Ⅸ、Ⅹ合成减少，其降低程度与肝损害程度有关；凝血酶原时间延长，凝血酶原活动度低于40%。

7. 甲胎蛋白（AFP）：肝细胞坏死时，血清AFP升高，提示有肝细胞再生。

8. 肝炎病毒标志：乙型、甲型、丙型与戊型肝炎病毒标志的检测有助于病因诊断。

【诊断和鉴别诊断】

（一）诊断要点

1. 既往无慢性肝病史。

2. 起病10天～8周内出现黄疸急剧加深、肝性脑病、出血等临床表现。

3. 肝功能严重受损，血清转氨酶明显升高，凝血酶原时间延长，凝血酶原活动度低于40%。血清胆红素进行性增高。

4. 肝脏进行性缩小。

5. 可有病毒性肝炎接触史或药物、毒物等接触史。

（二）鉴别诊断

1. 精神病：急性肝功能衰竭早期唯一突出表现为精神症状时，易误诊为精神病。因此凡遇精神错乱病人，应警惕肝性脑病的可能性，应通过询问病史、认真查体及肝功能检查等进行鉴别。

2. 急性肝功能衰竭昏迷的病人还应与脑血管意外、糖尿病昏迷、低血糖昏迷、尿毒症昏迷、脑部感染及镇静剂过量等相鉴别。肝功能严重受损、显著黄疸是急性肝功能衰竭的特征。

【急救原则和治疗措施】

（一）急救原则

急救原则为：①加强支持疗法。②治疗病因。③维持肝脏和各脏器功能。④促进肝细胞再生。⑤治疗肝性脑病。⑥防治感染和并发症。

（二）治疗措施

1. 一般急救措施：

（1）病人应安置在监护病房，精心护理并进行基础监测（呼吸、脉搏、血压、体温、出入量），以及心、肾、脑、电解质和血气分析监测，要每天检查肝脏大小和神志变化。

（2）对于急性期病人应给予低蛋白、低脂肪、高糖类流质或半流质饮食，有腹水病人应低盐。补充足够的热量及营养，总热量成人应在 5000～6700kJ/d（1200～1600kcal/d），可静脉滴注 10%～25%葡萄糖注射液、脂肪乳剂、氨基酸、多种维生素等，适当辅以新鲜血浆、全血和白蛋白。

2. 病因治疗：针对引起急性肝功能衰竭的不同病因给予治疗。

3. 促进肝细胞再生：疗效不肯定，可以使用。

（1）促肝细胞生长素（HGF）或胎肝细胞悬液：HGF80～120mg，加入 10%葡萄糖液 250mL 中，静脉滴注；或胎肝细胞悬液 250～500mL 静脉滴注，1 天 1 次，有促进肝细胞再生，增加 Kupffer 细胞功能的作用。

（2）生长激素：每次 4U，皮下注射，1 天 2 次，可增加肝细胞再生能力。

（3）前列腺素 E_1（PGE_1）：200μg 加入 10%葡萄糖液 500mL 中，静脉滴注，1 天 1 次，有稳定肝细胞膜与溶酶体膜、改善微循环作用。

4. 肝性脑病的治疗：

（1）清除和抑制肠道有毒物质：清除肠道积血，可用生理盐水或弱酸性溶液（如稀醋酸溶液）灌肠；亦可口服或鼻饲导泻剂，如 50%硫酸镁 30～60mL。抑制肠菌生长，减少氨和尿素的生成，可口服新霉素，每次 0.5～1.0g，1 天 4 次；或口服甲硝唑，每次 0.2g，1 天 4 次。改善肠道环境，减少氨的吸收，可口服乳果糖 30～100g/d，分 3 次口服，从小剂量开始，调节到 1 天保持 2～3 次软便为妥。

（2）降低血氨，纠正氨基酸失调：促进氨的清除，可用谷氨酸盐和精氨酸盐。谷氨酸钾（每支 6.3g/20mL，含钾 34mmol/L）或谷氨酸钠（每支 5.75g/20mL，含钠 34mmol/L）溶于葡萄糖液内，静脉滴注，每次 4 支，1 天 1～2 次，两者的比例视血钾、钠浓度和病情而定；精氨酸 10～20g 加入葡萄糖注射液中，静脉滴注，1 天 1 次。谷氨酸与氨结合成谷氨酰胺，经肾脏排出；精氨酸进入肝内参与鸟氨酸循环而降低血氨，此药呈酸性，适用于 pH 值偏高的病人。纠正氨基酸代谢失调，可静脉滴注支链氨基酸，改善支链氨基酸与芳香氨基酸的比例。

（3）补充正常神经递质：左旋多巴 200～600mg 溶于 10％葡萄糖注射液 250mL，静脉滴注，1 天 2 次。左旋多巴进入血脑屏障，可生成多巴胺与去甲肾上腺素，与假性神经递质竞争，从而恢复正常的神经传递活动。本品不宜与维生素 B$_6$ 同用。

5. 出血的防治：

（1）补充凝血因子：可用新鲜血浆、凝血酶原复合物（PPSB）、新鲜全血。PPSB 用法为，200～400U 加入 5％葡萄糖注射液 250mL 中，静脉滴注。

（2）一般止血药：维生素 K$_1$ 10mg，肌内注射，1 天 2 次；酚磺乙胺 2g 加入葡萄糖液中，静脉滴注。

（3）血小板悬液：血小板计数明显降低或功能缺陷时可静脉内输注血小板悬液。

（4）消化道出血的治疗：参见本章第一节。

（5）并发 DIC 的治疗：参见第十章第二节。

6. 脑水肿的治疗：给予 20％甘露醇 125～250mL，静脉滴注，1 天 3～4 次，可加用人血白蛋白。

7. 抗感染治疗：急性肝功能衰竭的病人中约有 80％存在感染，故必须尽早抗感染治疗。根据感染部位，结合细菌培养和药敏试验，选用有效的抗生素治疗，应避免使用对肝脏和肾脏有损害的药物。常选用青霉素类和头孢菌素类抗生素。

8. 纠正水、电解质及酸碱平衡失调：及时纠正低钾、低钠、低钙、低镁和酸碱平衡失调。保持液体出入平衡，入液总量以不超过 2500mL/d 为宜。

9. 肾功能不全处理：当发生少尿、无尿时，应限制进液量。如因为有效循环量减少所致的肾功能不全，应早期扩充血容量，可静脉滴注右旋糖酐 40、白蛋白等。在此基础上使用利尿剂。同时静脉滴注多巴胺以扩张肾血管，改善肾血流量。如肾功能仍不改善，可用腹膜透析或血液透析。

10. 其他疗法：如血浆置换、人工肝、肝移植、血液透析等，有条件可以考虑。

11. 中医药治疗：

（1）中成药：紫血丹或安宫牛黄丸口服或鼻饲，有清热解毒、醒神开窍功效，用于深度黄疸、持续不退、神昏谵语者。三七粉，每次 3g，1 天 2～3 次，鼻饲或口服，用于并发出血者。

（2）中药针剂：茵栀黄注射液 20mL 加入 10％葡萄糖液 250～500mL 中，静脉滴注，1 天 1 次，有清热解毒退黄作用，适用于黄疸或感染者。清开灵注射液 60～100mL 或醒脑静注射液 20～40mL 加入 10％葡萄糖注射液中，静脉滴注，1 天 1 次，有清热解毒功效，可用于感染或昏迷者。生脉注射液（或参麦注射液）60～100mL 加入 10％葡萄糖注射液中，静脉滴注，1 天 1 次，有益气养阴功效，用于血压偏低或并发休克者。丹参注射液 20mL 加入 10％葡萄糖液 250～500mL 中，静脉滴注，1 天 1 次，有活血化瘀、改善微循环作用。

第四节　急性肠梗阻

急性肠梗阻是由于各种原因引起的肠道内容物通过障碍的一组疾病。它除可造成局部肠管的解剖和功能性改变外，还可引起全身病理生理变化，严重者常常危及生命。在外科急腹症中，其发病率仅次于急性阑尾炎和胆道疾患而居第三位。绞窄性肠梗阻的死亡率高达10%～20%。

【病因和发病机制】

（一）病因

急性肠梗阻的病因繁多、复杂，基本病因可分为3类。

1. 机械性肠梗阻：在临床上最为常见，是由于各种机械原因造成肠腔狭窄或闭塞，导致肠内容物不能通过。主要由3种原因引起：①肠壁病变，如先天性发育异常、炎症性狭窄、肿瘤、肠套叠等。②肠管受压，如粘连带压迫、腹腔内脓肿、肠外肿瘤、嵌顿疝、肠扭转等。③肠腔堵塞，如蛔虫团、肿瘤、粪块、结石、异物等。

2. 动力性肠梗阻：这是由于肠管运动障碍而引起的肠内容物不能正常运行，常分为麻痹性和痉挛性两大类。

（1）麻痹性肠梗阻：又称无力性肠梗阻。多因神经反射或细菌毒素使肠壁肌肉失去蠕动能力所致，如腹膜炎、腹部创伤、腹膜后血肿、腹部手术后以及严重感染等。

（2）痉挛性肠梗阻：又称张力性肠梗阻，比较少见。因神经功能紊乱或肠管炎症使肠壁肌肉过度收缩，以致肠腔缩小而引起，可在急性肠炎、肠道功能紊乱或慢性铅中毒时发生。

3. 缺血性肠梗阻：由于肠系膜血管栓塞或血栓形成，引起肠管血液循环障碍，失去其运动功能。

根据肠管壁有无血液循环障碍，急性肠梗阻还可分为单纯性肠梗阻及绞窄性肠梗阻两类。单纯性肠梗阻可以发展为绞窄性肠梗阻，绞窄性肠梗阻如不及时解除，后果严重，死亡率高。倘若一段肠襻两端完全阻塞，如肠扭转、结肠肿瘤等，则称为闭襻性肠梗阻。

（二）发病机制

急性完全性肠梗阻一旦发生后，梗阻部位以上的肠腔因积气、积液而膨胀，蠕动增加。梗阻部位以下的肠腔则瘪陷、空虚或仅存留少量粪便。扩张肠腔和瘪陷肠腔交界处即为梗阻所在，所引起的病理生理变化主要有以下两方面。

1. 肠管局部变化：

（1）肠管蠕动增加：梗阻部位近端肠管为了克服肠内容物通过障碍，从而增加肠管蠕动的频率和强度，而强烈的蠕动引起肠绞痛。如梗阻长时间不解除，肠蠕动可逐渐减弱甚至消失，出现肠麻痹。

（2）肠管膨胀：这是由于肠腔内气体和液体聚积所致。积液主要来自胃、肠分泌的消化液，肠梗阻时，肠膨胀可以刺激肠黏膜分泌增加，重吸收功能减退，大量液体积聚在肠腔内。肠腔气体70%是咽下的空气，因肠梗阻时，食管上段括约肌发生反射性松弛，使病人在吸气时将大量空气吞入胃肠;其余30％是由血液弥散至肠腔内以及肠腔细菌发酵作用产生的气体。梗阻部位愈低,时间愈长,积气积液愈多,肠膨胀愈明显。

(3) 肠壁充血水肿,通透性增加:正常小肠腔内压力为0.27～0.4kPa(2～3mmHg)。在急性肠梗阻时,梗阻部位以上肠腔内压力可增至1.3kPa(10mmHg)以上。肠腔内压力增高,可使肠壁静脉回流发生障碍,引起肠壁充血、水肿,通透性增加,液体自肠腔渗透到腹腔。肠管内压力继续增高,可使肠壁血流阻断,使单纯性肠梗阻变为绞窄性肠梗阻。

2. 全身变化:

(1) 体液、电解质丢失:大量体液丧失引起的水、电解质紊乱和酸碱失衡,是急性肠梗阻重要的病理生理变化。胃肠道1天分泌消化液约8000mL,正常情况下,绝大部分重新被吸收。急性肠梗阻时,肠腔内聚积大量液体不能被吸收,内含大量碳酸氢钠。这些液体封闭在肠腔内不能进入血液,实际上等于体液丢失,加之不能进食及频繁呕吐,可迅速出现水、电解质紊乱和酸碱失衡。另外,肠管过度膨胀,影响肠壁静脉回流,使肠壁水肿和血浆外渗。出现绞窄性肠梗阻时,小静脉和毛细血管可发生淤血,通透性增加,甚至破裂,血浆或血液的丢失尤其严重。因此,病人多发生脱水伴少尿、氮质血症和代谢性酸中毒。失钾和不进饮食所致的血钾过低可引起肠麻痹,进而加重肠梗阻的发展。

(2) 感染和毒血症:急性肠梗阻时,肠内容物淤积,肠腔内细菌迅速繁殖,产生多种毒素。由于肠壁血运障碍或失去活力,细菌和毒素渗透至腹腔内引起严重的腹膜炎和毒血症。

(3) 休克:严重的脱水,血液浓缩,血容量减少,水、电解质紊乱,酸碱平衡失调,细菌感染,毒血症等可引起严重休克。当肠坏死、穿孔而发生腹膜炎时,全身中毒尤为严重。最后可因急性肾功能及循环、呼吸衰竭而死亡。

【临床表现】

(一) 症状

急性肠梗阻由于病因、部位、病变程度不同而有不同的临床表现,但肠内容物不能通过是其共有的特征,所以共同的临床表现是腹痛、呕吐、腹胀和停止排便、排气。

1. 腹痛:机械性肠梗阻所致腹痛多为绞痛。单纯机械性肠梗阻,一般为阵发性绞痛,开始时较轻,逐渐加重至高峰,然后逐渐减轻以至消失,间歇期长短不定。如果腹痛的间歇期不断缩短,以至成为剧烈的持续性腹痛,则应该警惕可能是绞窄性肠梗阻。麻痹性肠梗阻腹痛往往一般表现为胀痛。

2. 呕吐:梗阻早期出现的呕吐为反射性,呕吐物多为胃内容物,进食或饮水均可引起呕吐。以后则为反流性呕吐,因梗阻部位高低而不同,如为高位小肠梗阻,呕吐频繁、剧烈,呕吐物为胃液及十二指肠液;如为低位小肠梗阻,呕吐出现迟而少,呕吐物可呈粪水样。绞窄性肠梗阻,呕吐物呈棕褐色或血性。麻痹性肠梗阻时,呕吐多呈溢出性。

3. 腹胀:出现时间较晚,其程度与梗阻部位有关。高位小肠梗阻时腹胀不明显。低位小肠梗阻则表现为全腹膨胀,伴有肠型。麻痹性肠梗阻时,全部肠管均膨胀,腹胀明显。闭襻性肠梗阻常呈不对称的局部膨胀。

4. 停止排便、排气:完全性肠梗阻时,病人排便、排气现象消失。但在高位小肠梗阻的最初2～3天,有时仍会有少量大便及肛门排气,这是梗阻前存留在肠腔内的,不能以此排除肠梗阻的存在。在某些绞窄性肠梗阻,如肠扭转、肠套叠、肠系膜血管栓塞或血栓形成以及结肠癌等，仍可有血便或脓血便排出。

（二）体征

肠梗阻早期，病人全身情况多无明显改变。晚期出现脱水征象和休克表现。肠梗阻的典型体征主要在腹部。

1. 视诊：机械性肠梗阻常可见肠型和肠蠕动波。低位小肠梗阻晚期可见肠型呈梯形；结肠梗阻早期肠型呈蹄铁形。麻痹性肠梗阻呈全腹性腹胀。闭襻性肠梗阻肠型为局限性不对称性腹部隆起。

2. 触诊：单纯性肠梗阻有轻度压痛，而无反跳痛。有腹膜刺激征者多为绞窄性肠梗阻。肠套叠时有压痛，可触及腊肠样包块。蛔虫性肠梗阻可触及条索状团块。

3. 叩诊：梗阻的肠襻处叩诊呈鼓音，腹腔渗液时可出现移动性浊音。

4. 听诊：在机械性肠梗阻早期，因梗阻近段肠蠕动加强，可表现为肠鸣音增强或亢进，有气过水声或金属音。麻痹性肠梗阻或机械性肠梗阻并发腹膜炎时，肠鸣音减弱或消失。

（三）辅助检查

1. 实验室检查：单纯性肠梗阻，白细胞计数不高或轻度升高，绞窄性肠梗阻则明显升高。血红蛋白值及血细胞比容因血液浓缩而升高。血 pH 值及二氧化碳结合力下降。血清钾、钠、氯浓度可降低。

2. X 线检查：对有无梗阻、梗阻部位、梗阻程度甚至梗阻类别可迅速做出诊断。肠梗阻病人在直立位或侧卧位腹部透视或拍片可见腹部有多个气液平面，典型的呈阶梯状。小肠梗阻时胀大的空肠黏膜环状皱襞呈"青鱼骨刺"状。回肠梗阻时，黏膜皱襞较光滑。结肠梗阻时，在腹部外周见胀大的结肠襻，并可见结肠袋形及不连续的条状皱襞。机械性肠梗阻的肠胀气局限于梗阻部位以上的肠段；麻痹性肠梗阻时，胃、小肠和结肠均有胀气，程度大致相同；痉挛性肠梗阻肠腔不胀气。当怀疑肠套叠、乙状结肠扭转和肠肿瘤时，可做钡灌肠检查。

3. B 型超声检查：在早期可见到 X 线不能显示的肠管扩张和积液现象，表现为管腔扩张，内径大于 3cm，腔内为液体回声，在液体衬托下可见到肠皱襞影像，可呈条纹状实性回声，称为"鱼刺征"。如果病情严重，B 型超声见到积液扩张的肠管，无肠管蠕动，腹腔内存在无回声区时则提示有绞窄性肠梗阻存在。肠道肿瘤的特征是内含强回声核心的低回声肿块。如声像图表现是强弱声呈同心圆交替排列的肿块时，提示肠套叠的存在。

【诊断和鉴别诊断】

（一）诊断要点

1. 机械性肠梗阻：

（1）阵发性腹部绞痛，腹胀，恶心、呕吐，无排便排气。

（2）腹部可见肠型及蠕动波，有局限性压痛，无反跳痛及肌紧张，肠鸣音阵发性亢进或有气过水声。

（3）X 线检查可见肠胀气及气液平面。

（4）常有脱水、电解质及酸碱平衡紊乱。

2. 绞窄性肠梗阻：

（1）多数起病急，可继发于机械性肠梗阻或肠系膜血管栓塞等。

（2）持续腹痛，阵发性加重，呕吐物呈棕褐色或血性，可有脱水征象和休克表现。

（3）腹部压痛明显，并有反跳痛及肌紧张，可有移动性浊音，肠鸣音减弱或消失。

（4）X线检查可见肠胀气及气液平面。

（5）血白细胞计数明显增高。

3. 麻痹性肠梗阻：

（1）多继发于腹部的外伤、手术、炎症、脊柱或中枢神经损伤等。

（2）腹胀发展迅速，呈全腹性腹胀，无明显绞痛，溢出性呕吐，肠鸣音消失。

（3）X线检查可显示大、小肠全部胀气扩张，有多个气液平面。

（二）鉴别诊断

1. 急性胃肠炎：本病常有阵发性绞痛，并伴有呕吐、腹胀。但病人多有饮食不当或腹部受凉史，呕吐后腹痛可缓解，X线检查无肠腔积气积液，出现水样便后更易与急性肠梗阻鉴别。

2. 急性梗阻性阑尾炎：本病起病颇似机械性肠梗阻。但反射性呕吐多与阵发性绞痛并发，无腹胀，查体除右下腹麦氏点有压痛及腹肌紧张外，无肠梗阻的特有体征，X线检查有助鉴别。

3. 胆绞痛：易与高位性肠梗阻混淆。本病除右上腹阵发性绞痛伴恶心、呕吐外，75%～80%的病人发病早期出现寒战、发热，腹痛向右肩背部放射，Murphy征阳性，X线和B超检查有助鉴别。

4. 肾绞痛：发病突然，有腹痛，伴腰痛，多向会阴部放射，呈阵发性绞痛，无腹胀，可有肉眼血尿或镜下血尿，X线检查有时可显示结石阴影而无肠梗阻征象。

5. 卵巢囊肿扭转：本病既往可能有卵巢囊肿病史。腹痛在下腹部，多无腹痛及呕吐，肠鸣音不亢进，X线和B超检查可帮助鉴别。妇科检查可进一步确诊。

【急救原则和治疗措施】

（一）急救原则

急救原则为：①纠正因肠梗阻导致的全身生理紊乱。②解除梗阻，恢复肠道通畅。

（二）治疗措施

1. 胃肠减压：这是治疗肠梗阻的重要方法之一。通过胃肠减压，吸出胃肠道的气体和积液，降低胃肠腔内的压力，可以减轻腹胀，改善肠壁的血液循环，有助于改善局部症状和全身情况。胃肠减压可减少手术操作困难，增加手术的安全性。

胃肠减压一般采用较短的单腔胃管。但对低位肠梗阻，可以应用较长的双腔 Miller-Abbott 管，其下端带有可注气的薄膜囊，借助肠蠕动推动气囊将导管带到梗阻部位，减压效果较好。

2. 纠正水、电解质紊乱和酸碱平衡失调：这是治疗急性肠梗阻的重要措施。输液的种类、数量和速度应根据病人呕吐情况、脱水体征、每小时尿量和尿密度等确定，同时结合血清钾、钠、氯和二氧化碳结合力的测定结果，补充电解质，纠正酸碱平衡失调。在绞窄性肠梗阻和机械性肠梗阻的晚期，尚应补给全血或血浆、白蛋白等。

3. 防治感染和毒血症：对绞窄性肠梗阻、晚期单纯性肠梗阻及所有需要手术治疗的病人均应使用抗生素。这对于防治细菌感染和减少毒素的产生都有一定的作用。多选用针对厌氧菌、革兰阴性杆菌的抗生素。

4. 解除梗阻，恢复肠道功能：

（1）手术治疗：病人有以下指征首先考虑手术治疗：①绞窄性肠梗阻。②单纯性机械性肠梗阻在非手术治疗过程中出现绞窄征象者。③单纯性机械性肠梗阻经非手术治疗无好转或好转后又复发者。④完全性结肠梗阻。⑤需行手术去除病因者，如肠道肿瘤、结石及先天性肠道闭锁、畸形。

（2）非手术治疗：适用于一般单纯性机械性肠梗阻，尤其是早期不完全性肠梗阻，如由蛔虫、粪块堵塞或炎症粘连等所致的肠梗阻。早期肠套叠、肠扭转引起的肠梗阻亦可在严密观察下先行非手术治疗。动力性肠梗阻除非伴有外科情况，一般不需手术。

1）中药：复方大承气汤：厚朴 15～30g、炒莱菔子 30g、枳实 9～15g、桃仁 9g、赤芍 15g、生大黄 9～15g（后下）、芒硝 9～15g（冲服）。适用于一般肠梗阻、气胀较明显者。甘遂通结汤：甘遂末 1g（冲服）、桃仁 9g、赤芍 15g、生牛膝 9g、厚朴 15g、生大黄 9～24g（后下）、木香 9g。适用于较重的肠梗阻、肠腔积液较多者。上列中药可水煎成 200mL，口服或经胃肠减压管注入。低位肠梗阻也可采用中药肛滴：枳实 15g、厚朴 15g、生大黄 15g（后下）、芒硝 12g（冲），水煎取汁 200mL，病人右侧卧位，以细肛管插入乙状结肠（自肛门插入 15cm），每分钟约 60 滴。6 小时后无效可再肛滴 1 剂。

2）针灸：取足三里、中脘、天枢、内关、合谷、章门、内庭等穴位，可作为辅助治疗。

3）油类：可用液状石蜡或生植物油 100～200mL，加温至 20℃，分次口服或由胃肠减压管注入，适用于年老体弱便结和蛔虫性肠梗阻者。

4）麻痹性肠梗阻如无外科情况可用新斯的明肌内注射、腹部芒硝热敷等治疗。

自 学 指 导

【重点难点】

1. 急性上消化道出血：上消化道急性大出血是内外科最常见的急症之一，可导致急性循环衰竭而危及生命。消化性溃疡是本病的最常见病因，其次为肝硬化门静脉高压所致的食管与胃底静脉曲张。急性上消化道出血的诊断是本节学习的重点，其急救治疗措施为难点。

根据呕血、黑粪和急性周围循环衰竭的临床表现，结合呕吐物和（或）粪便隐血试验呈强阳性、血红蛋白浓度、红细胞计数及血细胞比容下降等检验依据，可做出急性上消化道出血的诊断。但临床中应注意，虽然呕血和黑粪是上消化道出血的特征性表现，但当大量出血时，可在短期内出现休克，并无呕血与黑粪，使早期诊断较为困难。因此，对有容易导致上消化道出血的慢性病的病人，尤其有明确诱发出血原因或前驱症状时，病人一旦出现血容量不足的任何症状，无论是否发现呕血与黑粪，都要高度警惕，及时检查、监测和检验。此外临床各种危重病症，如严重感染、创伤、休克、急性脑血管病等亦常引起应激性溃疡而发生消化道出血，在诊治过程中应予重视。急性上消化道出血的诊断确立后，还应根据病史、症状和体征，结合胃镜等特殊检查进一步明确出血的病因和部位，以便采取相应的止血措施。

在急性上消化道出血的治疗中，止血与抗休克是两项至关重要的措施，应该同时进行。扩充血容量对短时间大出血，特别是有休克的病人是首选治疗，应及时输用全血。抗休克时，在应急情况下，可以选用缩血管升压药物治疗，其使用原则应该从最小量、最小浓度开始，血压的维持高度以保证组织器官，尤其心、脑、肾的有效灌注为标准。生长抑素类药物对上消化道出血尤其是食管胃底静脉曲张破裂出血，作用迅速，止血效果肯定，且因其不伴全身血流动力学改变，短期使用没有不良反应，但应注意该药半衰期短，需要持续静脉滴注。H_2 受体拮抗剂和质子泵抑制剂可有效抑制胃酸分泌，降低胃内 pH 值，提高胃黏膜防御功能，对消化性溃疡和急性胃黏膜损害引起的出血可促进止血。后者作用时间长，且副作用少，优于前者。急诊内镜检查和止血是近年来发展推广的治疗方法，在情况允许的前提下应及时使用，可迅速达到止血目的。急性上消化道出血急救处理的同时，还应注意要兼顾原发病的治疗，如对肝硬化出血者，要特别注意防止肝性脑病。

2. 急性胰腺炎：急性胰腺炎是胰腺消化酶被各种致病因素激活后，对胰腺组织自身消化所引起的急性化学性炎症，分为水肿型和出血坏死型两型。胆道疾病和酗酒为最常见病因。本节学习的重点是急性胰腺炎的诊断和治疗，其中诊断亦为难点。

急性胰腺炎的诊断包括 3 个方面：①典型的临床表现。②血或尿淀粉酶升高。③影像诊断。前两者是诊断的主要根据。当临床遇到急性腹痛时应警惕急性胰腺炎，若高度怀疑急性胰腺炎时，应仔细鉴别和排除其他原因引起的急性腹痛，常见如胆绞痛、胃肠穿孔、肠梗阻等。临床检验血、尿淀粉酶做诊断依据时要注意以下几个问题：①淀粉酶的高低并不与病情严重程度呈正比，约 1/3 重症胰腺炎，因胰腺腺泡破坏过多，淀粉酶呈现低值。②血清淀粉酶正常绝不能排除急性胰腺炎，10％致死性胰腺炎病人的血清淀粉酶可始终在正常范围内。③胸腹水中淀粉酶显著增高可作为急性胰腺炎的诊断依据，但消化道穿孔等可有胸腹水中淀粉酶增高，应注意鉴别。④血清淀粉酶也可在非急性胰腺炎的许多情况中升高，如胃和小肠穿孔、胆石症、绞窄性肠梗阻、胰腺肿瘤等。因此，常须结合其他检查综合分析。增强 CT 是诊断重症胰腺炎最主要、最有价值的手段，可为急性胰腺炎的早期分型及预后评估提供直接可靠的形态学依据。急性出血坏死型胰腺炎常合并多脏器损害，有极少数病人，起病急骤，常无明显腹痛，迅速出现休克、心搏骤停、昏迷而死亡，极易误诊。

本病的治疗应根据病变轻重选择不同的方法。原则上，对急性水肿型胰腺炎主张非手术治疗，而出血坏死型胰腺的治疗包括非手术治疗和手术治疗两方面。各种非手术治疗的重点是纠正内环境的紊乱和减轻器官功能的损伤。主要措施有：抑制胰腺分泌；抑制胰酶活性；改善胰腺微循环；纠正水、电解质紊乱，补充血容量；防治感染等。生长抑素类药物能抑制胰酶的分泌，加贝酯能抑制酶性物质的活性，应熟悉其临床使用。重症胰腺炎病人体液丢失严重，热量消耗巨大，营养支持极其重要。感染是重症病人的主要死亡原因，对重症或接近重症的急性胰腺炎、胆源性胰腺炎和有其他高危因素者应尽早使用有效抗生素，如头孢菌素类、喹诺酮类、氨基苷类及抗厌氧菌药物。中西医结合治疗急性胰腺炎有较好疗效。

3. 急性肝功能衰竭：急性肝功能衰竭是指病人原来无慢性肝病病史，由于病毒感染、药物及化学毒物等作用，使肝细胞短期内大量坏死或急性脂肪变性，导致肝功能严重损害，表现为精神异常直至昏迷的临床综合征。在我国，病毒性肝炎为最重要原因，以乙肝病毒最常见。急性肝功能衰竭的诊断和急救治疗是本节学习的重点和难点。

急性肝功能衰竭的诊断目前尚无统一标准，主要根据为：病人无慢性肝病史，在起病10 天～8 周内出现肝性脑病、肝臭、黄疸以及肝功能显著异常。本病早期诊断非常重要。1983 年 Koretz 等提出早期诊断要点如下：①体检发现肝脏明显缩小。②意识或性格行为改变。③凝血酶原时间延长，超过对照 3 秒以上。④低血糖。⑤严重高胆红素血症。⑥ALT

极度增高。本病临床表现多种多样，常伴有多脏器功能受累，其中以进行性神经精神症状最为突出。急性肝性脑病的特点是往往诱因不明显，病人在起病数周内即进入昏迷直至死亡，常缺乏慢性肝性脑病典型的昏迷前期表现，不易明确分期。

急性肝功能衰竭病情危重，并发症多，病死率高，应及时抢救。目前尚无特殊疗法可迅速缓解急性肝功能衰竭或促进肝细胞再生。病人的生存多取决于能否完好地维持生命功能，迅速发现和治疗威胁生命的并发症，同时，还取决于肝细胞坏死或肝功能损害的严重程度。因此，必须采取综合性措施才能降低病死率。应严密监护并加强支持疗法，维持热量供应，保证营养，调节水、电解质和酸碱平衡；及早识别和治疗各种并发症，为肝细胞再生提供时间和条件。肝性脑病是急性肝功能衰竭的突出症状，根据肝性脑病的发病机制，临床常应用降氨药物并配合缓泻、灌肠、肠道应用抗生素等来降低血氨和减少氨从肠道吸收，静脉滴注左旋多巴、支链氨基酸以补充正常神经递质和纠正氨基酸失调，必要时可考虑血浆置换和血液透析等治疗措施。一般应禁用镇静剂，当病人出现狂躁不安时，可小剂量使用地西泮和东莨菪碱等。

4.急性肠梗阻：急性肠梗阻是常见急腹症，常因病因、部位、病变程度不同而有不同的临床表现，但肠内容物不能通过是其共有的特征，所以共同的临床表现是腹痛、呕吐、腹胀、无排便排气。急性肠梗阻的诊断和急救治疗是本节学习的重点，其治疗亦为难点。

根据典型症状和体征，结合 X 线检查诊断肠梗阻不困难。但对于那些症状不典型病变、早期及不完全性肠梗阻，则应注意临床密切观察，不可轻易排除肠梗阻。X 线腹部透视或摄片是急性肠梗阻常用的检查方法，常能对肠梗阻是否存在，以及梗阻的原因和部位提出诊断依据。但应注意，急性小肠梗阻通常要经过 6 个小时，肠内才会集聚足够的液体和气体，形成明显的液平面。结肠梗阻发展到 X 线征象出现的时间就更长。急性肠梗阻的诊断确定后，应进一步对病人的年龄、病史、体检、X 线检查等方面进行分析，判断病因和性质。例如，以往有过腹部手术史、创伤、感染的病史，应考虑肠粘连或粘连带所致的梗阻；如病人有肺结核，应想到肠结核或腹膜结核引起肠梗阻的可能；遇风湿性心瓣膜病伴心房纤颤的病人，应考虑到肠系膜动脉栓塞等。全身性脓毒血症、药物中毒、低钾血症易引起麻痹性梗阻，而肠扭转、肠套叠、嵌顿疝常导致绞窄性肠梗阻。及时做出准确诊断，有助于指导治疗和判断预后。

急性肠梗阻的治疗方法取决于梗阻的类型、部位和病人的全身情况。目前将急性肠梗阻的治疗分为三类：①须立即手术治疗者，包括各种类型的绞窄性肠梗阻、绞窄性腹外疝、先天畸形和肿瘤所致的急性肠梗阻。②可在严密观察下进行非手术治疗，同时做好手术准备，如病情不见好转，则转为手术治疗者。这类肠梗阻包括早期肠扭转、早期肠套叠、疑有血运障碍的粘连性肠梗阻、无绞窄的嵌顿疝及病程长腹胀严重的单纯性肠梗阻等。③适用于非手术治疗者，主要为单纯性肠梗阻、无外科情况的麻痹性肠梗阻。无论采取何种方法治疗急性肠梗阻，首先均要尽快纠正水、电解质紊乱和酸碱平衡的失调，同时进行胃肠减压，这些是治疗急性肠梗阻的基础。在非手术治疗中，运用中医中药有显著疗效。

【学习思考题】

1. 试述上消化道出血的急救治疗。
2. 急性胰腺炎的主要临床表现和诊断要点是什么？

3. 急性胰腺炎的急救原则和主要治疗措施有哪些?
4. 急性肝功能衰竭的主要临床表现和诊断要点是什么?
5. 急性肝功能衰竭的急救原则是什么? 并发肝性脑病如何处理?
6. 急性肠梗阻的主要临床表现是什么? 应同哪些疾病鉴别?
7. 急性肠梗阻的急救原则和主要治疗措施有哪些?

第五章　泌尿系统急症

【目的要求】

1. 掌握急性肾衰竭、尿路结石的临床表现、诊断与鉴别诊断、急救原则和治疗措施。
2. 熟悉急性肾衰竭的概念、病因及分类。
3. 了解急性肾衰竭、尿路结石的发病机制。

【自学时数】

4 学时。

急性肾衰竭和尿路结石是发生于泌尿系统的急性病症。急性肾衰竭为临床常见的危重症，早期诊断，早期治疗，可显著降低死亡率。尿路结石虽不像急性肾衰竭直接危及生命，但其发病突然、疼痛剧烈，病人痛苦，容易误诊。因此，对这两种疾病应该重视和掌握。

第一节　急性肾衰竭

急性肾衰竭（ARF）是指由于各种病因引起肾功能急骤、进行性减退而出现的临床综合征。临床主要表现为其血肌酐平均 1 天增加 $\geqslant 44.2\mu mol/L$，氮质潴留，水、电解质和酸碱平衡失调。ARF 与慢性肾衰竭相比，由于机体来不及适应代谢废物积累、水电酸碱平衡失调造成的内环境紊乱，其后果极为严重。据统计，大手术或创伤后所致 ARF 病死率高达 50％以上，内科疾病所致者病死率约为 30％。但另一方面，如诊断治疗及时，80％以上的 ARF 是可逆的，故具有重要意义。

【病因和发病机制】

（一）病因及分类

ARF 的病因很多，通常将其分为三类。

1. **肾前性 ARF**：主要为各种原因导致肾脏供血不足，肾血流量减少，肾小球滤过率（GFR）下降，排泄能力降低引起代谢废物、水、电解质积聚。常见肾前性致病因素有失血、严重脱水、休克、急性循环衰竭、败血症、急性腹膜炎等。

2. **肾后性 ARF**：主要由尿路梗阻所致，常见原因如结石、肿瘤、前列腺肥大、药物结晶、血块阻塞、炎症、肾盂积水等。

3. 肾性 ARF：为肾实质性的损害导致肾脏排泄功能急剧减退，常见于以下情况。

(1) 急性肾小管坏死（ATN）：占 ARF 的 $75\% \sim 80\%$，其中大多数为可逆性，可由多种病因引起。

1) 缺血性病变：是 ATN 最常见原因，由于肾血流量急性下降引起，如严重创伤、严重出血、感染性休克、大手术后（心脏、大血管和腹部大手术）等。

2) 肾毒素：包括外源性毒素和内源性毒素。外源性毒素常见有生物毒素（如毒蕈、蛇毒）、细菌内毒素、化学毒素（如砷、磷化锌、甲醇）、药物（如氨基苷类抗生素、磺胺类药物）、X 线造影剂等。内源性毒素包括肌红蛋白、血红蛋白等，当广泛肌肉损伤或溶血时，大量肌红蛋白或血红蛋白进入血循环，发生 ATN。

(2) 肾小球、肾间质和肾小血管病变：见于各种病因引起的急性肾小球肾炎、急进性肾小球肾炎、急性肾间质炎症、严重高钙血症、高尿酸血症、多发性骨髓瘤、肝肾综合征等。

ARF 的病因众多，不同的病因、不同性质的改变，其发病机制也不尽相同。在临床中 ATN 是急性肾衰竭的最常见类型，通常以 ATN 为代表阐明 ARF，本节即重点叙述 ATN。

（二）发病机制

ATN 的发病机制是多环节的，现主要有以下认识。

1. 肾血流动力学改变：肾血流动力学改变在 ATN 早期起主导作用，且常常是始动因素。在出血性休克或严重血容量不足时，由于神经和体液调节，全身血流量重新分配，肾动脉收缩，肾血流量减少，肾灌注压降低和肾小球入球小动脉明显收缩，造成肾皮质缺血，肾小球滤过率下降和 ATN 的发生。这些肾血流动力学异常与交感神经过度兴奋、肾组织内肾素-血管紧张素释放过多、肾内前列腺素活性受抑、血管内皮细胞分泌内皮素增多和舒张因子释放减少等病理生理过程密切相关。

2. 肾小管上皮细胞代谢障碍：肾小管上皮细胞代谢障碍主要因缺氧所致，表现为：①ATP含量明显下降，Na^+-K^+-ATP 酶活力下降，使细胞内 Na^+、Cl^- 浓度上升，K^+ 浓度下降，细胞肿胀。②Ca^{2+}-ATP 酶活力下降，使胞浆中 Ca^{2+} 浓度明显上升，线粒体肿胀，能量代谢失常。③细胞膜上磷脂酶因能量代谢障碍而大量释放，进一步促使线粒体及细胞膜功能失常。④细胞内酸中毒等。

3. 急性肾小管损伤：严重挤压伤和急性毒物中毒引起的 ATN 病理变化中以肾小管损害为主。肾小管急性损伤导致了肾小管上皮细胞坏死，基膜断裂，使肾小管内液进入组织间隙，引起肾间质水肿，加重肾缺血，使 GFR 降低。此外，肾小管损伤后肾小管上皮细胞变性、坏死并脱落，与微绒毛碎屑、细胞管型、血红蛋白、肌红蛋白等阻塞肾小管，使肾小管腔内压增加，导致 GFR 减少，造成少尿。

【临床表现】

在原发病的基础上，急性肾衰竭因肾功能急剧减退，尿毒症毒素积聚而导致机体内代谢紊乱，并出现各系统的并发症。根据尿量减少与否，ATN 分为少尿型和非少尿型两大类，后者约占 ATN 的 40%。少尿型 ATN 是 ARF 的严重类型，一般分为少尿期、多尿期和恢复期 3 个阶段。

（一）症状和体征

1. 少尿期：

（1）尿量明显减少：24 小时尿量少于 400mL 称为少尿，少于 100mL 称为无尿。病人尿量骤减或逐渐减少。少尿期平均持续 1～2 周，其范围可从数小时至 3 个月以上不等，并有始终未能恢复者。

（2）进行性肾功能减退：由于肾小球滤过率降低而引起少尿或无尿，少尿期血肌酐 1 天上升 44.2～88.4μmol/L 以上，血尿素氮（BUN）1 天升高 3.6～7.1mmol/L 以上。因此，病人少尿 3～5 天便可出现尿毒症，引起各个器官系统的症状。

（3）水、电解质紊乱和酸碱平衡失常：

1）水过多：水分控制不严格，随少尿期延长，易发生水过多，表现为稀释性低钠血症、软组织水肿、体重增加、高血压、急性心力衰竭、脑水肿等。

2）高钾血症：是 ATN 最严重的并发症。高血钾原因除肾排泄过少外，酸中毒、组织分解过快也是主要原因。严重创伤、烧伤等所致横纹肌溶解引起的 ATN，有时 1 天血钾可上升 1.0～2.0mmol/L。当血钾>6.0mmol/L 时，可阻止神经肌肉的去极化过程而导致冲动传导障碍，临床主要表现为心脏和神经肌肉系统症状，包括心率减慢、心律失常、传导阻滞、心搏骤停及四肢乏力、感觉异常、腱反射消失和骨骼肌弛缓性麻痹等。

3）代谢性酸中毒：主要原因是酸性代谢产物排不出去及肾小管产氨排 K^+ 功能降低。一般少尿期第 3～4 天便可出现代谢性酸中毒。病人出现疲倦、嗜睡、深而快的呼吸、食欲不振、恶心、呕吐、腹痛，甚至昏迷。

4）高磷血症和低钙血症：ATN 时肾排磷功能受损，同时常合并高分解状态，故血磷常可高达 1.9～2.6mmol/L。高血磷时，肾转化 1,25-$(OH)_2D_3$ 减少及骨骼对甲状旁腺激素（PTH）的钙动员作用减低，故常合并低钙血症。

5）低钠血症和低氯血症：低钠血症主要由水潴留过多引起，常合并低氯血症，若有呕吐、腹泻可导致两者加重。

（4）各系统并发症：ATN 时，由于体内氮质代谢产物迅速积累、水电解质紊乱和酸碱平衡失调，病人在短期内出现各系统的并发症症状。

1）消化系统：出现最早，常有厌食、恶心、呕吐、腹胀，严重者消化道出血，少数可出现肝功能衰竭、黄疸等，为预后不良征象。

2）心血管系统：由于水液潴留，肾缺血导致肾素分泌增多，可出现高血压；如未控制入液量，体内水分严重过多，出现气促、端坐呼吸、肺部湿啰音等心力衰竭表现。

3）神经系统：神志淡漠或烦躁，定向力障碍，意识模糊，抽搐昏迷，多为水钠代谢紊乱、酸中毒、氮质代谢产物积聚的综合结果。

4）血液系统：ATN 几天后就会发生贫血，呈正细胞正色素性贫血，主要原因是骨髓造血减少及伴不同程度的细胞外溶血。由于骨髓血小板生成减少及血小板功能异常，使病人出血倾向增加。

5）感染：这是 ATN 最常见的并发症，有 30%～70% 的病人有明显的感染出现。其原因与机体免疫功能降低、正常解剖屏障破坏和使用抗生素不当有关。常见部位是呼吸道、泌尿道或伤口的感染，可导致败血症而死亡。

2. 多尿期：指尿量从少尿逐渐进行性增加以至超过正常量的时期。当 ATN 病人尿量超过 400mL/d，提示病程已进入多尿期，肾功能开始恢复。尿量常逐日增加，1 天可达 3000～5000mL。多尿期多尿的原因：①少尿期积蓄的尿素等引起渗透性利尿。②肾小管重吸收功能不全。③少尿期积蓄的水肿液。④不适当的补液。多尿期早期血肌酐、血尿素氮仍可继续上升，但一般为期不长。在多尿期，由于大量水分、钾、钠的丢失，病人可发生脱水、低血钾、低血钠等，应注意加强监测。

3. 恢复期：指肾功能恢复或基本恢复正常，以血肌酐、BUN 恢复正常为标志，尿量正常或比正常偏多。由于疾病的消耗、少尿期及多尿期限制饮食、合并感染、透析治疗等，病人有普遍的体质虚弱、营养不良。大多数病人肾小球滤过功能、肾小管浓缩功能在数月至半年内恢复正常，只有少数可遗留永久性肾功能损害。

4. 非少尿型 ATN：指病人在进行性氮质血症期内 24 小时尿量持续在 500mL 以上，甚至无明显变化。本型约占 ATN40％，可由各种原因引起，常见病因是肾中毒。尿量虽不少，但血肌酐和血尿素氮却逐渐增加，并出现尿毒症症状，但程度较少尿型轻，持续时间较短，水、电解质与酸碱平衡改变也均较轻，预后较好。实验室检查若血肌酐、尿素氮水平不再升高，即提示疾病开始恢复；恢复正常水平，即表明疾病接近痊愈。

（二）辅助检查

1. 血液检查：少尿期可有如下变化：

（1）血肌酐 1 天升高 44.2～88.4μmol/L 或更高；血尿素氮 1 天升高 3.6～7.1mmol/L，高分解代谢者可更高。

（2）血清钾浓度升高，大于 5.5mmol/L。

（3）血 pH 常低于 7.35，碱剩余负值增大，重碳酸盐多低于 20mmol/L 或更低。

（4）血清钠浓度正常或降低。

（5）血清钙降低，血清磷升高。

（6）少尿期可有轻、中度贫血。

2. 尿液检查：

（1）尿量改变：少尿期 24 小时尿量在 400mL 以下，非少尿型病人尿量正常。

（2）尿常规检查：尿色深，混浊，尿蛋白（＋）～（＋＋），显微镜检查可见肾小管上皮细胞、颗粒管型及少许红细胞、白细胞等。

（3）尿相对密度降低，常固定于 1.010～1.012。

（4）尿渗透压常＜350mOsm/(kg·H_2O)，尿渗透压/血渗透压＜1.1。

（5）尿钠含量增高，多在 40～60mmol/L。

（6）尿中尿素氮和肌酐浓度降低,尿尿素氮/血尿素氮比值＜10,尿肌酐/血肌酐比值＜10。

3. 影像学检查：包括 B 型超声、腹部平片、CT、尿路造影、放射性核素扫描等。急性肾衰竭时可根据病情和诊断与鉴别诊断需要选择进行。B 型超声检查可观察到肾脏大小、肾脏结石、肾脏肿块、肾盂积水。腹部平片可显示肾脏大小，发现阳性结石。CT 对判断结石、肾盂积水、有无梗阻及梗阻原因有帮助。

【诊断和鉴别诊断】

（一）ATN 诊断要点

1. 有导致发生 ATN 的病因，如严重感染、大手术、休克、弥散性血管内凝血、复合外伤等。

2. 肾功能急剧恶化，血肌酐 1 天升高≥44.2μmol/L，血尿素氮明显升高。

3. 在纠正或排除急性血容量不足、脱水、尿路梗阻等因素后，24 小时尿量＜400mL。

4. 如无少尿，但血肌酐、血尿素氮显著升高者，为非少尿型 ATN。

5. 尿相对密度固定于 1.010～1.012，尿肌酐/血肌酐＜10，尿尿素氮/血尿素氮＜10。

6. 肾衰指数＞2，滤过钠排泄分数（代表肾脏清除钠的能力）＞1％。

$$肾衰指数 = \frac{尿钠}{尿肌酐/血肌酐}$$

$$滤过钠排泄分数 = \frac{尿钠/血钠}{尿肌酐/血肌酐} \times 100\%$$

（二）鉴别诊断

在诊断为 ATN 前，要与肾前性 ARF、肾后性 ARF、肾实质疾病所致 ARF 鉴别。

1. 肾前性 ARF：发病前如有摄入过少、体液丢失，或有心脏、肝脏疾病基础，或有休克，体检发现皮肤、黏膜干燥，直立性低血压，颈静脉充盈不明显，应首先考虑为肾前性 ARF。如补充血容量后，血压恢复正常，尿量增加，氮质血症改善，则支持肾前性 ARF 诊断。肾前性 ARF，尿相对密度＞1.020，尿渗透压＞500mOsm/（kg·H$_2$O），尿钠浓度＜20mmol/L，肾衰指数＜1，滤过钠排泄分数＜1％。肾前性 ARF，若肾血流灌注不足情况严重或时间较长（＞2 小时），则可能发展为 ATN。

2. 肾后性 ARF（尿路梗阻）：对每一例 ARF 均须排除尿路梗阻，以下特点提示有尿路梗阻的可能：①没有 ATN 的致病因素（肾缺血或中毒）。②突然无尿、腰痛、血尿；或有尿频、尿急、尿痛、尿流不畅；或无尿与多尿交替出现。③有可能导致尿路梗阻的原发病史，如尿路结石史、腹腔内器官肿瘤史等。可通过影像学检查明确诊断。

3. 肾实质疾病所致 ARF：各种肾小球疾病（如急性肾小球肾炎、急进行肾炎、狼疮性肾炎）、急性间质性肾炎、急性肾血管病变等均能引起 ARF，可根据各自临床表现特点结合实验室检查确诊，如与 ATN 相鉴别有困难，可考虑肾活检。

【急救原则和治疗措施】

（一）急救原则

急救原则为：①积极去除病因，早期防治。②调节水、电解质和酸碱平衡，控制氮质潴留。③防治并发症。

（二）治疗措施

1. 消除病因，早期防治：积极治疗导致急性肾衰竭的原发病，尤其要注意及时纠正全身循环血流动力学障碍，保持有效血容量，避免应用肾毒性药物，妥善处理严重外伤和严重感染，可防止肾前性氮质血症进展为 ATN。在 ATN 发病早期（24 小时内），在纠正血容量不足的基础上，可试用以下药物，提高肾血流量，促进利尿。

（1）多巴胺：以每分钟 1.5μg/kg 的速度用输液泵维持，可扩张肾血管，增加肾小球滤过率，产生利尿。若 24 小时内尿量增加，可继续用，否则停用。

（2）呋塞米：可用 40～200mg 静脉注射，每天 2～3 次，用药后如无利尿反应，不应再用。

（3）20%甘露醇：62.5～125mL 静脉滴注 1 次，5～10 分钟内滴注完，若 2 小时后不利尿（<17mL/h），则不再用。

2. 少尿期的治疗：

（1）控制入液量，维持体液平衡：这是 ATN 治疗重要的一环。在纠正了已存在的体液丢失之后，少尿期病人应严格计算 24 小时出入液量，确定当日补液量。1 天入液量＝前 1 天显性失液量（包括尿量、大便量、呕吐、出汗、引流液及创面渗液等）＋不显性失液量（呼吸加皮肤蒸发失水共约 800mL）-代谢内生水量（约 300mL）。总的原则是"量出为入，调整平衡"。若病人皮下无脱水或水肿征象，1 天体重不增加，血清钠浓度正常，提示入液量适中。

（2）高钾血症的处理：ATN 时血钾一般应控制在 6mmol/L 以下，限制钾摄入量（食物、药物）、纠正酸中毒、不输库存血、控制感染、彻底清创、防止消化道出血等均为防治高钾血症的重要措施。对轻度的高钾血症病人可口服钠型阳离子交换树脂 15～20g，1 天 3 次。若血钾>6.5mmol/L 时，应紧急处理：①10%葡萄糖酸钙 10mL，静脉缓慢推注，以拮抗钾离子对心肌的毒性作用。②5%碳酸氢钠液 100～200mL，静脉滴注，以提高 pH 值，使钾离子向细胞内移动，从而降低血钾。③25%葡萄糖液 200mL 加普通胰岛素 16～20U，静脉滴注；或 50%葡萄糖液 50mL 加胰岛素 10U，静脉注射，能在促进糖原生成的过程中将钾离子转入细胞内。治疗高钾血症最有效、最彻底的措施是尽早做血液透析。

（3）纠正代谢性酸中毒：ATN 伴轻度酸中毒应供给足够的热量，限制蛋白质摄入，控制感染，无需特殊处理。若血浆 HCO_3^-<15mmol/L，应给予 5%碳酸氢钠 100～250mL，静脉滴注，并动态监测。对顽固性酸中毒病人应进行透析治疗。

（4）低钙血症、高磷血症的处理：低钙血症若无症状，可不处理；如出现症状性低钙血症，可临时给予静脉补钙。高磷血症应以预防为主，如供给足够热量、避免高磷饮食，中高度高磷血症给予氢氧化铝凝胶 30mL，口服，1 天 3 次。

（5）低钠血症的处理：绝大部分为稀释性，故一般仅需控制水分摄入即可。如出现定向力障碍、抽搐、昏迷等水中毒症状，则要给予高渗盐水静脉滴注或透析治疗。如出现高钠血症，应适当放宽水分的摄入。

（6）透析疗法：出现下列情况者，应及时进行透析治疗：①急性肺水肿。②高钾血症，血钾在 6.5mmol/L 以上。③血尿素氮 21.4mmol/L 以上或血肌酐 442μmol/L 以上。④高分解代谢状态，血肌酐 1 天升高超过 176.8μmol/L，或血尿素氮 1 天超过 8.9mmol/L，血钾 1 天上升 1mmol/L 以上。⑤无明显高分解代谢，但无尿 2 天以上或少尿 4 天以上。⑥酸中毒，二氧化碳结合力低于 13mmol/L，pH<7.25。⑦少尿 2 天以上，伴有下列情况任何一项者：体液潴留，如眼结膜水肿、心律呈奔马律、中心静脉压增高；尿毒症症状，如持续呕吐、烦躁、嗜睡；高血钾，血钾>6.0mmol/L，心电有高钾改变。ATN 常用的透析技术有血液透析、腹膜透析、连续性动静脉血液滤过和透析，具体应用根据病情选择。

（7）饮食营养：为了减少氮质、钾、磷和硫的来源，应适当限制蛋白质的摄入，1 天摄入量为优质蛋白 0.6g/kg。对于高分解代谢或营养不良以及接受透析治疗的病人，1 天应给予蛋白质或氨基酸 0.8～1.0g/kg。要供给足够的热量，一般为 1 天 126～188kJ（30～45kcal）/kg，以减少体内蛋白质的分解，减慢血氮质升高速度。急性肾衰竭病人常伴消化道症状，从胃肠道摄入不足，需部分或全部静脉营养，补充必须氨基酸、高浓度葡萄糖、脂肪乳剂、维生素等。

(8) 防治并发症:

1) 感染:这是 ARF 的常见并发症,也是少尿期主要死亡原因。常见为呼吸道、尿路、血液、伤口等部位的感染。可根据细菌培养和药物敏感试验,合理选用对肾脏无毒性作用的抗菌药物治疗,如第三代头孢菌素、各种青霉素制剂、大环内酯类、氟喹诺酮类等,其剂量应根据肾功能损害的程度而定。

2) 心力衰竭:常因体内水钠潴留、血容量增多、心脏负荷过重所致,电解质紊乱引起的心律失常常可诱发或加重心衰。ARF 并发的心力衰竭,利尿剂疗效常不佳,洋地黄制剂易于中毒,故以扩血管药物治疗为主,必要时应用透析疗法超滤清除过量体液。

(9) 中药灌肠疗法:中药结肠灌注通过通腑导泻、活血化瘀作用可降氮,促进肾功能的恢复,疗效肯定。

1) 中药结肠灌注 1 号液(成都中医学院附属医院方):大黄、黄芪各 30g,红花、丹参各 20g,煎汤。成人每次 100mL,加 4‰碳酸氢钠 20mL,加温至 38℃,通过肛管做结肠灌注,1 天 6 次,6~8 天为 1 疗程。

2) 大黄灌肠方:生大黄 30g,水煎 200mL 灌肠,8 小时 1 次,直到多尿期来临。

3. 多尿期治疗:多尿期开始,威胁生命的并发症依然存在,治疗重点仍为维持水、电解质和酸碱平衡,控制氮质血症,治疗原发病和防治各种并发症。24 小时尿量多于 2500~3000mL 以上,补液量应逐渐减少(比出量少 500~1000mL),并尽可能从胃肠道补充。

4. 恢复期治疗:主要是加强合理营养,适当锻炼,促进恢复。要定期复查肾功能,避免使用对肾脏有损害作用的药物。恢复期可辨证应用中药调养,脾气虚者用香砂六君子汤,肾阳虚者用金匮肾气丸,肾阴虚者服用六味地黄丸。一般需 3~6 个月可恢复到原来健康水平。ATN 发展为慢性肾功能不全者不足 5%,主要见于严重的原发病、原有慢性肾脏疾病、高龄(>60 岁)和诊断治疗不及时者。

第二节　尿路结石

尿路结石是肾、输尿管和膀胱等结石的总称,其中肾和输尿管结石称为上尿路结石,膀胱和尿道结石称为下尿路结石。尿路结石是常见的泌尿系疾病,常因肾绞痛发作或排尿障碍而急诊治疗。男性多于女性,约为 3∶1。近 30 多年来,我国上尿路结石发病率明显增高,下尿路结石日趋少见。

【病因和发病机制】

尿路结石多在肾和膀胱内形成,上尿路结石与下尿路结石的病因、形成机制、结石成分和流行病学等方面有显著差异。虽然已明确部分尿路结石的成因,但大多数结石形成原因目前仍不明确,一般认为尿路结石是由多因素促成的。

(一)影响尿路结石形成的因素

1. 自然与经济条件:热带地区气候炎热,出汗较多,增加尿液浓缩程度;日照时间长,人体维生素D生成旺盛，可成为尿石形成的促进因素。社会经济发展，营养水平提高，饮食中动物蛋白、精制糖增多，纤维素减少，可促进上尿路结石的形成。

2. 生活习惯：饮水少，尿液容易浓缩，使盐类和有机物质的浓度提高；进食肉类过多，因嘌呤含量大，尿液尿酸增高，易形成结石。进食过多草酸含量高的蔬菜（如菠菜）易形成草酸盐结石。

3. 解剖结构异常：尿路畸形、炎症性狭窄等导致尿路梗阻，尿中晶体或基质在引流差的部位沉积，有利于结石形成。

4. 尿中抑制结晶形成的物质减少：尿中低分子物质焦磷酸盐、枸橼酸盐抑制磷酸钙结晶形成；大分子物质糖肽、葡糖胺聚糖以及镁抑制草酸钙结晶形成。当这些抑制物减少时，尿中成分容易形成结晶沉淀。

5. 尿路感染：肾盂及输尿管的炎症损伤有利于结晶成分附着；产生脲酶的细菌分解尿液中尿素而产生氨，使尿液碱化，尿中磷酸盐、尿酸铵等相对饱和，容易发生沉淀。

6. 疾病：许多疾病与尿路结石形成有密切关系，如甲状旁腺功能亢进、肾小管酸中毒等使尿钙排出增加，痛风使尿酸排出增加，均可促使结石形成。

（二）常见结石成分及性质

1. 草酸钙结石：最为常见，结石可呈球形、椭圆形、菱形或桑葚状，深褐色，质地坚硬，表面粗糙，容易损伤组织，引起血尿。

2. 磷酸钙、磷酸镁铵结石：多混合成石，表面粗糙，外形不规则，灰白色、黄色或棕色，其发生常与感染和梗阻有关。

3. 尿酸结石：呈圆形或椭圆形，表面光滑，橘红色，质坚硬，常与尿酸代谢异常有关。

（三）病理改变

尿路结石所致病理改变与结石的部位、大小、数目、继发炎症和梗阻程度等因素相关。尿路结石多在肾和膀胱内形成，绝大多数输尿管结石和尿道结石是结石排出过程中，停留在该处所致。尿路结石可引起尿路黏膜充血、水肿及出血，并引起感染。结石阻塞尿路可造成急性完全性或慢性不完全性梗阻，长时间梗阻最终均将合并感染及梗阻性肾病。结石进入输尿管时易停留或嵌顿于生理狭窄处，即肾盂输尿管连接处、输尿管跨越髂血管处及输尿管膀胱连接处。

【临床表现】

（一）症状和体征

1. 肾和输尿管结石：主要临床症状是疼痛和血尿。肾盂内较大结石及肾盏结石因局部压迫、摩擦或积水，可出现患侧肋脊角或上腹部胀痛、钝痛。较小结石在肾盂或输尿管内移动，引起肾盂输尿管连接处或输尿管梗阻时，则导致输尿管平滑肌痉挛，突发肾绞痛。疼痛剧烈难忍，病人辗转不安，大汗，恶心，呕吐，历时短则数分钟，长则数小时。疼痛部位及放射范围根据结石梗阻部位而有所不同。肾盂输尿管连接处或上段输尿管梗阻时，疼痛位于腰部或上腹部，并沿输尿管行径，放射至同侧睾丸或阴唇和大腿内侧。当输尿管中段梗阻时，疼痛放射至中下腹部，右侧输尿管中段梗阻极易与急性阑尾炎混淆。结石位于输尿管膀胱连接处，常伴有膀胱刺激症状及尿道和阴茎头部放射痛。结石移动擦伤肾盂和输尿管黏膜，表现为肉眼或显微镜下血尿，以后者更为常见，血尿多与疼痛同时发生。结石伴有感染时，可有尿频、尿痛等症状，显微镜检可见脓细胞。双侧上尿路结石引起双侧完全性梗阻或独肾上尿路结石完全性梗阻时，可导致无尿，肾功能减退。

2. 膀胱结石：多见于男孩和患前列腺增生的老人。膀胱内结石嵌顿于尿道内口时，排尿突然中断，下腹部剧烈疼痛，放射至远端尿道和阴茎头部，伴排尿困难及尿频、尿急、尿痛等膀胱刺激症状，经跑跳或改变体位后能缓解疼痛并继续排尿，结石损伤黏膜可有终末血尿。若持续梗阻，可导致急性尿潴留。

3. 尿道结石：结石绝大多数来自肾和膀胱。典型临床表现为急性尿潴留伴会阴部剧痛，亦可表现为尿痛、尿流变细、排尿困难及血尿。前尿道结石可通过仔细扪诊而发现，直肠指诊能扪及后尿道结石。

（二）辅助检查

1. 化验检查：

（1）尿常规检查：可有显微镜下血尿，伴感染时有脓尿。

（2）酌情查血钙、血磷、血肌酐、血尿酸及24小时尿的尿钙、尿酸，以排除内分泌和代谢性疾病。

2. 影像学检查：

（1）泌尿系X线平片：90％以上的结石能在X线平片上显影，其显影程度与结石含钙成分多少有关。应做正侧位摄片，以排除腹内其他钙化阴影，如胆囊结石、肠系膜淋巴结钙化、静脉石等。结石过小或钙化程度不高、胱氨酸结石、尿酸结石常不显影。

（2）排泄性尿路造影：可显示结石所在的肾结构和功能改变。透X线的结石可表现为充盈缺损。

（3）B型超声检查：能发现X线不显影的结石，并有助于发现肾盂积水。

（4）CT检查：能发现X线和超声波检查不能显示的或较小的输尿管中、下段结石。

3. 膀胱镜检查：能直接见到结石，有时可发现病因，如膀胱出口梗阻、膀胱憩室等。

【诊断和鉴别诊断】

（一）诊断要点

1. 肾和输尿管结石：

（1）腰腹部突发持续性钝痛或阵发性剧烈绞痛，放射至同侧下腹部或外阴，绞痛发作时可伴有出冷汗、呕吐、恶心，双侧同时有梗阻者可有尿闭。

（2）可有肉眼或显微镜下血尿，绞痛发作时血尿加重。

（3）影像学检查可见结石征象。

2. 膀胱结石：

（1）排尿困难、尿流中断、尿末剧痛和血尿。合并感染时出现尿频、尿急、疼痛加重。

（2）膀胱区X线透视或摄片可见结石影。

（3）金属尿道探条进入膀胱，有与结石碰击或摩擦感。

（4）膀胱镜检查可见结石。

（5）B型超声检查能显示结石影。

3. 尿道结石：

（1）排尿困难，尿流滴沥或尿潴留。

（2）沿尿道或肛门指诊可触及结石，或以金属探条触及结石。

（3）X线平片可见结石阴影。

（二）鉴别诊断

1. 胆石病：胆道内结石移行时可发生胆绞痛，须与肾和输尿管结石引起的肾绞痛鉴别。胆绞痛疼痛部位多在右上腹或中上腹，常伴有发热、黄疸。肾绞痛常在腰部或胁腹开始，向大腿内侧或外阴部放射，伴有血尿。B型超声检查可帮助鉴别诊断。

2. 急性阑尾炎：出现持续性右下腹痛，伴发热，右下腹麦氏点有固定压痛及反跳痛，白细胞计数升高。而右侧输尿管结石引起的右下腹绞痛呈阵发性，向外阴部放射，有显微镜下血尿，无麦氏点固定压痛及反跳痛，B型超声检查或X线摄片在输尿管走行部位可见结石影像。

【急救原则和治疗措施】

（一）急救原则

急救原则为：①止痛。②控制感染。③体外冲击波碎石。④手术取石。

（二）治疗措施

1. 止痛：肾绞痛发作应用解痉剂阿托品或山莨菪碱肌内注射，可合用异丙嗪以增强疗效。无效时应用哌替啶或吗啡肌内注射止痛。

2. 保守疗法：对上尿路直径小于 0.5cm 光滑圆形结石，无尿路梗阻，肾功能良好，可先采用保守疗法，结石可能自行排出。

（1）充分饮水：以增加尿量，使 1 天尿量超过 2000mL，降低尿中形成结石物质的浓度，减少晶体沉积，冲洗尿路，排出微小结石。

（2）饮食调节：应根据结石种类和尿液酸碱度而定。对草酸钙结石应限制食草酸、钙含量高的饮食，前者如菠菜、番茄、浓茶，后者如奶制品。高蛋白质饮食可使尿钙增加，限制饮食中蛋白质过多摄入，有益于草酸钙结石的治疗。尿酸结石不宜食用高嘌呤食物，如动物内脏、鱼虾等。

（3）控制感染：尿路结石常合并感染，可根据细菌培养和药敏试验选用抗生素。控制了感染还可限制感染性结石的形成和增大。

（4）调节尿液酸碱度：尿酸结石、胱氨酸结石防治可口服枸橼酸钾以碱化尿液。做预防用时尿 pH 保持在 6.5，做治疗用 pH 保持在 7.0～7.5。对尿酸结石，在饮食调节、碱化尿液的基础上，必要时加服别嘌呤醇以控制血尿酸含量。

3. 体外冲击波碎石：应用于上尿路结石安全有效。通过 X 线、B 超检查对结石定位，将冲击波聚焦后作用于结石。大多数上尿路结石均适用于此法，最适宜直径小于 2.5cm 的结石。本法对结石远端尿路梗阻、妊娠、出血性疾病、严重心脑血管病、安置心脏起搏器者、血肌酐≥265μmol/L、急性尿路感染等，不宜使用。

4. 上尿路结石手术治疗：分为非开放手术和开放手术。非开放手术治疗应用输尿管肾镜取石或碎石术和经皮肾镜取石或碎石术，适用于大多数上尿路结石。仅少数病人需用开放手术治疗，包括输尿管切开取石术、肾窦肾盂切开取石术、肾实质切开取石术等。

5. 膀胱结石治疗：在病因治疗的基础上采用手术治疗。大多数结石可应用经膀胱镜机械、液电效应、超声、弹道气压等方法碎石。结石过大、过硬或有膀胱憩室等时，宜采用耻骨上膀胱切开取石。

6. 尿道结石治疗：根据结石位置，采用不同方法取石。结石位于尿道舟状窝，注入无菌石蜡油后，轻轻推挤、钩取或钳出。前尿道结石可在良好麻醉下，压迫结石近端尿道后注入无菌石蜡油，轻轻向远端挤出，或钩取，或钳出。后尿道结石可在麻醉下用尿道探条将结石轻轻推入膀胱，再按膀胱结石处理。

7. 针灸疗法：

（1）针刺止痛：用于肾绞痛。病人侧卧位，取穴为疼痛侧肾俞、双三阴交、双足三里，提插泻法与捻转泻法交替使用，强刺激，得气后留针 15～20 分钟，5 分钟行针 1 次。

（2）针刺排石：用于上尿路结石。主穴：京门、肾俞。配穴：足三里、三阴交、阿是穴。中强或强刺激，得气后留针 30 分钟，5 分钟行针 1 次。1 天治疗 1～2 次，7 天 1 疗程，可治疗 2～3 疗程。

8. 中医辨证施治：

（1）湿热蕴结证：症见尿中时夹沙石，小便艰涩，或排尿时突然中断，尿道窘迫疼痛，少腹拘急，或腰腹绞痛，尿中带血，舌质红，苔薄黄，脉弦或带数。治宜清热利湿、通淋排石，方药用石韦散加减：石韦、金钱草、海金沙、木通、车前子、冬葵子、榆白皮、王不留行、枳壳、厚朴、川牛膝、甘草。

（2）气滞血瘀证：症见尿中时夹沙石，少腹满痛，或腰腹绞痛，小便涩滞，淋沥不宣，舌质暗红，脉弦涩。治宜行气破瘀、通淋排石，方药用沉香散加减：沉香、石韦、滑石、金钱草、海金沙、三七、皂角刺、王不留行、冬葵子、当归、白芍、橘皮。

（3）肾虚证：症见尿中时夹沙石日久，腰腹隐痛，腰膝酸软，手足心热，舌红少苔，脉细数。治宜补肾滋阴、通淋排石法，方药用六味地黄汤加减：生地、山茱萸、山药、牡丹皮、茯苓、泽泻、黄芪、金钱草、海金沙、冬葵子、王不留行、车前草。

自 学 指 导

【重点难点】

1. 急性肾衰竭：急性肾衰竭（ARF）是临床常见的危重病症，对其概念和病因分类应该明确。本病是由各种病因导致肾功能急剧减退引起，因机体不能在摄入与排泄之间保持平衡而出现血液氮质潴留，以及水、电解质和酸碱平衡失调。广义的急性肾衰竭分为肾前性、肾后性和肾性三大类。本节主要阐述急性肾小管坏死（ATN），其约占 ARF 病例的 3/4，临床又称为狭义的 ARF。

ATN 诊断是学习的重点难点之一。本病的诊断依据发病史、临床症状和实验室检查。在诊断中应注意以下几点：

（1）病史：一般有明确的致病因素，如大失血、休克、严重感染、创伤、肾毒药物、中毒等。凡有上述病史均应警惕发生 ATN。

（2）临床症状：少尿是 ATN 最突出的具有指示性的症状，在临床工作中应及早发现，从而做到早期诊断。此外在 ATN 中，少部分病人表现为尿量不减少，即非少尿型 ATN，容易被忽略，不能及早发现，对此要加深认识。高血钾是 ATN 病程中最严重的并发症，可导致心搏骤停，必须严密监测。

（3）实验室检查：诊断 ATN 的最主要实验室检查指标是血肌酐浓度，ATN 时 1 天上升 $44.2 \sim 88.4 \mu mol/L$ 或更高，多同时有血尿素氮的显著升高。以血肌酐为诊断 ATN 的主要指标是因为血肌酐浓度相对恒定，而血尿素氮浓度受较多的因素影响。

ATN 与肾前性 ARF、肾后性 ARF、肾实质疾病所致 ARF 鉴别诊断时，要特别注意病史。肾前性 ARF 多有血容量不足或循环衰竭病史，补液和注射利尿剂后尿量即可增加。肾后性 ARF 则可有泌尿系结石、盆腔脏器肿瘤等病史，通过影像学检查可较快做出鉴别诊断。重症急性肾小球肾炎或急进性肾小球肾炎发病早期常有明显水肿、高血压、大量蛋白尿伴明显镜下或肉眼血尿和各种管型等肾小球肾炎改变。

ATN 的治疗亦为本节学习的重点。ATN 的早期防治和少尿期综合性治疗措施及进行透析疗法是急救治疗的要点。早期防治建立于早期识别处于危险期病人的基础上，及时有效地补充血容量十分重要。实践证明，对烧伤、创伤和外科手术后血容量的维持可以防止肾功能衰竭的发生。在 ATN 起始期（24 小时内）及时恰当地应用多巴胺、呋塞米、甘露醇等药物，可使部分病人减轻病情，如缩短少尿期时间，使少尿型 ATN 转为非少尿型。进入少尿期，首先要系统观察病人临床症状和生化指标，水中毒、高钾血症、氮质潴留、代谢性酸中毒、继发感染是此期威胁病人生命的主要方面，相应的治疗措施包括调整水、电解质和酸碱平衡，控制氮质潴留，保证足够的营养，防治感染和各系统并发症。在保守治疗无效时，应及时进行透析治疗，目前常用的透析技术包括血液透析、腹膜透析、连续性动静脉血液滤过与透析 3 种，具体应用当根据实际情况决定，透析疗法对降低急性肾衰竭的病死率至关重要。近年来倾向早期预防性应用透析治疗，即在 ARF 出现各种并发症之前即开始透析。早期透析可避免严重并发症的发生，减轻组织细胞损伤，稳定机体内环境，使 ATN 治疗简单化。

2. 尿路结石：尿路结石是常见的泌尿系统疾病之一，常因突发肾绞痛或出现排尿障碍而急诊。尿路结石的诊断和治疗是本节学习的重点。

尿路结石由多种原因引起，确定病因要结合病史，通过仔细的筛选方法和特殊检查才能查明。但无论何种原因的尿路结石，只要已生成结石，均有许多共同表现，临床诊断主要依据以下几方面：

（1）病史：应详细询问病史，包括职业、工作环境及饮食习惯；是否患过内分泌或泌尿系疾病；是否服过特殊的药物；过去有无肾绞痛、排石史；家族成员中有无尿路结石病史等。

（2）症状：发作肾绞痛表示上尿路有结石。肾与胃肠同属相应腹腔神经丛支配，肾绞痛的剧烈和刺激，使疼痛常伴恶心、呕吐及肠麻痹症状，容易和急性胃肠炎、胆石病、急性阑尾炎、卵巢囊肿扭转等其他急性腹痛相混淆。尿路结石疼痛发作时多伴有肉眼或显微镜下血尿，以后者更为常见，是诊断的重要线索。

（3）影像学检查：能够确定结石部位、大小、数目、形态以及对泌尿系统的影响，是确诊不可缺少的依据。根据病情可选用泌尿系 X 线平片、B 型超声波、排泄性尿路造影、CT 等项检查。

（4）实验室检查：为查明尿路结石原因常需做血、尿生化检查，以判明有无代谢性疾病和内分泌紊乱，如甲状旁腺功能亢进症、痛风、肾小管性酸中毒等。

尿路结石治疗要根据结石部位、大小、肾功能及全身状况、有无确定病因、有无梗阻和感染等制定治疗方案，基本分为3个方面，即保守治疗、体外冲击波碎石疗法、外科手术治疗。已确定病因者，应积极治疗原发病，纠正体内代谢和内分泌紊乱。

【学习思考题】

1. 急性肾小管坏死少尿期的主要临床表现和诊断要点是什么？
2. 急性肾小管坏死少尿期的急救原则和主要治疗措施有哪些？
3. 怎样诊断尿路结石？
4. 怎样治疗尿路结石？

第六章　代谢疾病与内分泌系统急症

【目的要求】

　　1. 掌握糖尿病酮症酸中毒、高渗性非酮症糖尿病昏迷、甲状腺危象的临床表现、诊断要点、鉴别诊断、急救原则与治疗措施。
　　2. 熟悉糖尿病酮症酸中毒、高渗性非酮症糖尿病昏迷、甲状腺危象的发病机制。
　　3. 了解糖尿病酮症酸中毒、高渗性非酮症糖尿病昏迷、甲状腺危象的病因。

【自学时数】

　　6 学时。

　　本章论述的糖尿病急性并发症糖尿病酮症酸中毒和高渗性非酮症糖尿病昏迷，均为临床急诊所常见，须及早识别和诊断，并要正确处理，临床医师应熟练掌握。此外，所论述的甲状腺危象，虽非常见，但病情危急，死亡率很高，亦应引起重视。

第一节　糖尿病酮症酸中毒

　　糖尿病酮症酸中毒是糖尿病的一种严重急性并发症，当血清酮体浓度超过 2mmol/L 时称为酮血症，其临床表现称为酮症；当酮酸积聚而发生代谢性酸中毒时称酮症酸中毒。

【病因和发病机制】

（一）病因

1 型糖尿病病人有自发糖尿病酮症酸中毒倾向，2 型糖尿病病人在一定诱因作用下也可发生。糖尿病酮症酸中毒是由于糖尿病病人胰岛素相对或绝对不足，以及拮抗胰岛素的各种激素相对或绝对增多而引起的代谢危象。常由于下列情况诱发：①感染是最常见而主要的诱因。②胰岛素剂量不足、中断或抗药性。③手术、创伤、麻醉、急性心肌梗死、心力衰竭、脑血管病以及严重精神创伤等应激状态。④饮食失调或胃肠疾患，尤其伴严重呕吐、腹泻者。⑤妊娠与分娩。

（二）发病机制

1. 酸中毒：当由于各种诱因增加胰岛的负担，使糖尿病加重时，造成胰岛素的严重缺乏，拮抗胰岛素的各种激素（胰高血糖素、皮质醇、儿茶酚胺类、生长激素）作用增强，使糖利用发生障碍,脂肪分解增加,大量脂肪酸在肝脏经 β 氧化生成大量乙酰乙酸、β-羟丁酸和丙酮,三者统称为酮体。当肝内产生的酮体量超过了周围组织的氧化能力时,血酮升高并出现尿酮,临床上称为酮症。乙酰乙酸和 β-羟丁酸均为较强的有机酸,消耗体内储备碱,当体内缓冲系统、肺、肾不能调节代偿时,引起失代偿性酮症酸中毒。在脂肪代谢紊乱的同时,蛋白质的分解过程加强,生酮氨基酸转化为酮酸(乙酰乙酸、β-羟丁酸),并有磷酸、硫酸以及其他有机酸大量产生,特别是失水严重,肾功能不全时,酸中毒代偿机制进一步丧失,酸中毒更趋恶化。当 pH 下降至 7.2 以下时,刺激呼吸中枢引起深大呼吸,降至 7.0 以下可导致呼吸中枢麻痹。

2. 水和电解质紊乱:蛋白质、脂肪过度分解后酸性代谢产物(如酮酸、硫酸、磷酸及其他有机酸)从肺、肾排出,带走大量水分;血糖浓度明显增高,引起细胞外高渗状态,使细胞内水分外移,出现渗透性利尿作用;加上酮症酸中毒所致恶心、呕吐、水入量减少等,造成严重失水和钾、钠、氯、镁、磷酸根等离子丧失。酸中毒时钾由细胞内转移至细胞外,经肾小管与氢离子竞争排出使失钾更为明显,但失水使血液浓缩和肾排钾减少,故在治疗前血钾浓度可正常或偏高。而随着治疗进程,补充血容量、注射胰岛素、纠正酸中毒后,钾离子转回细胞内,且随尿量增多而排出增多,如果补钾不足,可在短时间内发生严重低血钾。

3. 循环及肾衰竭:酸中毒可使周围血管阻力降低,微循环障碍,加之严重失水、血容量减少,最终可导致周围循环衰竭。肾灌注量减少,引起少尿或无尿,严重者可发生肾衰竭。

4. 中枢神经系统功能紊乱:由于糖代谢紊乱和糖利用异常,导致代谢性酸中毒、电解质紊乱、细胞外液高渗、脑细胞缺氧、血压下降等,引起中枢神经系统功能障碍,出现头痛、反应迟钝、嗜睡以至昏迷。

【临床表现】

(一)症状

除诱发疾病引起的症状外,早期主要表现为多尿、口渴多饮、疲倦等糖尿病本身症状的加重。随后出现食欲不振、恶心、呕吐等消化道症状。病情进一步发展,由于严重脱水,出现尿量减少,血压下降。晚期中枢神经系统受抑制而出现头痛、烦躁、神志淡漠、嗜睡甚至昏迷。少数病人可有明显腹痛,甚至误诊为急腹症。

(二)体征

早期除糖尿病原有征象与各种诱因所表现的体征外,查体常有明显脱水征象,如皮肤黏膜干燥、弹性差,眼球下陷,眼压低,舌干而红。酸中毒明显时,口唇呈樱红色,两颊潮红,呼吸深快,呼出气体呈酮味(烂苹果味),心率增快,心音减弱。严重者脉搏细数而微弱,血压下降,四肢厥冷,体温除感染外常低于正常。腹肌紧张,可有压痛或反跳痛。当影响神经系统时,病人神志淡漠、倦怠,呈昏睡状,肌张力下降,各种反射迟钝甚至消失,终于昏迷。

(三)实验室检查

1. 尿:尿糖呈强阳性,尿酮呈强阳性,可见管型尿和蛋白尿。肾功能严重损害时,肾小球滤过率减少而尿糖和尿酮可减少。

2. 血:

(1)血糖明显增高,多为 16.7 ~ 33.3mmol/L(300 ~ 600mg/dL),有时可高达

55.5mmol/L（1000mg/dL）以上。血酮体增高，多在 4.8mmol/L（50mg/dL）以上。

（2）血气分析：代偿期 pH 值在正常范围，失代偿时常低于 7.35，严重时低于 7.20；HCO_3^-＜10～15mmol/L；碱剩余负值增大，阴离子间隙增大。

（3）电解质测定：血钾初期可正常或降低，尿量减少后可增高，治疗后可出现低钾血症；血钠、血氯、血镁、血磷多偏低。

（4）肾功能：血尿素氮和肌酐常可增高；血浆渗透压轻度上升。

（5）血常规：白细胞计数常增高，即使无合并感染，也可＞$10×10^9$/L，中性粒细胞比例升高；血红蛋白、血细胞比容增高，反映失水和血液浓缩情况。

【诊断和鉴别诊断】

（一）诊断要点

1. 有糖尿病史，并有感染、应激、胰岛素治疗中断或不适当减量、饮食不当等诱因。

2. 糖尿病症状加重，可见疲倦、烦渴、多饮、多尿、饮食减少、恶心、呕吐、腹痛、神志淡漠、嗜睡甚至昏迷。

3. 体征可有失水征象、呼吸深快、呼气有酮味、血压下降和休克等。

4. 实验室检查：尿糖、尿酮体阳性，血糖明显增高，血酮体升高。失代偿时血 pH 值下降至 7.35 以下，血气分析 HCO_3^-＜10～15mmol/L，碱剩余负值增大，阴离子间隙增大。

（二）鉴别诊断

1. 高渗性非酮症糖尿病昏迷：多见于老年人，部分病人于发病前无明显糖尿病史，或仅有轻度症状，多有感染、呕吐、腹泻等诱因。其特征为血糖＞33.3mmol/L（600mg/dL），血钠＞145mmol/L，血浆渗透压＞350mmol/L，血酮体正常或稍高，血 pH 正常或稍低。起病慢（常数日），可有偏瘫失语、同侧偏盲、幻觉、躁动、震颤、抽搐、意识障碍等神经系统症状。有时与酮症酸中毒并存，应注意鉴别。

2. 乳酸性酸中毒：常有肝肾功能不全、各种休克、严重感染、心力衰竭、饮酒、服用二甲双胍类药物史。发病急，常有厌食、恶心、气短与昏睡等症状。血浆乳酸＞2mmol/L，乳酸与丙酮酸之比＞15：1（正常＜10：1），血 pH＜7.35 时可诊断为乳酸性酸中毒。有时与酮症酸中毒并存，如有代谢性酸中毒而血酮不高或增高不多者应疑及此症，须测定血乳酸及丙酮酸浓度以助诊断。

3. 低血糖昏迷：有注射胰岛素、口服降糖药、饮酒、饥饿、劳累等病史。起病急，常有饥饿、心慌、眩晕、乏力、出汗、颤抖、面色苍白等表现。检测血糖明显降低，静脉注射高渗葡萄糖后症状迅速缓解。

4. 脑血管意外：本病为糖尿病病人常见并发症，应注意详查神经系统体征及检测血糖、血酮，以资鉴别，必要时做颅脑 CT 检查。尚须注意两者可同时存在。

5. 各种急腹症：少数病人因存在脱水而出现上腹部剧痛，酷似外科急腹症，与严重脱水和糖代谢紊乱有关。可通过病史、体征和实验室检查结果进行鉴别。

【急救原则和治疗措施】

（一）急救原则

急救原则为：①尽快补液。②用胰岛素纠正内分泌代谢紊乱。③纠正电解质紊乱及酸碱平衡失调。④积极治疗诱因。⑤防治并发症。

（二）治疗措施

1. 酮症：如病人仅出现酮症，给予胰岛素治疗。一般采用小剂量胰岛素皮下注射，每2小时4～6U，同时静脉补液。密切注意尿糖、尿酮、血糖及血酮变化，随时调整胰岛素及补液量，持续到酮体消失。此后再按糖尿病常规治疗。

2. 酮症酸中毒及昏迷：

（1）补液：酮症酸中毒病人常有严重失水，可达体重的10％以上。失水时组织微循环灌注不良，使胰岛素不能有效进入组织间液而发挥生物效应，故必须快速补液。通常先补等渗生理盐水。输液速度应视失水程度和病情而定，老年或心脏病病人应在中心静脉压监护下进行补液。如无心力衰竭，开始时补液速度应较快，在最初2小时内输入1000～2000mL，以尽快补充血容量。以后要根据血压、心率、尿量、末梢循环等情况决定输液的量和速度。第2～6小时输入1000～2000mL。第1天补液总量为4000～5000mL。如治疗前已有低血压或休克，快速输液不能升高血压，应适量输入胶体溶液，并采取其他抗休克措施。如病人清醒，要鼓励饮水，渐减输液量。治疗过程中必须避免血糖下降过低过快，以免发生脑水肿。

（2）胰岛素治疗：酮症酸中毒治疗的关键是迅速用胰岛素纠正糖和脂肪代谢紊乱。基础研究表明，每小时静脉滴注胰岛素0.1U/kg，即可使血清胰岛素达到正常人胰岛素的高水平，发挥抑制脂肪分解和酮体生成的生物效应，并有相当强的降血糖效应，目前多采用小剂量速效胰岛素治疗，此疗法简便、安全、有效，较少发生脑水肿、低血糖、低血钾和休克等严重副作用。一般多用胰岛素0.1U/（kg·h）持续静脉滴注；亦可采用间歇肌内注射或静脉注射。小剂量胰岛素治疗可使血糖平均每小时下降3.9～6.1mmol/L（70～110mg/dL）。治疗过程中，每1～2小时需测血糖1次，以便及时调整胰岛素用量。如用药后2小时血糖不能满意下降，提示病人对胰岛素敏感性较低，胰岛素剂量应加倍。当血糖降至13.9mmol/L（250mg/dL）左右时，改用5％葡萄糖注射液加普通胰岛素（每3～4g葡萄糖加1U胰岛素）静脉滴注至尿酮体消失。病人能进食后胰岛素改为皮下间歇注射，4～6小时1次，然后逐渐恢复平时的治疗。

（3）纠正电解质紊乱及酸碱平衡失调：酮症酸中毒病人体内均有不同程度缺钾，治疗前血钾常不能真实反映体内缺钾程度，而开始治疗后4～6小时，血钾常明显下降，因而应十分重视补钾。如治疗前血钾已低于正常，开始治疗时即应补钾，开始2～4小时内每小时静脉补氯化钾1.0～1.5g。如治疗前血钾正常，每小时尿量＞40mL，可在输液和胰岛素治疗的同时即开始补钾；每小时尿量＜30mL，宜暂缓补钾，待尿量增加后再补。如治疗前血钾高于正常，暂不应补钾。治疗过程中密切观察血钾水平，进行心电图监测，结合尿量，调整补钾的量和速度。由于体内缺钾较多，酮症酸中毒控制后的数天内仍需继续补钾。

经正确的补液及胰岛素治疗后，酸中毒可逐渐纠正，不必补碱。补碱过多过快，往往导致低血钾，加重组织缺氧，诱发脑水肿，以及促进钾离子向细胞内转移和反跳性碱中毒等不利影响，故补碱应慎重。如血pH＞7.1，无明显酸中毒大呼吸，可暂不予补碱。如血pH＜7.1，可用碳酸氢钠50mmol（约为5％碳酸氢钠84mL），用注射用水稀释为1.25％的等渗液静脉滴注。如血pH＜7.0，则碳酸氢钠加至100mmol。

（4）积极防治诱因和处理并发症：寻找有关诱因并尽快去除。感染为本症的最常见诱因，又可继发于本症，应选用广谱高效抗生素积极控制感染。预防和处理心、肾功能不全，脑水肿，休克，心律失常，脑血管意外等并发症。

(5) 中医药治疗：清开灵注射液 60～100mL 或醒脑静注射液 40mL 加入生理盐水 250～500mL 中，静脉滴注，1 天 1 次，用于阳闭证。生脉注射液（或参麦注射液）60～100mL 加入生理盐水 250～500mL 中，静脉滴注，用于亡阴证。参附注射液 60～100mL 加入生理盐水 250～500mL 中，静脉滴注，用于亡阳证。

第二节　高渗性非酮症糖尿病昏迷

高渗性非酮症糖尿病昏迷（简称高渗性昏迷）是糖尿病急性代谢紊乱的另一临床类型。临床以进行性意识障碍、重度高血糖、严重脱水和血浆渗透压增高，而无酮症酸中毒为特征。多发于 60 岁以上的老年人，病人糖尿病大多较轻，或发病前并未发现有糖尿病。本病病情危重，并发症多，病死率可达 40％以上。

【病因和发病机制】

（一）病因

在原有糖尿病的基础上，尤其是病人的血糖未得到有效控制时，遇以下因素，易导致高渗性昏迷的发生。

1. 各种感染：占诱发本症的首位。

2. 应激状态：如脑血管意外、手术、创伤、急性心肌梗死、急性胰腺炎、中暑等。

3. 用药不当：如肾上腺皮质激素、噻嗪类利尿剂、β受体阻滞剂、苯妥英钠和免疫抑制剂等均可使血糖升高。

4. 糖摄入过多：部分病人因误诊输入葡萄糖液或口服大量甜饮料。

5. 某些导致脱水的因素：如利尿剂使用不当、呕吐腹泻、透析治疗不适当等均可造成失水。

6. 合并可导致血糖升高的疾病：如肢端肥大症、甲状腺功能亢进症及皮质醇增多症等，也可诱发严重的高血糖状态。

（二）发病机制

各种诱因促使糖尿病代谢紊乱加重，血糖升高伴渗透性利尿。老年或伴有脑、肾疾病的病人，口渴中枢不敏感，主动进水减少，以致血糖严重升高，引起细胞外液高渗状态。高渗性脱水和低血容量又引起继发性醛固酮分泌增加，导致血钠和血渗透压进一步升高，脑细胞脱水，从而导致本病突出的神经精神症状。本病有高血糖而无酮症，可能与下列因素有关：①病人功能衰退的胰岛，在诱因作用下分泌有限的胰岛素，仅能抑制脂肪的分解和酮体的生成，但不能遏制血糖的不断增长。②极度高血糖时，体内的脂溶性激素（如生长激素、肾上腺皮质激素）减少，使脂肪分解减少。③高渗状态可抑制脂肪分解，继而减少酮体的生成。

【临床表现】

（一）症状和体征

1. 前驱期：起病隐袭，病情发展较慢，在出现昏迷之前常有一段过程为前驱期，一般数天至数周，平均约10天。此期之初为糖尿病多饮多尿症状加重，但多食不明显，或反而食欲减退，恶心呕吐，以后逐渐出现神经精神症状，常表现为表情淡漠、反应迟钝等。

2. 典型期：此期临床表现主要为严重的脱水和神经系统改变两组症状和体征。严重脱水表现为皮肤黏膜极度干燥少弹性、眼球凹陷、心率加快、血压下降甚至休克。神经系统改变表现为不同程度的意识障碍，可有意识模糊、嗜睡或昏迷；还可出现可逆的神经系统症状与体征，如幻觉、定向障碍、上肢拍击样粗震颤、癫痫样抽搐（多为局限性发作）、偏盲、轻瘫及病理反射等。

（二）辅助检查

1. 尿：尿糖强阳性，尿酮体阴性或弱阳性。

2. 血：血糖＞33.3mmol/L（600mg/dL），有时可高达66.6mmol/L（1200mg/dL）；血钠＞145mmol/L，有时可高达180mmol/L；血浆渗透压＞350mOsm/(kg·H_2O)，有时可达460mOsm/(kg·H_2O)，血尿素氮常升高。可达21～32mmol/L。

【诊断和鉴别诊断】

（一）诊断要点

1. 中年以上，原有或无糖尿病史，在感染、应激、大量摄糖、药物或其他诱因作用下发病。

2. 有严重脱水征象和进行性神经系统症状，不能用其他疾病来解释。

3. 血糖＞33.3mmol/L，血钠＞145mmol/L，血浆渗透压＞350mOsm/(kg·H_2O)。

4. 尿糖强阳性，尿酮体阴性或弱阳性。

（二）鉴别诊断

1. 糖尿病酮症酸中毒昏迷：参见本章第一节。

2. 乳酸性酸中毒：参见本章第一节。

3. 低血糖昏迷：参见本章第一节。

4. 脑血管意外：急性脑血管病可有应激性血糖增高和意识障碍，但血糖多为中等程度升高，一般不超过33.3mmol/L，脱水症状不明显，且多有难以恢复的明确的神经定位症状及体征存在。脑CT检查可帮助诊断。

【急救原则和治疗措施】

（一）急救原则

急救原则为：①迅速纠正失水和血容量不足。②改善高血糖和高渗状态。③防治各种并发症。

（二）治疗措施

1. 补液：病人有严重失水，可超过体重的12％，所以应积极补液，目前主张先用等渗氯化钠溶液。一般可先输生理盐水1000～2000mL，此后再根据血钠和血浆渗透压测定结果决定输液种类。如治疗前已出现休克，宜先给生理盐水和胶体溶液，尽快纠正休克。如无休克或休克已纠正，在输生理盐水后血浆渗透压＞350mOsm/（kg·H_2O）、血钠＞155mmol/L，可考虑输注0.45％氯化钠低渗溶液，但应注意低渗液输入过多、过快，可导致血浆渗透压下降较快，诱发脑水肿和溶血反应。当血浆渗透压降至330mmol/L时，再改输等渗溶液。补液量应视失水程度而定。输液过程中应注意观察心肺功能、血压、心率、尿量等，随时调整输液速度，必要时监测中心静脉压。

2. 胰岛素治疗：目前主张应用小剂量胰岛素治疗，一般首次静脉注射普通胰岛素10～20U，继以0.1U/（kg·h）持续静脉滴注。当血糖降至13.9mmol/L（250mg/dL）时，开始输入5％葡萄糖注射液（3～4g葡萄糖加1U胰岛素）。治疗过程中，2小时须测血糖1次，以便及时调整胰岛素用量，严禁剂量过大，血糖下降太快。

3. 补钾：由于高渗利尿，常有钾的丢失，但因血液浓缩和细胞内钾外移，故血清钾可正常或偏高，但体内总钾明显减少，尤其经积极治疗后，血钾进一步降低。故应及时酌情补钾。补钾时应注意尿量，监测血钾和心电图。病情允许，以口服补钾更为安全。

4. 治疗诱因和防治并发症：感染是高渗性昏迷的主要诱发因素及死亡原因，应积极应用抗生素控制感染。由于血液浓缩，黏稠度增高，易并发动脉或静脉血栓形成，如脑血栓形成、心肌梗死等。如病人无出血表现时，应使用肝素进行抗凝治疗。此外要防治心力衰竭、心律失常、休克和肾衰竭。

5. 中医药治疗：

（1）中成药：安宫牛黄丸，每次1丸，口服或鼻饲，1天1～2次，用于热闭神窍证。至宝丹，每次1丸，口服或鼻饲，1天1～2次，用于痰热内闭证。紫雪丹，每次1丸，口服或鼻饲，1天1～2次，用于热盛动风证。

（2）中药针剂：清开灵注射液60mL或醒脑静注射液20mL，加入生理盐水250～500mL中，静脉滴注，1天1次，用于阳闭证。生脉注射液100mL加入生理盐水250～500mL中，静脉滴注，适用于气阴两虚证。

第三节　甲状腺危象

甲状腺危象是在甲状腺功能亢进症（简称甲亢）未得到治疗或虽经治疗但病情未控制的情况下，因某种应激因素使病情加重，达到危及生命的状态。本病可发生于任何年龄，但以老年人较多见。

【病因和发病机制】

（一）病因

甲状腺危象多见于毒性弥散性甲状腺肿（Graves病）引起的甲状腺功能亢进症病人，也可发生于甲状腺腺瘤或多结节性甲状腺肿伴甲亢病人。引起甲状腺危象常有以下诱因：

1. 感染：主要是上呼吸道感染，其次是胃肠道和泌尿系感染。感染时危象的发生一般与感染轻重程度成正比，多在感染后高峰阶段出现。

2. 应激：劳累、强烈精神刺激、创伤与外科手术、休克、脑血管意外、心力衰竭等均可诱发甲状腺危象。

3. 突然停药：在甲亢尚未控制时骤停抗甲状腺药物，使大量甲状腺素释放入血。

4. 放射性^{131}I治疗不当：多见于病情较重的甲亢病人，在放疗前未用抗甲状腺药物准备时最易出现。

5. 甲状腺手术：过去是诱发本病的最常见原因，多因术前未用抗甲状腺药物或用量不够，甲亢症状未完全控制；或手术应激及不恰当操作（如过度挤压甲状腺）引起大量甲状腺素突然进入血液循环，导致危象发生。

（二）发病机制

1. 血甲状腺激素明显升高：毒性弥散性甲状腺肿、甲状腺腺瘤或多结节性甲状腺肿伴甲亢病人存在以上诱因时，导致机体反应性分泌和释放大量甲状腺激素，使血中甲状腺激素水平骤然升高，特别是游离甲状腺激素（FT$_3$、FT$_4$）升高，使原有甲亢症状急剧加重。

2. 机体对甲状腺激素反应性增高：有一些甲状腺危象病人血中甲状腺激素水平并不十分增高，但机体在应激情况下，肾上腺皮质功能相对不足，对甲状腺激素反应性增高，使甲亢病情迅速恶化。

3. 肾上腺素能神经兴奋性增加：过多的甲状腺素使 β 肾上腺素能受体数目增加，或作用于受体后的某些环节，导致儿茶酚胺的反应性增强，后者又可刺激甲状腺素的合成和释放。

【临床表现】

（一）症状和体征

1. 危象前期：毒性弥散性甲状腺肿、甲状腺腺瘤或多结节性甲状腺肿等引起的甲亢病人均可发生危象，有原甲状腺功能亢进症的症状和体征，并且明显加重，表现为严重乏力、烦躁、发热（体温多在 39℃ 以下）、多汗、食欲不振、恶心、呕吐、体重明显减轻、心率增快、心悸，也可有心律失常、脉压增大等。甲状腺弥散性或结节性肿大，可有细震颤及血管杂音。

2. 危象期：症状进一步加重，可有以下表现：

（1）全身症状：高热（体温 39℃ 以上）、大汗淋漓、皮肤潮红，继而可汗闭、脱水、皮肤苍白，甚至休克。

（2）心血管系统：心动过速，心率达 160 次/min 以上，可出现各种快速型心律失常，如早搏、室上性心动过速、心房颤动、心房扑动等，可并发心力衰竭。

（3）神经系统：极度烦躁、焦虑、嗜睡、谵妄甚至昏迷，有时还可出现精神失常。

（4）消化系统：恶心、呕吐、频繁腹泻、体重锐减，部分病人可有黄疸。

3. 淡漠型甲状腺危象：部分老年病人甲状腺危象往往无上述典型临床表现，相反表现为表情淡漠、极度虚弱、嗜睡、反应迟钝、明显消瘦、甚至木僵、昏迷，体温可中度上升或过低，心率加快不明显，甚则缓慢，称为淡漠型甲状腺危象，临床极易误诊。

（二）辅助检查

1. 甲状腺激素测定：血清总四碘甲状腺原氨酸（TT$_4$）、总三碘甲状腺原氨酸（TT$_3$）增高，游离 T$_3$（FT$_3$）、游离 T$_4$（FT$_4$）增高更显著。血清促甲状腺激素（TSH）显著降低。

2. 血常规：白细胞总数及中性粒细胞常升高。

【诊断和鉴别诊断】

（一）诊断要点

1. 甲亢病人在感染、精神创伤、手术、外伤和治疗不当等情况下诱发。

2. 体温升高（38.5～41℃以上），心率增快（160 次/min 以上）。极度乏力、心悸、多汗、气短、烦躁、食欲减退、恶心呕吐、腹泻、失水、谵妄、昏迷。可有各种快速型心律失常和心力衰竭。

3. 淡漠型甲状腺危象表现为表情淡漠、极度虚弱、嗜睡、反应迟钝、明显消瘦，甚至木僵、昏迷，体温可中度上升或过低，心率加快不明显，甚则缓慢。

4. 甲状腺功能检查符合甲亢。

（二）鉴别诊断

甲状腺危象应与严重感染相鉴别。当甲亢病人表现为高热、心动过速、大汗淋漓、粒细胞增多时，常易被误诊为严重感染。甲状腺危象病人的心动过速极为严重，伴脉压增宽；而感染发热的心率增快相对较轻，且与体温高低呈正相关性。甲状腺危象的精神症状较感染病人更为严重。甲状腺功能检查及血培养有鉴别诊断意义。但需注意，不少甲状腺危象系严重感染而继发，两者可并存。

【急救原则和治疗措施】

（一）急救原则

急救原则为：①抑制甲状腺素（TH）的合成和释放。②拮抗 TH 的外周作用。③全身支持治疗。④去除诱因。

（二）治疗措施

1. 降低血循环中 TH 的水平：

（1）抑制 TH 合成：常用药物有硫脲类和咪唑类两类，作用机制相同，都可抑制 TH 合成。硫脲类有甲硫氧嘧啶和丙硫氧嘧啶；咪唑类有甲巯咪唑（他巴唑）和卡比马唑（甲亢平）。由于丙基硫氧嘧啶吸收快（口服 50 分钟血中浓度便可达峰值），而且能抑制外周 T_4 转化为 T_3，故为首选药物，危象时首次剂量为 600mg，口服或鼻饲，以后 8 小时 1 次，每次 200mg。如用甲硫氧嘧啶剂量相同。甲巯咪唑或卡比马唑则首剂 60mg，以后每次 20mg，8 小时 1 次。待病情缓解后减至一般治疗剂量。

（2）抑制 TH 释放：于抗甲状腺药物治疗后 1～2 小时，应用碘制剂以阻断 TH 分泌，可尽快控制病情。可服复方碘口服溶液，首剂 30～60 滴，以后每次 5～10 滴，6～8 小时 1 次；或用碘化钠 0.5～1.0g 溶于 10% 葡萄糖注射液 500mL 中，静脉滴注 12～24 小时，然后视病情逐渐减量，一般使用 3～7 天可停药。对碘剂过敏者，可改用碳酸锂 0.5～1.5g/d，分 3 次口服。

（3）血浆置换、腹膜或血液透析：此类方法能去除血浆内大量的甲状腺激素，达到缓解病情的目的。经药物治疗无效时可选用此类方法。

2. 降低周围组织对甲状腺素-儿茶酚胺的反应：

（1）β受体阻滞剂：该类药物作用快，持续时间短，能有效对抗甲状腺素的肾上腺素能效应，迅速控制危象。较大剂量普萘洛尔（心得安）还可抑制外周组织 T_4 转化为 T_3，故为首选。一般口服普萘洛尔 30～50mg，6～8 小时 1 次，也可用针剂 0.5～1mg 经稀释后缓慢静脉滴注。可反复给药，但须在心电监护下谨慎使用。严重心力衰竭、房室阻滞者忌用。哮喘者可用选择性 β_1 受体阻滞剂如阿替洛尔、美托洛尔等。

（2）利血平、胍乙啶：可使组织储存的儿茶酚胺消耗，大剂量时并能阻滞节后肾上腺素能神经释放儿茶酚胺。利血平每次 1mg，肌内注射，6～8 小时 1 次；或胍乙啶 1～2mg/(kg·d)，口服。

3. 对症和支持疗法：

（1）解热：物理降温（放置冰袋、乙醇擦浴），必要时可用解热药，如对乙酰氨基酚（扑热息痛）等，严重者可用异丙嗪、哌替啶各 50mg 静脉滴注。禁用乙酰水杨酸类药物，因该类药可同 T_3、T_4 竞争结合甲状腺素结合球蛋白（TBG），提高游离甲状腺素血浓度，且大剂量水杨酸类药物本身就会加快机体代谢率。

（2）给氧：病人因代谢亢进，有低氧血症，应予吸氧。

（3）纠正水和电解质紊乱：由于高热、呕吐和大量出汗易出现脱水及电解质紊乱，应及时补充水分、电解质、葡萄糖及大量维生素，尤其是 B 族维生素。

（4）镇静：极度烦躁者可肌内注射地西泮 10～20mg，或用 10% 水合氯醛 15mL 保留灌肠。

（5）纠正心衰：病人有充血性心力衰竭存在，可给予洋地黄类制剂、利尿剂等，并控制输液速度及补钠量。

（6）肾上腺皮质激素的应用：既能抑制甲状腺素分泌、降低周围组织对甲状腺素的反应，又有退热、抗休克及阻抑外周 T_4 转化为 T_3 作用，并能纠正危象时肾上腺皮质激素相对不足。可用氢化可的松 100mg 加入液体，静脉滴注，6～8 小时 1 次；或地塞米松 10～20mg/d，静脉滴注。病情好转后逐步减少剂量，直至停药。

（7）积极控制诱因：有感染者，应同时给予抗生素治疗。

4. 中医药治疗：

（1）中成药：安宫牛黄丸，每次 1 丸，1 天 1～2 次，口服或鼻饲，用于热扰神明证。紫雪丹，每次 1 丸，1 天 1～2 次，口服或鼻饲，用于热盛动风证。

（2）中药针剂：醒脑静注射液 40～60mL 加入生理盐水 250～500mL 中，静脉滴注，1天 1 次，用于热扰神明证。生脉注射液 60～100mL 加入生理盐水 250～500mL 中，静脉滴注，1 天 1 次，适用于气阴两虚证。

经综合治疗后，血清 TT_3 浓度一般可于 24～48 小时内恢复正常水平，36～72 小时病情明显好转，病程 2～14 天不等，平均 1 周左右可恢复。脱离危象后，逐渐停用碘剂和肾上腺皮质激素，拟定以后的长期治疗方案。

自 学 指 导

【重点难点】

1. 糖尿病酮症酸中毒：糖尿病酮症酸中毒是糖尿病的严重急性并发症。临床特征为严重失水、电解质失衡，酸中毒，甚至循环衰竭和昏迷。糖尿病治疗不当和感染是最常见的诱发因素。糖尿病酮症酸中毒的诊断和急救治疗是本节学习的重点和难点。

糖尿病酮症酸中毒诊断的关键在于对失水、酸中毒、休克、神志淡漠甚至昏迷的病人，均应考虑到糖尿病酮症酸中毒的可能性。尤其对原因不明意识障碍、呼气有酮味、虽严重失水而尿量仍较多者，应特别警惕本症。急查尿糖、尿酮、血糖、血酮、血气分析等，大多能确诊。已知糖尿病者，应与其他原因引起的酸中毒和昏迷鉴别，并须查明诱因。此外，还要注意有时糖尿病酮症酸中毒与尿毒症或脑血管意外可同时存在，使病情更为复杂，应注意辨别。

近年来，临床推荐采用小剂量胰岛素持续静脉滴注治疗该症，胰岛素浓度维持恰当且均匀水平，使血糖浓度稳定下降。治疗中应避免血糖下降过快过低，以免发生脑水肿。糖尿病酮症酸中毒的病人水和电解质丢失严重，故应积极纠正失水和电解质紊乱，特别是低血钾。本症的代谢性酸中毒系因酮体过多所致，故对一般酸中毒，不宜常规补碱，重度酸中毒补充碱性药物时也应慎重。因为在酮症酸中毒时，血红蛋白氧解离曲线左移，使血红蛋白和氧的亲和力增加，而 pH 下降可使血红蛋白氧解离曲线右移，使氧释放增加，从而使组织缺氧在某种程度上得以改善。如不适当地输入碳酸氢钠，pH 迅速上升，可导致氧解离曲线更加左移，加重组织缺氧。pH 迅速上升还可促进钾离子向细胞内转移，导致血钾迅速下降，引起代谢性碱中毒。

2. 高渗性非酮症糖尿病昏迷：本症是糖尿病急性代谢紊乱的另一类型，其诊断和急救治疗是本节学习的重点。

高渗性非酮症糖尿病昏迷的诊断应注意以下问题：

(1) 高渗性昏迷多发于轻型 2 型糖尿病病人，平时未妥善控制糖尿病，而因某些因素如感染、腹泻、应用肾上腺皮质激素药等诱发，加重高血糖和失水而病情恶化。有的病人可无糖尿病史。因此，中年以上病人无论有无糖尿病史，如发生原因不明的严重脱水征象和进行性意识障碍，应想到本病的可能性。

(2) 临床表现以多尿、严重烦渴、多饮及进行性意识障碍为特征，起病缓慢，从前驱症状出现到意识改变可持续数日或数周，且常被各种诱发疾病所掩盖，以致误诊或漏诊。老年人若有高热、严重呕吐、腹泻等引起脱水时，又可因老年渴感中枢不灵敏和意识障碍而饮水量未能相应增加，更加重了脱水，应引起注意。

(3) 本症病人神经系统的症状体征突出，可有意识模糊、嗜睡、昏迷、幻觉、定向障碍、上肢拍击样粗震颤、癫痫样抽搐、偏盲、轻瘫等，如被误诊为脑血管意外而使用脱水剂或高渗糖进行脱水治疗，后果严重，要仔细鉴别。

本症治疗的重点是迅速补液以恢复血容量，纠正高渗状态和脱水。应注意输液种类的选择和采取适合的输液速度及数量，应根据病情变化随时调整方案。补液时还应注意纠正电解质紊乱（主要是低钾）。同时应用小剂量胰岛素逐渐降低血糖，如胰岛素剂量过大，血糖下降太快，可引起脑水肿，反而促使病情恶化。

3. 甲状腺危象：本症是甲状腺功能亢进症病情恶化而出现的危及生命的状态，多见于未经治疗或治疗不当的病人，尤其是老年人。本症的诊断和急救治疗是学习的重点，其治疗亦为难点。

甲亢病人出现病情急剧加重，应想到甲状腺危象的可能，分为危象前期和危象期两个阶段。甲状腺危象的诊断主要依据甲亢病史、诱因和临床表现。甲亢病人出现用其他原因不能解释的异常持续性高热伴心率异常增快是甲状腺危象发生的典型症状，不易退热，脉压增宽，大量出汗，情绪烦躁，当上述症状有明确的诱因时更有利于诊断的确立。甲状腺危象时病人的血清 TT_3、TT_4、FT_3、FT_4 水平升高，但与一般甲亢时相比，所增加的幅度并不十分突出，不足以作为诊断及鉴别的主要依据。淡漠型甲状腺危象是一种特殊类型的甲状腺危象，绝大多数发生于老年甲亢病人，许多甲亢症状可缺如，容易误诊漏诊，常被误认为是精神抑郁、老年痴呆或消化道肿瘤等。因此，当老年人出现不明原因的渐进性精神淡漠时应警惕此病，注意检查有无突眼和甲状腺肿大及结节，进行甲状腺激素水平和甲状腺摄[131]I率测定可帮助诊断。

对于甲亢病人应注意预防感染，避免精神刺激，积极控制甲亢，作好充分的术前准备等以预防甲状腺危象发生。一旦发生，应立即抢救。急救原则为：抑制 TH 合成、释放及拮抗其外周作用，积极去除诱因和全身支持治疗。治疗措施包括联合使用抗甲状腺药物、碘剂、β受体阻滞剂和肾上腺皮质激素等。抗甲状腺药物用量比一般治疗剂量大，且昼夜均应用药，使血中维持高浓度。碘剂应在使用抗甲状腺药物 1～2 小时后给予，即在甲状腺激素生物合成被阻断的情况下给药，防止甲状腺摄取碘合成甲状腺素。经联合用药治疗，血清 T_3 浓度一般可在 24～48 小时内降至正常水平，此时须逐渐停用碘剂和肾上腺皮质激素。甲状腺危象控制后，应根据具体病情，制定适当的甲亢治疗方案，防止甲状腺危象再次发生。

【学习思考题】

1. 糖尿病酮症酸中毒的诊断要点有哪些？主要须与哪些疾病进行鉴别？
2. 试述糖尿病酮症酸中毒的治疗措施。
3. 高渗性非酮症糖尿病昏迷的诊断要点有哪些？其主要治疗措施是什么？
4. 甲状腺危象的主要临床表现和诊断要点是什么？
5. 甲状腺危象的治疗措施主要有哪些？

第七章　神经系统急症

【目的要求】

1. 掌握短暂脑缺血发作、动脉硬化性脑梗死和脑出血的临床表现、诊断、鉴别诊断、急救原则和治疗措施。
2. 熟悉短暂脑缺血发作、动脉硬化性脑梗死和脑出血的发病机制。
3. 了解短暂脑缺血发作、动脉硬化性脑梗死和脑出血的病因。

【自学时数】

6 学时。

神经系统急症是指神经系统和骨骼肌由于血管病变、感染、外伤、中毒、肿瘤等多种原因引起的急危重症。本章主要讨论临床较为常见的短暂脑缺血发作、动脉硬化性脑梗死和脑出血。

第一节　短暂脑缺血发作

短暂脑缺血发作（TIA）是指脑局部短暂性血液供应不足所致的局灶性脑功能缺失，症状和体征在 24 小时内完全消失，但常反复发作。如未经适当的治疗，TIA 可发展为完全性卒中，及早诊断和治疗是防治急性脑血管病的一个关键性的重要环节。

【病因和发病机制】

短暂脑缺血发作是一种多病因的症候群，绝大多数病人的病因与主动脉和颅脑动脉的粥样硬化有关，其病因和发病机制主要有以下几种学说。

（一）微栓塞学说

主动脉或颅脑动脉粥样硬化斑块的内容物及其发生溃疡时附壁血栓的碎屑，可散落在血流中成为微栓子。当这些由纤维素、血小板、白细胞、胆固醇结晶所组成的微栓子，随血流进入脑小动脉，便可造成微栓塞，引起脑局部缺血症状发作。因栓子小，容易溶解消失，或因栓塞远端血管缺血扩张，使栓子移向末梢，则局部血供恢复，缺血症状即消失。栓子的反复脱落导致 TIA 的反复发作。由于血管内血流呈分层流动，故可将同一来源的微栓子一次又一次地送入同一脑小动脉，因而使一些病人的症状反复发作。

（二）脑血管痉挛学说

脑血管痉挛可引起 TIA 的假说提出最早，后来许多持否定态度的学者认为，老年人动脉硬化严重，血管壁已失去痉挛能力。但支持此学说者却证实动脉粥样硬化斑块处由于平滑肌细胞增生，细胞内钙离子浓度增加或氢离子浓度降低，均可引起脑血管痉挛而诱发 TIA。此外，颈椎病病人转头时发生 TIA，有些就是因为头部转动刺激交感神经引起颈动脉反射性痉挛而诱发。

（三）血流动力学改变学说

任何原因使血流动力学紊乱，引起脑血流灌注量下降，都可能导致 TIA 发生。颈动脉或者椎-基底动脉发生狭窄或闭塞时，因侧支循环的代偿，临床可无症状；但侧支循环的血流受全身血压的影响很大，如果血压下降而血流减少 20%～50% 时，即可严重影响侧支循环而引起局灶性脑缺血症状。特别是椎-基底动脉因狭窄而缺血时，侧支循环建立不充分，只要轻度低血压即可发生供血不足。脑组织在发生不可逆病变前，随着血压的恢复，供血复原就不会发生脑梗死，而仅表现为 TIA。

（四）心功能障碍学说

心肌梗死、心律失常、心瓣膜病、心肌炎或细菌性心内膜炎、心脏内肿瘤、心衰时肺静脉淤血等均可形成微栓子；心血管手术操作所致的血管内空气、脂肪、去沫剂等，也可形成栓子而引起 TIA 发生。

（五）血液成分改变学说

血液中血氧、血糖、血脂、血蛋白质的含量以及全血黏度和血液凝固性的改变，可成为 TIA 发作的触发因子。如全血黏度增加时，脑血流量减少，两者呈负相关。高血黏度是一个复合指标，反映了血液中多种有形成分和血浆成分的异常，与脑血流的低灌流量有一定关系。

【临床表现】

（一）症状和体征

短暂脑缺血发作的临床特点为：①本病好发于中老年人，65 岁以上者占 25.3%，男性多于女性。②起病突然，历时短暂，大多无意识障碍，常表现为某种神经功能的突然缺失，历时数分钟或数小时，并在 24 小时内完全恢复而无后遗症。③反复发作，多时病人每天发作 3～5 次，甚至发作数十次。发作少时，病人数日、数周、甚至数月才发作 1 次。④局灶性神经功能缺失症状常按一定的血管支配区反复出现。临床上可分为颈内动脉系统短暂脑缺血发作和椎-基底动脉系统短暂脑缺血发作。

1. 颈内动脉系统 TIA：以大脑中动脉短暂脑缺血发作为最多见，以对侧肢体无力、偏瘫或单肢性轻瘫为主要临床表现，偏瘫常以上肢和面部较重，主侧半球缺血可出现失语、失算、失读及失写等。短暂的单眼失明、偏身感觉异常（常为发作性麻木）或感觉缺失也较常见。偶可出现短暂的精神症状或意识丧失。

2. 椎-基底动脉系统 TIA：以眩晕最为常见，一般不伴有明显的耳鸣。复视、构音障碍、吞咽困难、交叉性或双侧肢体瘫痪或感觉障碍、共济失调等均为典型症状，皮质盲和视野缺损、发作性枕部痛、摔倒也较常见。有时病人仅表现为短暂的头昏、眼花、走路不稳等症状而难以诊断。

3. TIA 的少见症状：强光下的短暂单眼黑蒙；黑暗环境中数小时内可逐渐恢复。发作性的上肢或下肢反复的、不由自主的、粗大的摇摆运动，发作可以是双侧或单侧，可伴有轻度偏瘫。短暂性全面遗忘发作，发作时不能记忆新事物，伴远期记忆不同程度的丧失及对时间、地点的定向障碍，而谈话、书写及计算能力保持良好，可持续 1～24 小时。

（二）辅助检查

1. 实验室检查：血液生化检查可有血脂增高；血液流变学检查可有血黏度及血细胞比容增高等。

2. 颅脑 CT：多数病人无明显异常，少数病人可见脑内有小的梗死灶。

3. 磁共振成像（MRI）：大多数病人无明显异常，部分病人可见脑内有小的梗死灶或缺血灶。

4. 脑血管造影：主要表现为较大的动脉壁及血管内有动脉粥样硬化性改变，如溃疡性斑块、管腔狭窄、完全性闭塞，阳性率随年龄增大而升高，约为 40%～80%。

5. 彩色多普勒超声检查：TIA 病人症状相应侧的颈动脉病变率为 57%～78%，对侧的异常率为 41%～73%。可发现颅内血管狭窄、痉挛、血管弹性的改变、血管畸形的部位及严重程度。

【诊断和鉴别诊断】

（一）诊断要点

大部分病人来院就诊时症状体征已消失，TIA 的诊断主要依靠病人和家属提供的病史。其诊断要点为：

1. 突然的、短暂的局灶性神经功能缺失发作，24 小时内完全恢复。

2. 常有反复发作史，每次发作的症状相对较恒定。

3. 发作间歇期无遗留的神经症状体征。

4. 有明显的脑血管病的危险因素，年龄大多在 45 岁以上。

5. 有前述辅助检查的异常发现。

（二）鉴别诊断

1. 局限性癫痫：多数 TIA 病人表现为发作性局灶性神经功能缺失，如肢体乏力、感觉缺失等；而局灶性癫痫则表现为大脑皮质的局部刺激症状，如抽搐、发麻，症状常按皮质的功能区扩展。如过去有全身性癫痫发作史，或有舌咬伤、尿失禁、意识障碍等症状，或脑电图有异常，则支持局限性癫痫的诊断。

2. 内耳眩晕症：常有眩晕发作，易与椎-基底动脉 TIA 混淆。但内耳眩晕症除眩晕外，常伴有恶心、呕吐、耳鸣，反复发作者常有病变侧持久的听力减退，且发作持续时间长，一般起病年龄较轻。

3. 偏头痛：偏头痛先兆期常出现短暂性神经功能缺失症状，易与 TIA 混淆。但多起病于青春期，可有家族史，先兆症状过后出现剧烈的偏侧头部搏动性疼痛，伴恶心、呕吐等，持续时间较长。

4. 阿-斯综合征：可引起阵发性全脑供血不足，表现为发作性意识障碍，但一般无局灶性神经症状和体征，多有心脏病史，发作时的脉搏、血压和心电图检查等可助鉴别。

5. 颅内占位性病变：偶有颅内肿瘤、脑脓肿、慢性硬脑膜下血肿等颅内占位病变，在早期或因病变累及血管时引起短暂性神经功能缺失。严密随访可见症状逐渐加重或出现颅内压增高。脑 CT、MRI 检查可帮助确诊。

【急救原则和治疗措施】

（一）急救原则

急救原则为：①积极消除病因。②及早控制发作。

（二）治疗措施

1. 病因治疗：TIA 病人就诊时绝大多数已恢复而无需紧急治疗。但 TIA 的发生表明，对脑血管病的一级预防失败，在动脉硬化的原发病基础上已经叠加血栓、栓塞病变，此时应根据全面检查所见的病因和诱发因素进行针对性的病因治疗，如积极治疗高血压病、糖尿病、高脂血症和心脏疾病等。并可选用右旋糖酐 40 或羟乙基淀粉 250～500mL，静脉滴注，1 天 1 次，10～15 天为 1 疗程，可增加脑血流量，降低血液黏度，减轻血小板和红细胞的聚集并改善微循环。对颈动脉有明显动脉粥样硬化斑、狭窄（＞70％）或血栓形成，影响脑内供血并反复 TIA 者，可行颈动脉内膜剥离术、血栓内膜切除术、颈外动脉分支颈浅动脉与颈内动脉的皮质支吻合术等手术治疗；也可做血管内介入治疗，如经皮血管成形术、颈动脉内支架置入术、经皮血管内膜斑块旋磨术和血管内超声成形术等，以改善脑供血，减少 TIA 发作，预防卒中的发生。

2. 抗血小板聚集剂：可减少微栓子发生，减少 TIA 复发。可选阿司匹林 50～300mg/d，晚餐后服用；噻氯匹定 125～250mg，1 天 1～2 次，口服。此外，亚磺吡唑酮（苯磺保泰松）0.1～0.2g，1 天 3 次；双嘧达莫 50～100mg，1 天 3～4 次；氯丁酯 0.5g，1 天 3～4 次，均以不同方式抑制血小板聚集，防止血栓形成，可酌情选用。以上药物宜长期服用，应用中要注意其不良反应，如噻氯匹定可导致白细胞减少，应定期检查白细胞计数。

3. 抗凝治疗：TIA 发作频繁，程度严重，持续时间长，且每次发作症状逐渐加重，无抗凝治疗禁忌证者，可进行抗凝治疗。可用肝素钠 12500U 加入 5％葡萄糖生理盐水 1000mL 中，以 10～12.5U/min 的速度缓慢静脉滴注，1 天 1 次，10 天为 1 疗程。病情紧急时，可用 2500U 静脉直接推注，同时以肝素钠 10000U 加入 5％葡萄糖生理盐水 1000mL 中，静脉滴注维持。亦可选用低分子肝素。也可选择华法林 2.5～5mg，1 天 1 次，持续用药 3～6 个月。在抗凝治疗期间应监测凝血时间和凝血酶原时间，同时注意有无出血倾向。

4. 降纤治疗：通过降低纤维蛋白原以达到间接抗凝作用。可用降纤酶，首剂用量 10U，加入 100～250mL 生理盐水中，静脉滴注，之后隔天用 5U，加入 100mL 生理盐水中，静脉滴注，总共用 3 次。

5. 钙拮抗剂：能选择性地作用于细胞膜的钙通道，阻滞钙离子从细胞外流入细胞内，有防止脑动脉痉挛、扩张血管、维持红细胞变形能力等作用。常用的有：尼莫地平 30mg，1 天 3 次；氟桂利嗪（西比灵）5mg，每晚 1 次。

6. 中医药治疗：

（1）复方丹参片，每次 3 片，1 天 3 次，口服；或复方丹参滴丸，每次 10 粒，1 天 3 次，口服。有活血化瘀、畅通脉络功效。

（2）复方丹参注射液 20～40mL 加入 5％葡萄糖注射液 500mL 中，静脉滴注；或川芎嗪注射液 200mg 加入 5％葡萄糖注射液 500mL 中，静脉滴注，1 天 1 次，有活血通络功效。若有肝风内动证，头晕头痛者，用清开灵注射液 60mL 加入 5％葡萄糖注射液 250mL 中，静脉滴注，1天1次。

（3）辨证论治：本病属中医学"中风"范畴，可分为以下证型施治：

1）肝胆火旺，痰瘀闭阻证：症见平素头晕头痛，烦躁易怒，口干口苦，面红目赤，舌红苔黄腻，舌见瘀点瘀斑或舌下脉络青紫，脉弦滑数或弦涩。治宜平肝熄风、化瘀通络，方药以愈风通络汤加减：天麻10g，钩藤12g，水蛭6g，蜈蚣2条，降香8g，大黄6g，胆南星12g，白芍12g，制首乌15g。水煎服。

2）风痰内盛，瘀血阻络证：症见平素头晕头胀，胸闷痰多，舌见瘀紫或舌下脉络青紫，苔白或黄或黄腻，脉弦滑或弦涩。治宜熄风化痰、活血通络，方药以化痰通络汤加减：茯苓15g，半夏9g，生白术10g，天麻12g，胆南星12g，白芍10g，制首乌10g。水煎服。

3）气阴两虚，脉络瘀滞证：症见平素头晕，动则加剧，劳累则易引发，神疲气短，心悸失眠，舌质淡或淡红，苔薄白，脉沉细或细涩。治宜益气养阴、活血通络，方药以补阳还五汤加减：黄芪30g，当归9g，生地黄15g，赤芍9g，地龙9g，川芎12g，桃仁6g，红花6g。水煎服。

第二节　动脉硬化性脑梗死

动脉粥样硬化血栓形成性脑梗死，简称动脉硬化性脑梗死，是因供应脑部血液的动脉粥样硬化，使动脉管腔狭窄、闭塞，导致急性脑供血不足或脑动脉血栓形成，造成局部脑组织坏死的一种急性脑血管病。临床主要表现为偏瘫、失语、偏盲、偏身感觉障碍和共济失调等局灶性神经功能缺失，严重者也可出现意识障碍。本病是脑卒中中最常见的类型，占全部急性脑血管病的60%～80%。

【病因和发病机制】

动脉硬化性脑梗死的基本病因是动脉粥样硬化，常伴发高血压病，后者与动脉硬化相互促进。脑动脉粥样硬化是全身动脉粥样硬化的一部分，导致脑动脉管腔狭窄和血栓形成，可发生于颈内动脉和椎-基底动脉系统的任何部位，但以动脉分叉处或转弯处多见，如大脑中动脉、前动脉和后动脉的起始部，颈总动脉与颈内、颈外动脉的分叉处，基底动脉的起始段和分叉处等。动脉壁发生病变是引起脑动脉管腔狭窄和血栓形成的关键因素。动脉粥样硬化斑块形成后，纤维组织增生，动脉变硬，管腔狭窄。同时血管内皮细胞的损伤和坏死，使其基底膜及结缔组织的胶原纤维暴露，接触到血小板后迅速使之黏附。聚集的血小板释放花生四烯酸、5-羟色胺、儿茶酚胺、前列腺素 G_2、血栓素 A_2、内皮素、钙离子及 ADP 等多种血管活性物质，引起动脉血管收缩，管腔更加狭窄，并又进一步促使血小板聚集、黏附，网络纤维蛋白和红细胞，逐渐形成血栓，导致动脉管腔闭塞，发生脑梗死。脑动脉某分支血栓形成后，其供血范围的中心区域由于完全缺血，很快出现坏死。中心坏死区的周围部分称为缺血性半暗带，由于侧支循环的存在，可获得部分血液供应，处于供血不足状态，神经细胞功能暂时丧失，但并未发生坏死，属可逆状态，如能在治疗时间窗内及时恢复正常血液供应，则该部分脑神经细胞功能可恢复正常。保护缺血性半暗带的神经细胞是急性脑梗死治疗成功的关键。

脑组织缺血后的早期（1～6 小时），其组织改变尚不显著，电子显微镜下可见血管内皮细胞、神经细胞线粒体及星形细胞轻度肿胀。缺血 6～12 小时，肉眼可见局部苍白，轻度肿胀，显微镜下见血管、神经细胞周围水肿，间隙增宽，星形细胞肿胀，胞膜结构不清，血管内皮细胞肿胀，神经细胞线粒体破裂不清，核固缩。缺血后 24～48 小时，肉眼见局部水肿更明显，呈灰褐色，显微镜下可见胶质细胞坏变崩解，血管壁结构裂解改变，液体渗出，水肿明显，神经细胞消失。缺血后 3 天时，梗死区水肿明显，显微镜下可见大量神经细胞已消失，血管结构破坏，水肿加重，胶质细胞坏变和增生并存。缺血后 7 天时，梗死区中央坏死明显，显微镜下可见所有组织成分均崩解破坏。缺血 3 周时，坏死区呈豆腐渣样，液化、破碎，边界清楚。2～3 个月后，中央坏死区液化形成囊腔，周边囊壁形成。动脉硬化性脑梗死一般为血液供应不足引起的白色梗死，但有时坏死血管自发破裂或抗凝治疗后血流再通亦可成为出血性梗死。

【临床表现】

（一）症状与体征

动脉硬化性脑梗死的发病特点是：①多发于 50 岁以上的中老年人，男性较女性稍多。②有高脂肪饮食、高胆固醇血症、高血压病、糖尿病、吸烟、红细胞增多症等发病危险因素。③半数以上病人发病前出现轻微症状，少数病人有明确的短暂脑缺血发作（TIA）病史。④起病较其他脑卒中稍慢些，常在数分钟到数小时、半天，甚至 1～3 天达高峰，其神经症状和体征可逐渐进展或呈阶梯式加重。⑤多数病人于睡眠中或安静状态下发病。⑥起病时可有轻度头痛，常以缺血侧头部为主，可能由于侧支循环血管代偿性扩张所致。⑦病人通常意识清楚，少数病人可有不同程度的意识障碍。如果起病时即有意识不清，要考虑椎-基底动脉系统脑梗死。大脑半球较大区域梗死、缺血、水肿可影响间脑和上脑干的功能，而在起病后不久出现意识障碍。神经系统定位症状与体征视脑血管闭塞的部位及梗死的范围而定。

1. 颈内动脉系统：

（1）颈内动脉闭塞：可因整个大脑半球缺血引起严重的症状，也可仅表现为轻微的症状或无任何症状。这种病情的差别性，取决于脑底动脉环的完整以及眼动脉与颈外动脉分支间的吻合程度。症状可见病灶侧单眼一过性黑蒙，偶尔可为永久性视力障碍（因眼动脉缺血），或见病灶侧霍纳征（Horner 征）；颈动脉搏动减弱，闻及收缩期血管杂音；病灶对侧偏瘫、偏身感觉障碍和偏盲等（大脑中动脉或大脑中、前动脉缺血）；主侧半球受累可有失语症。

（2）大脑中动脉闭塞：

1）大脑中动脉主干闭塞：出现病灶对侧偏瘫、偏身感觉障碍、偏盲以及对侧中枢性面舌瘫，上下肢瘫痪程度基本相等，可有不同程度的意识障碍，主侧半球受累可有失语症。由于该动脉所供血的范围较大，故脑梗死面积较大，可因脑水肿导致颅内压增高，甚至发生脑疝而死亡。

2）大脑中动脉皮质支闭塞：出现病灶对侧偏瘫及偏身感觉障碍，以面部及上肢为重，主侧半球受累可有失语症，非主侧半球受累可出现体象障碍，即病人对自身肢体失认。

3）大脑中动脉深穿支闭塞：出现病灶对侧均等性偏瘫，或伴有面舌瘫，可有对侧偏身感觉障碍及偏盲，主侧半球病变可有失语症。

（3）大脑前动脉闭塞：

1）大脑前动脉主干闭塞：发生于前交通动脉之前，因对侧代偿可无任何症状。闭塞发生于前交通动脉之后出现对侧中枢性面舌瘫和下肢为重的偏瘫，感觉减退，可有尿潴留或尿急（旁中央小叶受损），可出现精神障碍如淡漠、反应迟钝、欣快和缄默等（额极与胼胝体受累），或有强握与吸吮反射，主侧半球病变可有运动性失语。

2）大脑前动脉皮质支闭塞：出现对侧下肢远端为主的偏瘫，可伴感觉障碍，可有对侧肢体短暂性共济失调、强握反射及精神症状。

3）大脑前动脉深穿支闭塞：出现对侧中枢性面舌瘫及上肢近端轻瘫。

2. 椎-基底动脉系统：表现较复杂，病情可较重，常见有以下 5 种情况。

（1）基底动脉主干闭塞：常引起脑干广泛梗死，表现为四肢瘫痪、颅神经麻痹、眩晕、呕吐、共济失调、瞳孔缩小、昏迷、高热，并发肺水肿、消化道出血等，常因病情危重死亡。

（2）基底动脉脑桥支闭塞：双侧脑桥支闭塞出现闭锁综合征（locked-in syndrome），即病人意识清楚，四肢瘫痪，不能讲话和吞咽，双侧周围性面瘫，双眼外展麻痹，只能用眼上下活动示意。单侧脑桥支闭塞出现脑桥腹侧综合征（Millard-Gubler 综合征），即病灶同侧周围性面瘫和眼球外展麻痹，对侧肢体偏瘫和感觉障碍；若伴有双眼球向病变侧凝视障碍，称为脑桥旁正中综合征（Foville 综合征）。

（3）大脑后动脉闭塞：

1）大脑后动脉主干闭塞：出现病灶对侧偏盲、偏瘫及偏身感觉障碍，以及丘脑综合征，主侧半球病变可有失读症。

2）大脑后动脉皮质支闭塞：出现对侧偏盲，而黄斑视力保存（黄斑回避现象），主侧半球病变可有失读症及感觉性失语。一般无瘫痪和深浅感觉障碍。

3）大脑后动脉深穿支闭塞：丘脑膝状体动脉闭塞表现为丘脑综合征，即对侧感觉障碍，深感觉为主，以及自发性疼痛，可有对侧轻偏瘫、共济失调和不自主运动。丘脑穿通动脉闭塞产生红核丘脑综合征，即表现为病灶侧小脑性共济失调、意向性震颤、舞蹈样不自主运动和对侧感觉障碍等。

（4）小脑后下动脉或椎动脉闭塞：其临床表现称为延髓背外侧综合征（Wallenberg 综合征），主要表现为眩晕、呕吐、眼球震颤；交叉性感觉障碍，即病灶同侧面部和对侧半身感觉减退；同侧肢体小脑性共济失调；同侧霍纳征（Horner 征）；吞咽困难和声音嘶哑。

（5）小脑梗死：由小脑上动脉、小脑后下动脉、小脑前下动脉等闭塞所致。表现为眩晕、恶心、呕吐、眼球震颤、共济失调、站立不稳和肌张力降低等。大面积梗死可有脑干受压及颅内压增高症状。

动脉硬化性脑梗死在发病及病程演变过程中，常分为以下几种临床类型：①完全型，指发病后神经功能缺失症状较重较完全，常于 6 小时内病情即达高峰。②进展型，指发病后神经功能缺失症状在 48 小时内逐渐进展或呈阶梯式加重。③可逆性缺血性神经功能缺失，指发病后神经功能缺失症状较轻，持续 24 小时以上，但可在 3 周内完全恢复，不留后遗症。

（二）辅助检查

1.CT：应首选颅脑 CT 检查。在发病 24～48 小时后 CT 可见与闭塞血管供血区一致的低密度梗死灶，可明确梗死部位、大小、脑组织水肿、移位情况。如病灶较小，或脑干、小脑梗死，CT 检查可不显示。

2. MRI：梗死发生后 6 小时，MRI 可出现异常信号。缺血使病灶区 T_1 和 T_2 弛豫时间延长，在 T_1 加权图像上呈低信号强度，在 T_2 加权图像上呈现高信号强度，大片梗死者可表现为明显的占位效应。MRI 对腔隙梗死、脑干及小脑梗死的诊断较 CT 敏感。

3. 脑血管造影：脑血管造影可显示血管梗死的部位及范围，对诊断有重要意义。对脑梗死病人，尤其是有 TIA 病史者，疑有颅外段动脉病变，病人年龄和一般健康状况许可，有进行血管手术条件者，有必要进行血管造影检查。年轻的脑梗死病人，疑有脑底动脉环闭塞症时，必须进行脑血管造影方可确诊。

4. 脑脊液检查：脑梗死时脑脊液压力一般不高；较大范围脑梗死、脑水肿严重者，压力增高。脑脊液蛋白、糖、氯化物一般正常，如梗死后出血者脑脊液可出现红细胞。病人如有明显的颅内压增高情况时，腰椎穿刺有导致脑疝的危险，应属禁忌。

此外，还应进行心电图、血液生化、血常规、尿常规、大便隐血、血液流变学等检查。

【诊断和鉴别诊断】

（一）诊断要点
1. 可能有前驱的短暂脑缺血发作史。
2. 多于安静或休息时发病，常在晨起后发现症状。
3. 症状常在数小时或几天内逐渐加重，或呈阶梯式进展。
4. 多数无意识障碍或仅有轻度意识改变。
5. 有颈内动脉系统或椎-基底动脉系统局灶性神经功能缺失的症状表现和神经定位体征。
6. CT 或 MRI 检查显示有梗死性病灶。
7. 常有高血压病、糖尿病、高脂血症等病史。

（二）鉴别诊断
主要与脑出血、脑栓塞相鉴别，参见本章第三节。

【急救原则和治疗措施】

（一）急救原则
急救原则为：①尽早恢复或改善脑局部缺血区的血液循环。②积极消除脑水肿，减轻脑组织损伤。③防治并发症。④进行神经功能锻炼，促进康复。

（二）治疗措施
1. 超早期溶栓治疗：目的是溶解血栓，恢复梗死区血流灌注，减轻神经元损伤。溶栓治疗应在起病 6 小时内的治疗时间窗内进行，才有可能使缺血半暗带的神经元在发生代谢衰竭以前恢复正常功能。常用溶栓药物为：

（1）尿激酶（UK）：可使纤溶酶原激活并转变为纤溶酶，起到溶栓作用。用法：50 万~150 万 U 溶于生理盐水 100~200mL 中，静脉滴注，30 分钟~2 小时滴完，剂量应根据病人具体情况确定。如有条件可做选择性动脉介入溶栓或超选择性血管内溶栓。

（2）重组组织型纤溶酶原激活剂（rt-PA）：能选择性激活血栓中的纤溶酶原而发挥溶栓作用。常用剂量为 0.85mg/kg。先将总剂量的 10% 静脉注射，其余 90% 剂量在 1 小时内静脉滴注。

溶栓疗法的适应证:①有明确的局灶性神经功能缺失症状、体征,且符合急性脑梗死诊断。②无明显意识障碍,但椎-基底动脉系统血栓形成有意识障碍者也可考虑。③经 CT 或 MRI 检查排除脑出血。④发病在 6 小时内,进展型脑梗死可延长至 12 小时。⑤年龄<75 岁。

溶栓疗法的禁忌证:①2 周内有活动性出血、手术、活体组织检查、外伤史及有创伤的心肺复苏后。②血压≥200/120mmHg。③有脑出血或蛛网膜下腔出血史,或半年内有脑梗死、心肌梗死史。④各种出血性疾病及凝血功能障碍。⑤有颅内肿物、静脉畸形或食管静脉曲张。⑥严重肝肾功能障碍或恶性肿瘤。

溶栓治疗是目前脑梗死较为有效的治疗方法,但影响疗效的因素很多,如从血管闭塞到治疗开始的时间、缺血的严重程度、缺血区的容积、血栓的大小、给药途径、药物种类及剂量、辅助治疗等,其中最主要的是治疗开始时间。溶栓治疗的主要并发症是脑出血,发生率为 4%～10%。因此,溶栓治疗前和用药期间注意检查凝血时间、凝血酶原时间等。

2. 抗凝治疗:抗凝治疗通过抗凝血,防止血栓扩展和新血栓形成。常用药物有肝素、低分子肝素及华法林等。可用于进展型脑梗死、溶栓后短期应用以防止再闭塞。具体使用方法及注意事项参照本章第一节。

3. 降纤治疗:通过降解血中纤维蛋白原,增强纤溶系统活性,抑制血栓形成。可选择应用降纤酶、巴曲酶、安克洛酶等。

4. 防治脑水肿:脑梗死范围较大或伴有出血时,均有不同程度的脑水肿,大面积脑梗死时,水肿可相当严重,可出现颅内压增高和神志障碍,也有出现脑疝而死亡者,应及时采用抗脑水肿治疗。可给予 20%甘露醇 125～250mL (0.5～1g/kg),快速静脉滴注,6～8 小时 1 次。亦可用呋塞米(速尿),每次 40mg,静脉注射,1 天 2 次,对伴有心力衰竭者更为适宜。还可给予 20%人血白蛋白溶液 5～10g,静脉滴注,1 天 1～2 次,适用于大面积脑梗死,发病 24 小时后应用。

5. 脑神经元保护剂:主要对于不完全受损的细胞起作用,虽然临床上广泛使用,但效果尚未肯定,一般应在发病后 2 周开始使用。常用的药物有:

(1) 胞二磷胆碱:0.5g 加入 5%葡萄糖液中静脉滴注,1 天 1 次。

(2) 醋谷胺(乙酰谷酰胺):0.5g 加入 5%葡萄糖液中,静脉滴注,1 天 1 次。

(3) 吡拉西坦(脑复康):每次 8g,加入 5%葡萄糖液中静脉滴注,1 天 1 次。

6. 抗血小板聚集剂:具有抗血栓形成作用,可选用阿司匹林、噻氯匹定等。但在进行溶栓及抗凝治疗时不要同时应用。

7. 外科治疗:如大面积脑梗死和小脑梗死出现脑疝征象时,宜行开颅减压治疗。

8. 一般治疗:

(1) 严密观察:急性期特别是发病最初几天,应严密观察病人的意识、瞳孔、体温、脉搏、呼吸及血压的变化,并予以记录。定时翻身,保持大便通畅。有烦躁症状者,应找出原因对症处理,可谨慎地应用地西泮、非那根、苯巴比妥等镇静药物。

(2) 保持呼吸道通畅,防治感染:有意识障碍或呼吸道感染者,应保持呼吸道通畅,及时吸痰,必要时可行气管切开,机械辅助通气。应用抗生素防治呼吸道、泌尿道感染。

(3) 保持水、电解质平衡:发病开始的 4～5 天内,宜适当限制液体量,维持病人轻度脱水而不致明显增加血黏度及降低脑血流量。应用脱水剂者,应记录 24 小时出入量,以随时调整补液量，并注意补充电解质。

（4）心血管系统监护：有缺血性心脏病者，应注意检查有无心衰、心肌缺血程度加重、急性心肌梗死、心律失常等。对伴有高血压的急性脑梗死病人仅能适当降压。若血压升高达危险程度，即收缩压＞200mmHg、舒张压＞120mmHg，宜给予降压治疗，一般将血压维持在病人平时血压稍高水平。凡血压过低者，应积极找出病因，如上消化道出血、脱水、酸中毒等，并立即纠正。

（5）功能锻炼：脑梗死病情稳定后应鼓励病人早期活动，并积极进行功能锻炼，肌力在2级以下者，应定时对瘫侧肢体按摩及关节活动，并使各主要关节处于功能位。

9. 中医药治疗：

（1）中药静脉针剂：

1）清开灵注射液：具有化痰通络、醒神开窍等作用。每次40mL以葡萄糖注射液或生理盐水250mL稀释后静脉滴注，1天1次，10天为1疗程。

2）醒脑静注射液：作用机制与清开灵注射液相似，适用于中风病急性期的治疗。每次20mL，加葡萄糖注射液或生理盐水中静脉滴注，1天1次，7～10天为1疗程。

3）复方丹参注射液：具有行气活血通络等作用。每次20mL，加入生理盐水250mL或右旋糖酐40 500mL中静脉滴注，1天1次，10天为1疗程。

4）脉络宁注射液：具有滋补肝肾、养阴清热、活血化瘀之功效。每次20mL，加入葡萄糖注射液或生理盐水中静脉滴注，1天1次，连用10～15天。

5）川芎嗪注射液：可改善急性微循环障碍，增加脑血流速度，对神经细胞树突及线粒体有保护和修复作用。每次80～120mg，加入葡萄糖注射液或生理盐水中静脉滴注，1天1次，连用10～15天。

其他尚可选用灯盏花注射液、络泰注射液静脉滴注。亦可用口服中成药如溶栓胶囊、脑心通胶囊、银杏叶片、普恩复等，均有改善脑供血、降低血液黏度及改善微循环等作用。

（2）辨证论治：本病属中医学“中风”范畴，可分为以下证型论治。

1）风痰瘀血，痹阻脉络证：症见半身不遂，口舌㖞斜，舌强言謇或不语，偏身麻木，头晕目眩，舌质暗淡，苔薄白或白腻，脉弦滑。治宜活血化瘀、祛痰通络。方药以化痰通络汤加减：半夏10g，胆南星12g，茯苓18g，白术12g，天麻10g，钩藤12g，香附8g，天竺黄15g，生大黄9g，丹参18g，赤芍12g，生甘草9g。水煎服。

2）肝阳暴亢，风火上扰证：症见半身不遂，偏身麻木，舌强言謇或不语，口舌㖞斜，头痛眩晕，面红目赤，烦躁易怒，口苦咽干，便秘溲赤，舌质红绛，苔薄黄，脉弦有力。治宜平肝熄风、泻火通络。方药以天麻钩藤饮加减：天麻10g，钩藤12g，栀子12g，黄芩12g，石决明15g，川牛膝10g，益母草12g，桑寄生15g，杜仲10g，茯神12g，夜交藤15g，生大黄9g，生甘草6g。水煎服。

3）痰热腑实，风痰上扰证：症见半身不遂，口舌㖞斜，言语謇涩或不语，偏身麻木，腹胀便秘，头晕目眩，烦躁不安，舌质暗红或暗淡，苔黄或黄腻，脉弦滑或数。治宜化痰通腑、熄风通络。方药以星蒌承气汤加减：胆南星12g，全瓜蒌18g，生大黄10g，芒硝9g（溶化冲服），栀子12g，黄芩12g，川牛膝15g，生甘草9g。水煎服。

4）气虚血瘀，脉络不和证：症见半身不遂，口舌㖞斜，言语謇涩或不语，偏身麻木，面色无华，气短乏力，口角流涎，自汗出，心悸嗜睡，纳呆便溏，手足肿胀，舌质暗淡，苔薄白或白腻，脉沉细弦。治宜补气活血通络。方药以补阳还五汤加减：炙黄芪 30g，赤芍 9g，川芎 9g，当归 9g，地龙 9g，桃仁 6g，红花 6g，鸡血藤 15g，炙甘草 6g。水煎服。

5）阴虚风动证：症见半身不遂，口舌㖞斜，舌强言謇或不语，偏身麻木，烦躁失眠，眩晕耳鸣，手足心热，便秘盗汗，舌质暗红或红绛，苔少或无苔，脉弦细数。治宜滋阴熄风、平肝潜阳。方药以镇肝熄风汤加减：龟甲 12g，生地黄 18g，天冬 12g，玄参 10g，石决明 12g，代赭石 15g，龙骨 18g，牡蛎 18g，天麻 10g，钩藤 12g，川牛膝 18g，生大黄 6g，生甘草 6g。水煎服。

6）阳闭证：症见起病急骤，神昏或昏聩，半身不遂，鼻鼾痰鸣，肢体强痉拘急，项背身热，躁扰不宁，甚则手足厥冷，频繁抽搐，偶见呕血或便黑，舌质红绛，苔黄腻，脉弦滑数。治宜清热化痰、开窍醒神。方药以羚羊角汤配合灌服或鼻饲安宫牛黄丸：羚羊角 12g，生地黄 15g，牡丹皮 12g，赤芍 10g，石决明 15g，夏枯草 18g，菊花 10g，石菖蒲 10g，远志 10g，青黛 12g，竹茹 15g，生甘草 6g。水煎服。

7）阴闭证：症见神志昏迷，半身不遂，肢体瘫软不温，甚则四肢逆冷，面白唇暗，喉中痰鸣，舌质暗淡，苔白腻，脉沉弦滑。治宜祛痰化湿、醒神开窍。方药以涤痰汤配合灌服或鼻饲苏合香丸：半夏 10g，胆南星 12g，茯苓 15g，陈皮 9g，竹茹 12g，石菖蒲 10g，郁金 9g，甘草 6g。水煎服。

8）脱证：症见突然神昏，肢体瘫软，手撒肢冷汗多，二便自遗，舌痿，舌质紫暗，苔白腻，脉沉微。治宜益气回阳固脱。方药以参附汤加减：人参 12g，附子 10g。水煎服。

第三节 脑 出 血

脑出血是发生在脑实质内的出血。本节论述原发性非外伤性脑实质内出血，占全部脑卒中的 20% 左右。高血压是脑出血最常见的原因。高血压病伴发脑内小动脉病变，在血压骤升时破裂出血，称为高血压性脑出血。临床特点是起病急、进展快、病情重，病死率（35%～52%）及病残率高。

【病因和发病机制】

（一）病因

大约半数的脑出血病例是因高血压所致，以高血压合并小动脉硬化最为常见。其他病因有脑动脉粥样硬化、血液病（白血病、再生障碍性贫血、血友病等）、脑淀粉样血管病变、动脉瘤、动静脉畸形、脑动脉炎、梗死性脑出血、抗凝或溶栓治疗等。

（二）发病机制

目前对高血压性脑出血的发病机制尚不完全清楚，一般认为长期高血压可导致脑内小动脉或深穿支动脉壁发生纤维素样坏死或脂质透明变性，血管壁强度减弱；在血流冲击下还可形成小动脉瘤或粟粒状微动脉瘤。在此基础上，当血压骤然升高时，动脉血管可能破裂，血液进入脑组织形成血肿。另外，高血压可引起的脑小动脉痉挛和血栓形成，造成其远端脑组织缺氧、坏死，发生点状出血和脑水肿。这一过程若持久而严重，坏死、出血区融合扩大即成大片出血。脑内动脉壁薄弱，中层肌细胞及外膜结缔组织均少，且无外弹力层，这种结构特点可能是脑出血明显多于其他内脏出血的原因。

脑内出血的主要临床病理过程与出血量和出血部位有关。小量脑出血时，血液仅渗透在神经纤维之间，对脑组织的破坏较少；脑出血量较大时，血液在脑内积聚形成血肿，并在数小时内导致脑水肿、颅内高压，使邻近脑组织受压移位，严重者可发生脑疝而导致死亡。脑出血的好发部位是内囊和基底节区。出血局限于丘脑和内囊者称内侧型（或丘脑型）；局限于壳核、外囊和带状核者称外侧型（或壳核型）。出血范围大、延及内囊、外囊、丘脑者，则称混合型或内囊出血。出血可突入脑室和（或）蛛网膜下腔，也可沿下行纤维流入中脑、桥脑。少数脑出血位于脑叶、脑干和小脑。壳核出血、脑叶出血死亡率稍低，桥脑、丘脑及小脑出血死亡率较高。脑出血急性期过后，血块溶解，吞噬细胞清除含铁血黄素和坏死脑组织，胶质细胞增生，小的出血灶形成胶质瘢痕，大出血灶形成一个塌陷的囊腔，谓"中风囊"。

【临床表现】

（一）症状与体征

本病以 50 岁以上的高血压病人最多见。多在情绪紧张、过度兴奋、剧烈活动、用力排便、过度用脑、寒冷刺激时发病，仅少数在休息或睡眠中发病。起病前多无预感，少数发病前可有头痛、头昏、动作不便、口齿不清，甚至鼻出血等前驱症状。起病急骤，往往在数分钟至数小时内达高峰。起病方式可概括为以下 4 类：

暴发型：发病前无任何预感，突然起病，病人来不及诉说任何不适即已进入昏迷状态。表现为面色潮红、大汗淋漓、鼾性呼吸或潮式、不规则呼吸，脉搏缓慢有力，血压显著升高，四肢肌张力异常。这些病人多为脑实质大量出血已破入脑室或脑干出血，生命中枢受累，病情危笃。

急骤型：起病急骤，病人突然头痛或头昏，伴恶心、呕吐及局灶性神经损害症状，如偏瘫、失语等，病情可进行性恶化，意识障碍逐渐加深，肢体瘫痪不断加重，颅内压增高及脑疝相继出现，最终出现深昏迷、呼吸衰竭而死亡。

一般型：起病急，但病人无意识障碍或意识障碍较轻，病情很快稳定，并经及时治疗而逐渐好转。

缓慢型：起病较缓慢，无意识障碍，有或无明显神经损害症状。这类病人出血量少而局限，多能完全恢复，但易与脑梗死相混淆。由于出血部位不同，临床表现有所差别。

1. 基底节区出血：约占全部脑出血的 70%。其中又以壳核出血最多，约占全部脑出血的 60%，丘脑出血约占全部的 10%，尾状核及带状核等出血少见。以上出血较多时常累及内囊，并以内囊损害体征为主要表现，故又称内囊区出血。

（1）壳核出血：系豆纹动脉破裂所致。表现为：①突发的病灶对侧肢体偏瘫，开始该侧肢体肌张力低下，腱反射减退或消失，甚至引不出病理反射。数天或数周后，瘫痪肢体转为张力增高或痉挛，腱反射亢进，可引出病理反射。②病灶对侧肢体感觉障碍，主要表现为痛觉减退。③意识清醒者，可查到病灶对侧视野偏盲。④双眼球向病灶对侧同向凝视不能。主侧半球病变可有失语。出血量大可有意识障碍，出血量小可仅表现纯运动、纯感觉障碍，不伴头痛、呕吐。

（2）丘脑出血：由丘脑膝状动脉和丘脑穿通动脉破裂所致。也出现突发的对侧偏瘫、偏身感觉障碍、偏盲等内囊性三偏症状。丘脑出血与壳核出血的不同点有：意识障碍多见且较重；可有特征性眼征，如两眼向上凝视障碍、两眼凝视鼻尖等。出血波及下丘脑或破入第三脑室则出现昏迷加深、瞳孔缩小、去皮质强直等症状。

2. 脑叶出血：亦称皮质下白质出血，约占脑出血的10%。年轻人多由血管畸形、烟雾病引起，老年人常见于高血压动脉硬化，其次为血管淀粉样病变等。脑叶出血以顶叶最多见，其次为颞叶、枕叶、额叶，40%为跨叶出血。绝大多数呈急性起病，表现为头痛、呕吐、脑膜刺激征及出血脑叶的局灶定位症状。顶叶出血可有对侧单肢或偏身感觉障碍，或手的运动障碍而偏瘫较轻；颞叶出血可出现对侧面、舌及上肢为主的瘫痪和对侧上象限盲，优势半球可出现混合性失语；枕叶出血可有视野缺损；额叶出血可有智力障碍、尿失禁和对侧单肢或偏身轻瘫。

3. 脑桥出血：约占脑出血的10%，多由基底动脉脑桥支破裂所致。出血灶多位于脑桥基底与被盖部之间。大量出血（血肿>5mL）累及双侧被盖和基底部，常破入第四脑室，病人立即进入昏迷，双侧瞳孔针尖样缩小（系由于脑桥内交感神经纤维受损所致），四肢瘫痪，中枢性高热（系由于桥脑出血阻断了丘脑下部对体温的正常调节），中枢性呼吸障碍，并可有去皮质强直发作等。病人多在48小时内死亡。小量出血可无意识障碍，表现为交叉性瘫痪和共济失调性瘫痪，两眼向病灶侧凝视。

4. 小脑出血：约占脑出血的10%。大多数小脑出血是由齿状核动脉破裂所致。发病初期大多意识清楚或有轻度意识障碍，表现为眩晕、频繁呕吐、枕部剧烈疼痛和平衡障碍等，查体可见眼球震颤、共济失调等小脑体征，通常肢体瘫痪症状不明显。随着病情进展，出现两眼向病灶对侧凝视，患侧周围性面瘫，吞咽及发音困难，四肢锥体束征阳性，意识渐趋模糊或昏迷，中枢性呼吸障碍，最后可因枕骨大孔疝而死亡。小量而局限的出血，主要表现眩晕、恶心及呕吐，多无意识障碍和其他体征，只有CT检查方能确诊。

（二）辅助检查

1. CT检查：此是临床疑诊脑出血的首选检查，因脑出血发病后立即出现特征性的出血区高密度影，可与脑梗死发病后引起的特征性阻塞血管供应区呈低密度影相鉴别。根据出血区高密度影很容易确定颅内出血的部位、形态、大小、扩散方向、破入脑室的程度及其所致的脑水肿、脑结构移位等情况。脑出血急性期的CT表现有4种情况：①脑实质或脑室内血肿呈高密度块影，其形态视所在部位纤维结构而呈球形、卵圆形、长条形或不规则形。②血肿周围狭窄的低密度影，提示血肿周围的水肿带，少数为血肿穿破脑室，脑脊液渗漏至血肿周围所致。③血肿与水肿引起的占位效应，如脑室受压变形、中线结构移位等。④血块堵塞脑脊液循环引起的脑积水。血肿量的估算公式：血肿量（mL）＝$\pi/6$×血肿最大长度（cm）×最大宽度（cm）×最大高度（cm）。

2. MRI检查：MRI检查对显示脑干出血优于CT。MRI较CT更易发现脑血管畸形、血管瘤及肿瘤等出血原因。脑出血后，血肿及周围脑组织在MRI上的异常信号表现较复杂，主要受血肿所含血红蛋白量变化的影响，随着发病时间延长而发生动态变化，这对估计病情有参考价值。

3. 脑脊液检查：仅在不能做头颅CT或MRI检查，且无明显颅内压增高表现时进行。脑出血发病后6小时，80%病人脑脊液呈均匀血性，蛋白增高，压力增高。疑有小脑出血者禁做腰椎穿刺。

4. 其他检查：脑出血病人血常规检查常见白细胞增高。尿液检查可出现轻度糖尿与蛋白尿。脑血管造影适用于寻找出血原因，如脑血管畸形、脑动脉瘤、脑底异常血管网等。另外，血糖、心电图、肝功能、肾功能、大便隐血等检查应列为常规检查项目。

【诊断和鉴别诊断】

（一）诊断要点

1. 多见于 50 岁以上的高血压病患者。

2. 在白天活动、用力或情绪激动时突然发病，突然头痛、呕吐，很快出现意识障碍、偏瘫等神经系统受损的症状。

3. CT 或 MRI 检查证实有脑实质内出血。

4. 脑脊液为均匀血性，压力增高。

（二）鉴别诊断

主要与缺血性卒中鉴别（表 7-1）。此外，发病突然、迅速昏迷、局灶体征不明显的病人，还应与引起昏迷的全身性疾病如糖尿病酮症酸中毒、低血糖、肝性脑病、尿毒症、急性酒精中毒、CO 中毒、药物中毒等鉴别。

表 7-1 急性脑血管病的临床鉴别诊断

鉴别要点	动脉硬化性脑梗死	脑栓塞	脑出血	蛛网膜下腔出血
发病年龄	老年（60 岁以上）	青壮年	中老年（50～60 岁）	不定
发病情况	安静、休息时	不定	活动、激动时	活动、激动时
发病缓急	较缓（小时、日）	最急（秒、分）	急（分、小时）	急（分）
头痛和呕吐	多无	多无	常有，早期呕吐	剧烈头痛
意识障碍	多无，或较轻	多无，或较轻	常有，进行性加重	无，或有谵妄
局灶体征（偏瘫、失语、颅神经麻痹）	明显，常为病人主诉	明显，常为病人主诉	常有，病人意识不清，不能诉述或不易检查	常无，或有轻偏瘫及动眼神经麻痹
脑膜刺激征	多无	多无	可有	明显
TIA 史	常有	可有	多无	无
高血压病史	有或无	无	常见	无
常见病因	动脉粥样硬化	心脏病、瓣膜病	高血压	动脉瘤或动静脉畸形（AVM）破裂
CT	脑内低密度病灶	脑内低密度病灶	脑内高密度病灶	蛛网膜下腔或脑室内高密度病灶
数字减影血管造影	可见阻塞的血管	可见阻塞的血管	可见破裂的血管	可见 AVM 或动脉瘤

【急救原则和治疗措施】

（一）急救原则

急救原则为：①控制脑水肿。②适当调整血压。③有外科手术指征，及时手术治疗。

④维持生命功能和营养代谢。⑤防治并发症。

（二）治疗措施

1. 一般急救处理：①绝对卧床，保持安静。②严密观察体温、脉搏、呼吸和血压等生命体征，注意瞳孔和意识变化。③保持呼吸道通畅，及时将昏迷病人口、鼻、咽部分泌物吸出，吸氧，必要时行气管插管或切开，使动脉血氧饱和度保持在90％以上。④加强护理，定时翻身，保持卧具清洁，防止发生压疮。头部物理降温。

2. 控制脑水肿，降低颅内压：脑出血后，第2天即开始出现脑水肿，3～4天内达高峰，可引起脑疝，危及生命。故控制脑水肿，降低颅内压是脑出血急性期治疗的重要环节。

（1）甘露醇：是降低颅内压最有效的脱水剂，且还可以促进大量代谢产物的排出，故广泛应用于脑出血的脱水治疗。通常用20％甘露醇125～250mL，静脉滴注，30分钟左右滴完，每6～8小时1次，可连用5～15天。输入后4小时内如尿量少于250mL，要慎用或停用，检查肾脏情况，避免导致肾功能损害。对冠心病、心力衰竭和肾功能不全者宜慎用。

（2）利尿剂：适用于病人心功能不全或肾衰竭，不宜用甘露醇者；或甘露醇应用后仍不足以降低颅内压者。常用呋塞米20～60mg，静脉注射，6～8小时1次，应用时间长短视病情而定。

（3）甘油制剂：作用较弱，仅用于脑水肿较轻者。10％甘油注射液500mL，静脉滴注，1天1次，3～4小时内滴完。

（4）肾上腺皮质激素：对病情危重者可早期短时间应用，地塞米松10～20mg/d，静脉滴注。可降低毛细血管通透性，维持血脑屏障功能及稳定溶酶体膜而减轻脑水肿。因易并发感染或促进上消化道应激性溃疡，同时影响对高血压和糖尿病的控制，故不应作常规使用。

（5）白蛋白：通过提高血液胶体渗透压达到脱水效果，适用于上述脱水治疗效果不佳时，或有低蛋白血症病人。一般用人血白蛋白5～10g，溶于生理盐水100～250mL液体中，静脉滴注，1天1～2次。连用5～10天。

3. 控制高血压：脑出血后血压升高是机体在颅内压增高时，为保持相对稳定脑血流量的脑血管自动调节反应，积极控制脑水肿、降低颅内压可使血压下降。一般收缩压180mmHg以内和舒张压105mmHg以内，可观察而不用降压药。若收缩压高于180mmHg或舒张压高于105mmHg，宜采用适当的措施降低血压，使血压稳定在安全水平160/90mmHg左右。可口服卡托普利、美托洛尔、硝苯吡啶等降压药。若不能口服，可用25％硫酸镁10mL，肌内注射；或利血平0.5～1mg，肌内注射。如血压显著升高，可谨慎应用拉贝洛尔或酚妥拉明，静脉滴注。

4. 维持营养和水、电解质平衡：有意识障碍、消化道出血宜禁食24～48小时，然后酌情安放胃管。禁食期间静脉补充基本的营养和代谢需要物质。1天入液量可按尿量加500mL计算；如有高热、呕吐或腹泻时，酌情增加入液量，同时注意补充电解质，维持电解质平衡。2～3天后，若病人意识恢复且无呕吐、吞咽障碍，可进流质饮食，否则应予鼻饲维持营养。

5. 防治并发症：

（1）感染：严重瘫痪、意识障碍和球麻痹者，易并发肺部、尿道感染，及早给予抗生素，积极防治。行气管切开术者应做好气道护理，留置尿管者应定时进行膀胱冲洗。

（2）应激性溃疡：预防可用 H_2 受体阻滞剂，如西米替丁、法莫替丁。一旦发生出血按上消化道出血常规处理。

（3）癫痫样发作：可表现为强直性发作或痉挛性抽搐，立即给予地西泮 10mg，静脉注射，同时积极治疗脑水肿，改善脑血液循环，充足供氧。

6. 外科治疗：手术目的是清除血肿，解除脑受压，改善脑循环及血流量，防止脑疝形成。

（1）适应证：①脑出血病人出现颅内压增高伴脑干受压的体征，如心率徐缓、血压升高、呼吸节律变慢、意识水平下降，或有动眼神经活动障碍。②小脑半球出血的血肿＞15mL、蚓部血肿＞6mL，血肿破入第四脑室或脑池受压消失，出现脑干受压症状或急性阻塞性脑积水征象者。③脑室出血导致梗阻性脑积水。④年轻病人脑叶或壳核中至大量出血（＞40mL），或有明确的血管病灶，如动脉瘤、动静脉畸形等。⑤生命体征稳定。

（2）手术方式：①锥孔穿刺血肿吸除术。②钻孔扩大骨窗血肿清除术。③开颅血肿清除术。④立体定向血肿引流术。⑤脑室引流术，用于脑室出血。

7. 中医药治疗：

（1）中药静脉针剂：可给予清开灵注射液，每次 40mL，用生理盐水 250mL 稀释后静脉滴注，1 天 2 次；或醒脑静注射液，每次 20mL，加入生理盐水中静脉滴注，1 天 1 次，7～10 天为 1 疗程，均具有清热化痰、醒神开窍功效。

（2）辨证论治：

1）风火上扰清窍证：症见神志恍惚或嗜睡，半身不遂，偏身麻木，舌强言謇或不语，口舌㖞斜，头痛眩晕，面红目赤，便秘溲赤，舌质红绛，脉弦滑。治宜清肝熄风、开窍醒神，方药以羚羊角汤加减：羚羊角粉 0.5g（冲服），夏枯草 10g，钩藤 12g，栀子 12g，黄芩 12g，石决明 15g，石菖蒲 10g，川牛膝 10g，天竺黄 6g，生大黄 9g。水煎服。

2））痰热腑实，风火上扰证：症见神志迷蒙或嗜睡，半身不遂，口舌㖞斜，言语謇涩或不语，咳痰量多，腹胀便秘，头晕目眩，烦躁不安，舌质暗红，苔黄或黄腻，脉弦滑或滑数。治宜化痰通腑、熄风通络，方药以星蒌承气汤加减：胆南星 12g，全瓜蒌 18g，生大黄 10g，芒硝 9g（溶化冲服），栀子 12g，黄芩 12g，石菖蒲 10g，郁金 10g。水煎服。

3）痰热瘀血，内闭清窍证：症见突然神志昏迷，半身不遂，肢体强痉拘急，口舌㖞斜，鼻鼾痰鸣，身热躁扰，便秘溲赤，甚则频繁抽搐，舌质红绛，舌苔黄褐干腻，脉弦滑数。治宜清热化痰、祛瘀开窍，方药以羚羊钩藤汤加减：羚羊角粉 0.5g（冲服），钩藤 12g，菊花 12g，牡丹皮 10g，大黄 8g，天竺黄 6g，夏枯草 10g，石菖蒲 10g，郁金 10g，黄芩 12g。水煎服。

4）元气败脱，神明散乱证：突然神昏，肢体瘫软，口舌㖞斜，手撒肢冷，汗多，二便自遗，或呕血，舌痿，舌质紫暗，脉沉微。治宜益气回阳救逆，方药以参附汤加减：人参 10g，黄芪 20g，制附子 10g，五味子 10g，生龙骨 15g，山茱萸 10g。水煎服。

自 学 指 导

【重点难点】

1. 短暂脑缺血发作：短暂脑缺血发作（TIA）是脑局部短暂性血液供应不足所导致供

血区的局灶性神经功能障碍，出现相应的症状及体征。一般症状在 5 分钟内即达高峰，一次发作常持续 5~20 分钟，最长不超过 24 小时，但可反复发作。发病机制有多种学说，其中以微栓塞、血流动力学改变和心功能障碍最受重视。临床可分为颈内动脉系统 TIA 和椎-基底动脉系统 TIA，分别出现相应的症状和体征。本节重点难点主要有以下 3 点：

（1）临床表现：具有短暂性、局灶性和反复性的特点。短暂性是指症状和体征突然出现，持续时间短；局灶性是指脑组织受损的局限性；反复性是指本病反复发作，临床症状、体征刻板地重复。

（2）诊断与鉴别诊断：由于 TIA 发作持续时间很短，多数病人就诊时，已无症状和体征，因而诊断主要依据病史，并结合 CT、MRI 及 TCD 等有关检查做出鉴别诊断。

（3）治疗：应遵循消除病因、控制发作、防止演变的原则，尽可能地查找 TIA 的病因，针对病因进行治疗。选择应用抗凝药物、抗血小板聚集剂及钙拮抗剂等。抗凝治疗时注意肝素的使用方法，监测凝血时间和凝血酶原时间，注意有无出血倾向。如药物治疗效果不明显，并符合手术条件者可试行外科治疗。对 TIA 病人要做到明确诊断，积极治疗，未病先防，既病防变。

2. 动脉硬化性脑梗死：动脉硬化性脑梗死是因脑部某支动脉血栓形成，使该血管所供区域的脑组织坏死，是临床最常见的一种急性脑血管病。本节的重点、难点主要有以下 3 点：

（1）临床表现：其临床特点是有不同程度的偏瘫、感觉障碍、失语等局灶性神经功能缺失表现，一般无意识障碍，因梗死部位不同，临床症状和体征亦各有差别。本病多发于 50 岁以上的中老年人，多兼有高血压、冠心病、糖尿病、动脉粥样硬化等疾病，病前常有 TIA 病史，常在安静状态或睡眠时发病即静态发病，病情进展一般较其他急性脑血管病为缓，症状和体征常在发病后数小时或 1~2 天达高峰。

（2）诊断：主要根据临床症状、体征、发病年龄、伴发疾病及影像学检查等确诊。颅脑 CT 及 MRI 检查可予确诊。但应注意，CT 在发病 6 小时以内很难发现梗死灶，必须等到发病 12~24 小时以后才能发现梗死灶。如病灶较小，或脑干、小脑梗死，CT 检查可不显示，须行 MRI 检查才能发现病灶。但临床上为排除脑出血，或为进行溶栓治疗，常须在发病后 6 小时以内进行颅脑 CT 检查。

（3）急救原则和措施要点：

1）脑梗死一旦发生，应建立分秒必争观念，及早解除血栓，防止梗死进展，对此要实施溶栓疗法。在治疗时间窗内，溶栓时间越早，效果就越好；否则，治疗时间窗超过，梗死面积扩大，治疗必将事倍功半。

2）不论溶栓与否，适度抗凝十分必要，尤其血黏度增高者，更应积极抗凝。

3）积极消除脑水肿，减轻脑组织损伤，特别在发病第 2~5 天，应加大脱水力度，快速降低颅内压。

4）急性期治疗中的一般处理是十分重要的，如肌力在 2 级以下者，应定时对瘫侧肢体按摩及关节活动，定时翻身、拍背、吸痰，及时处理大、小便，防止压疮、肺炎、便秘和尿路感染。小便失禁者可予持续导尿，并定期进行膀胱冲洗和更换尿管。饮食呛咳、吞咽困难者应予鼻饲，以防止吸入性肺炎发生。对应用脱水剂者应注意保持水、电解质平衡及营养支持。

5）中医药治疗脑梗死有较好疗效，宜及早应用。

总之，动脉硬化性脑梗死必须采用综合治疗方案，从一般处理到各项治疗措施，均须同时兼顾，方可取得较好疗效。

3. 脑出血：脑出血是发生在脑实质内的出血。本节论述原发性非外伤性脑实质内出血，高血压是脑出血最常见的原因。高血压病伴发脑内小动脉病变，在血压骤升时破裂出血，称为高血压性脑出血。临床特点是起病急、进展快、病情重、病死率高。本节的重点难点主要有以下 3 方面：

（1）临床表现：典型临床表现是突然头痛、呕吐、昏迷，出现神经定位征。出血部位以大脑基底节区最常见，主要为壳核出血和丘脑出血，由于出血常累及内囊，故又称内囊出血，并以内囊损害体征为突出表现，即出现"三偏"症状。丘脑出血与壳核出血的不同点有：意识障碍多见且较重；可有特征性眼征，如两眼向上凝视障碍、两眼凝视鼻尖等。其他部位的脑出血有脑桥出血、小脑出血、脑叶出血等。脑出血后引起脑水肿，颅内压增高，可使脑组织移位、变形，加重病情，严重者形成脑疝，是导致死亡的主要原因。

（2）诊断与鉴别诊断：本病的诊断主要依据是：多发于中老年人；多动态发病；突然头痛、呕吐、意识障碍；出现局灶性神经功能受损的症状与体征；颅脑 CT 或 MRI 检查显示出血影像。关于脑出血与脑梗死的鉴别诊断，典型的病例当不难鉴别，但疑似病例须依赖 CT 或脑脊液检查方可鉴别。脑脊液检查应审慎进行，疑有小脑出血者更不可做腰椎穿刺。

（3）治疗措施：脑出血急性期的首要治疗措施是控制脑水肿，降低颅内压，可酌情选用甘露醇、利尿剂、肾上腺皮质激素、甘油制剂及人体白蛋白等。应用甘露醇时应注意其副作用，避免损害肾脏，对有冠心病、心肌梗死的病人也要慎用，以免引起冠状动脉供血不足。控制高血压亦是本病的重要防治措施之一，应适度降低，不可骤降。脑出血病人在急性期进饮食不足，又大量应用脱水剂，应注意营养支持和纠正水、电解质平衡失调。治疗期间常发生多种并发症，如肺部感染、尿道感染、压疮、上消化道出血等，应防治结合，避免因并发症加重病情，甚至导致死亡。脑出血的外科治疗对挽救重症病人的生命及促进神经功能恢复有益，符合指征者，手术宜在发病后 6～24 小时内进行。临床实践证明中西医结合治疗可提高疗效，应积极采用。

【学习思考题】

1. 短暂脑缺血发作的诊断要点是什么？
2. 短暂脑缺血发作的治疗措施是什么？
3. 动脉硬化性脑梗死的诊断要点是什么？
4. 动脉硬化性脑梗死的主要治疗措施是什么？
5. 脑出血的诊断要点是什么？
6. 脑出血的治疗措施是什么？

第八章　急性中毒

【目的要求】

1. 掌握急性中毒的诊断原则、治疗原则及措施。
2. 掌握有机磷杀虫药中毒、急性镇静催眠药中毒、急性一氧化碳中毒的临床表现、诊断要点、急救原则和治疗措施。
3. 熟悉急性中毒的常用特殊解毒剂及其适应证。
4. 熟悉有机磷杀虫药中毒、急性镇静催眠药中毒、急性一氧化碳中毒的发病机制。
5. 了解急性一氧化碳中毒的病因。

【自学时数】

6 学时。

进入人体达一定量并对组织、器官发生生物化学或生物物理作用，破坏机体正常生理功能的化学物质，称为毒物。短时间内进入大量毒物，迅速引起严重症状者称急性中毒。本章主要讨论急性中毒诊疗原则、有机磷杀虫药中毒、镇静催眠药中毒、急性一氧化碳中毒。

第一节　急性中毒诊疗原则

有毒化学物进入体内，在效应部位积累到一定量而产生损害的全身性疾病叫做中毒。毒物来源有工业性毒物、药物、农药、有毒动植物等。中毒可分为急性和慢性两大类。急性中毒是指短时间内大量毒物进入机体，与靶部位的细胞成分产生生物化学或生物物理学变化，引起机体功能性或器质性改变，产生暂时性或永久性损害，甚至危及生命。慢性中毒系由长时间接触较小量毒物所引起。毒物不仅作用于局部和全身引起急性中毒，还有致敏、致癌、致畸及诱发突变作用。一般说来，毒物对人体的危害与其性质和剂量有关。剧毒物品微量可以致死，一般的化学物品达到一定量方可引起症状。近年来，随着我国现代工业和经济的迅速发展，人们接触化学物品的机会不断增多，意外中毒事件时有发生，急性中毒已成为临床常见的急症之一。

【急性中毒的诊断原则】

急性中毒发病急骤，来势凶猛，症状严重，变化迅速。如不及时明确诊断，必将贻误病情，耽误治疗。因而快速诊断是决定急性中毒预后最重要的因素。

（一）简要询问病史

询问的重点是有无毒物接触史。对职业性中毒应询问职业史，包括工种、工龄、接触毒物的种类和时间、环境条件、防护措施、工作中是否曾发生事故，以及同工种其他人员有无类似症状等。水源污染和食物污染可造成地区流行性中毒。对生活性中毒，病史的搜集较为复杂，有时只能提供毒物来源的线索，如盛药容器、药袋、购药收据、衣袋里或床头上的剩余毒物等。要了解病人的生活情况、发病前活动地点、接触人员和事物，以及中毒现场等。有以下情况要注意因自杀或他杀而中毒：①精神状态异常，临床表现不能用基础疾病说明者，或精神病病人服药治疗过程中。②在进饮食后出现不能解释的疾病。③同餐人、同居室、同工作者同时间发病，并有相同的症状。④拒绝提供病史者。

（二）快速明确诊断

在简要询问病史的基础上，根据常见特殊中毒综合征的临床表现可初步诊断或高度怀疑：①有大汗、流涎、瞳孔小、肌震颤、胆碱酯酶活力降低等胆碱能危象时，可诊断有机磷化学物中毒。②严重发绀、高铁血红蛋白含量增高、红细胞中出现赫恩滋（Heinz）小体时，可诊断硝基化合物中毒。③皮肤黏膜呈樱桃红色，碳氧血红蛋白浓度增高，可诊断急性一氧化碳中毒。④黄疸，因损害肝脏所致，可怀疑四氯化碳、毒蕈、鱼胆等中毒。⑤皮肤黄痂可怀疑硝酸灼伤，黑痂可怀疑硫酸灼伤，棕色痂皮可怀疑盐酸灼伤。⑥瞳孔扩大，可怀疑阿托品和莨菪碱类中毒。⑦呼吸缓慢，出现叹息样呼吸，伴昏迷、针尖样瞳孔，可怀疑阿片类中毒；呼吸加快可怀疑为引起酸中毒的物质如水杨酸类、甲醇等中毒及刺激性气体引起肺水肿。⑧谵妄者可怀疑阿托品、乙醇和抗组胺药中毒。⑨瘫痪者可怀疑为可溶性钡盐、三氧化二砷、蛇毒等中毒。⑩呼出气有苦杏仁味可怀疑氰化物中毒；有蒜味可怀疑有机磷杀虫药、黄磷等中毒；有苯酚味可怀疑苯酚和甲酚皂中毒。

对突然出现的发绀、呕吐、昏迷、惊厥、呼吸困难、休克而原因不明的病人，要考虑急性中毒的可能性。对原因不明的贫血、白细胞减少、血小板减少、周围神经病变、肝病的病人也要考虑中毒的可能性。在病情允许的情况下，用某些毒物的特效解毒剂试验治疗可以协助诊断。如遇昏迷病人，用纳洛酮静脉注射后清醒，提示为阿片类中毒。毒物标本、呕吐物、血、尿、大便，甚至头发等毒物快速检测，必要时进行毒物分析，可为诊断提供可靠依据。

【急性中毒的治疗原则】

急性中毒因毒物种类繁多，病情复杂，不少病人发展迅速，病情凶险，稍延误治疗可造成机体严重损害，甚至死亡。因此，抢救应争分夺秒，措施要果断、及时。

（一）立即终止接触毒物

吸入或由皮肤侵入中毒时，要立即将病人抬离中毒现场，转移到空气新鲜的地方。立即脱去污染的衣服，清洗接触毒物的皮肤、黏膜、毛发和甲缝等。如毒物溅入眼内，应立即用清水彻底冲洗。特殊毒物对清洗与清除的要求分别见表 8-1 和 8-2。

表 8-1　　　　　　　　　　　特 殊 毒 物 清 洗 要 求

毒 物 种 类	特 殊 清 洗 溶 液
苯酚、二硫化碳、溴苯、苯胺、硝基苯、香蕉水	宜用 10%乙醇液冲洗
磷化锌、黄磷	宜用 1%碳酸钠溶液冲洗
酸性毒物（磷、有机磷、溴、溴化烷、汽油、四氯化碳、甲醛、硫酸二甲酯、氯化锌、氨基甲酸酯等）	宜用 5%碳酸氢钠溶液或肥皂冲洗后再用大量清水冲洗干净
碱性毒物（氨水、氨、氢氧化钠、碳酸钠、泡花碱等）	宜用 2%醋酸、3%硼酸、1%枸橼酸溶液冲洗

表 8－2	特 殊 毒 物 清 除 要 求
毒 物 种 类	清除的特殊溶液与要求
固体生石炭、黄磷	先用镊子、软毛刷清除毒物颗粒后,再用大量温水清洗干净
三氯化磷、三氯氧磷、五氯化二磷、芥子气	先用纸、布吸去毒物后,再用水清洗（切勿先用水清洗）
焦油、沥青	先用二甲苯清除毒物后、再用肥皂水、清水冲洗皮肤,待水干后,将羊毛脂涂在皮肤表面

（二）尽快清除未吸收的毒物

1. 活性炭：每克活性炭可吸收 100～1000mg 胃肠道的毒物,为有效的祛毒剂,使用方便、安全。除直接吸附外,尚有"胃肠透析"作用,通过肠液与血液之间建立浓度差,驱动过量毒物从血液弥散到肠液而被吸附。成人 50～100g 活性炭加入 2～4 倍水,于洗胃前服用。活性炭不吸附下列化学物：腐蚀性重金属、氨基甲酸酯类、氰化物、醇类及非水溶性物质。

2. 催吐：适用于神志清楚且能合作,口服非腐蚀性毒物 6 小时以内的轻症病人。禁用于抽搐发作、呼吸抑制、严重心脏病、主动脉瘤、食管静脉曲张、溃疡病活动期、孕妇及马钱子碱或腐蚀剂中毒。让病人饮温水 300～500mL,然后自己或他人用手指、筷子、压舌板等刺激咽后壁或舌根,诱发呕吐,如此反复进行,直至胃内容物吐尽为止。催吐过程尽量使胃内容物排空,严防吸入气管而导致窒息。

3. 洗胃：洗胃应尽早进行,一般在服毒后 6 小时内洗胃有效。但安眠、镇静剂中毒引起胃肠蠕动减弱,往往延长毒物在胃内的滞留时间,故虽超过 6 小时仍应洗胃。吞服强腐蚀剂的病人,插胃管有可能引起消化道穿孔或大出血,一般不宜进行洗胃。插胃管时,惊厥病人可能诱发惊厥,昏厥病人易导致吸入性肺炎,食管静脉曲张病人易导致食管出血,洗胃时均应慎重。此外,插胃管时应该避免误入气管。洗胃时病人取左侧卧位、头低位并转向一侧,以免洗胃液误入气管内。洗胃应尽早进行,并反复、彻底。洗胃液一般可用温开水,可根据毒物种类不同,选择不同的洗胃液,常用的有：

（1）解毒剂：可与体内存留的毒物起中和、氧化、沉淀等化学作用,改变毒物的理化性质,使其失去毒性。如 1：5000 高锰酸钾溶液,可使生物碱、蕈类氧化解毒。

（2）中和剂：吞服强酸时可采用弱碱如镁乳、氢氧化铝凝胶等中和,不要用碳酸氢钠,因其遇酸后可生成二氧化碳,使胃肠充气鼓胀,有造成穿孔的危险。强碱可用弱酸如稀醋、果汁等中和。

（3）沉淀剂：有些化学物可与毒物作用,生成溶解度低、毒性小的物质,如乳酸钙或葡萄糖酸钙与氟化物或草酸盐作用,生成氟化钙或草酸钙沉淀。硫酸钠（2%～5%）与可溶性钡盐作用,生成不溶性硫酸钡。生理盐水与硝酸银作用生成氯化银等。

（4）保护剂：吞服腐蚀性毒物后,可用牛奶、蛋清、米汤、植物油等保护胃肠黏膜。

（5）溶剂：饮入脂溶性毒物如汽油、煤油等有机溶剂时,可先用液体石蜡 150～200mL,使其溶解而不被吸收,然后进行洗胃。

4. 导泻：洗胃后,及时导泻以清除进入肠道的毒物。一般不用油类泻药,以免促进脂溶性毒物吸收。常用的药物有：

（1）硫酸钠 20～30g,溶于生理盐水 100～200mL,口服或由胃管灌入。

（2）硫酸镁 20～30g,用法同硫酸钠,但镁离子对中枢神经系统有抑制作用,肾功能不全、昏迷或磷化锌中毒病人禁用。

（3）中药大黄粉 10～20g，温水冲服或胃管灌入。

5. 高位灌肠：用于口服中毒 6 小时以上，导泻无效，或巴比妥、吗啡、颠茄等药物抑制肠管蠕动的中毒病人。常用 1% 微温皂水高位连续灌肠，一般用量为 5000mL 左右。

（三）排除吸收的毒物

1. 吸氧、高压氧：用于气态毒物中毒。

2. 利尿：除急性肾衰竭外，均可用利尿方法促进毒物从肾脏排出。对无脑水肿、肺水肿且心功能良好的病人，快速补液可促进利尿，每小时输液 300～500mL，同时静脉注射呋塞米 20～40mg。利尿过程中如用碳酸氢钠或乳酸钠使尿液碱性化，可增加弱酸性化合物如苯巴比妥和水杨酸类离子化，因不容易通过肾小管上皮细胞重吸收，而利于尿中排出。维生素 C 和氯化铵可使尿液酸性化，在酸性环境中促使苯丙胺、奎尼丁、盐酸哌替啶等毒物排出。

3. 透析疗法：为重度中毒的重要治疗措施之一。可选用腹膜透析或血液透析。腹膜透析可用于清除血液中的苯巴比妥、水杨酸类、甲醇、茶碱、乙二醇、锂等。短效巴比妥类、格鲁米特（导眠能）和有机磷杀虫药因具有脂溶性，透析效果不好。血液透析应用范围与腹膜透析相同，但效果更强。氯酸盐、重铬酸盐能损害肾而引起急性肾衰竭，是血液透析的首选指征。一般在中毒 12 小时内进行透析疗法效果较好。如中毒时间过长，毒物与血浆蛋白结合，则不易透出。

4. 血液灌流：血液流过装有活性炭或树脂的灌流柱，毒物被吸附后，血液再输回病人体内。此法能吸附脂溶性或与蛋白质结合的化学物，能清除血液中巴比妥类（短效、长效）、乙醇、有机磷杀虫药、四氯化碳、甲喹酮、地西泮、氯丙嗪、地高辛、环磷酰胺等。在血液灌流中，血液的正常成分如血小板、白细胞、凝血因子、葡萄糖、二价阳离子也能被吸附排出，因此需要监测和补充。

（四）应用特殊解毒药

有些药物对某些中毒具有特殊的解毒作用（表 8-3），急性中毒时应早期应用。

表 8-3　　　　　　　　　常用特殊解毒剂及其适应证

特殊解毒剂	适应证	注意事项
碘解磷定、氯磷定、双复磷、苯克磷	有机磷杀虫药中毒	禁忌碘解磷定与碳酸氢钠伍用
阿托品	有机磷杀虫药中毒	早期足量使用
吸氧、高压氧	急性一氧化碳中毒	
依地酸二钠钙	铅中毒	
维生素 K_1	敌鼠中毒	先静脉注射，后肌内注射
解氟灵（乙酰胺）	氟乙酸钠中毒	
纳洛酮	阿片类、吗啡、二氢埃托菲中毒	
亚甲蓝（美蓝）	亚硝酸盐、苯胺、硝磷基化合物中毒导致高铁血红蛋白血症	小剂量（1～2mg/kg），低浓度（1%～2%），反复使用，伍用维生素 C
氟马西尼	苯二氮䓬类中毒	
亚硝酸钠	急性氰化物中毒	3% 溶液 10mL 缓慢静脉注射，仅用于急救
二巯基丙醇	急性砷、汞中毒	
维生素 B_6	急性异烟肼中毒	
抗毒血清	蛇毒、肉毒中毒	

（五）对症治疗

对许多中毒尤其无特殊解毒剂治疗者，要积极采取对症治疗措施，不仅能解除病人暂时痛苦，而且对保护重要器官功能、挽救病人生命有重要作用。在抢救过程中，应严密观察病人的神志、呼吸、循环等情况。中毒严重，出现昏迷、肺炎、肺水肿、脑水肿、呼吸衰竭、循环衰竭、消化道出血、急性肾衰竭者，应采取有效的治疗措施，进行紧急抢救。治疗方法详见有关章节。

第二节　有机磷杀虫药中毒

有机磷杀虫药属有机磷酸酯或硫代硫酸酯类化合物，是目前使用最广泛的农药。其对人畜的毒性主要是对乙酰胆碱酯酶的抑制，引起乙酰胆碱（Ach）蓄积，使胆碱能神经受到持续冲动，导致先兴奋后衰竭的一系列毒蕈碱样、烟碱样和中枢神经系统等症状，严重者可因昏迷和呼吸衰竭而死亡。有机磷杀虫药大都呈油状或结晶状，色泽由淡黄至棕色，稍有挥发性，且有蒜味。除敌百虫外，一般难溶于水，在碱性条件下易分解失效。常用的剂型有乳剂、油剂和粉剂等。根据毒性大小分为以下几类：①剧毒类：$LD_{50} < 10mg/kg$，如甲拌磷（3911）、内吸磷（1059、杀虱多）、对硫磷（1605、一扫光）、磷胺（1191、大灭虫）、丙氟磷（DFP）等。②高毒类：LD_{50} 为 $10\sim100mg/kg$，如甲基对硫磷（甲基1605）、甲胺磷（多灭磷、克满隆）、氧化乐果、敌敌畏（DDVP）、速灭磷（磷君）、马拉氧磷（氧马拉松）、水胺硫磷（羟氨磷）、稻瘟净（EBP）等。③中度毒类：LD_{50} 为 $100\sim1000mg/kg$，如乐果、乙硫磷、敌百虫、久效磷（永伏虫）、乙酰甲胺磷（高灭磷）、稻丰散（益尔散、甲基乙酯磷）、亚胺硫磷（酞胺硫磷）、大亚仙农、除草磷等。④低毒类：LD_{50} 为 $1000\sim5000mg/kg$，如马拉硫磷（马拉赛昂、4049）、氯硫磷、辛硫磷（肟硫磷、腈硫磷）等。

【病因和发病机制】

（一）病因

1. 职业性中毒：主要原因是生产设备不够完善或生产管道发生故障，以及制造、包装、运输、保管时防护不严格，使杀虫药通过皮肤、呼吸道吸收而导致中毒。

2. 使用性中毒：使用过程中发生中毒的原因是施药人员喷洒杀虫药时，药液污染皮肤或湿透衣服由皮肤吸收，以及吸入空气中的杀虫药所致。配药浓度过高或手直接接触杀虫药原液也可引起中毒。

3. 生活性中毒：主要由于误服、自服或摄入被杀虫药污染的水源和食物所致。也有因误用有机磷杀虫药治疗皮肤病或驱虫而发生中毒。

（二）发病机制

有机磷杀虫药毒性作用很多，能抑制多种酶，但对人畜的毒性主要是抑制胆碱酯酶所致。Ach 为中枢神经细胞突触间及胆碱能神经的递质，胆碱能神经分 4 种：交感与副交感神经节前纤维；副交感神经节后纤维；部分交感神经节后纤维，如支配汗腺分泌及横纹肌血管舒张的神经；运动神经。进入体内的有机磷杀虫药，与乙酰胆碱酯酶结合成磷酰化胆碱酯酶，使乙酰胆碱酯酶失去分解 Ach 的能力，造成 Ach 在体内大量积聚，引起胆碱能神经过度兴奋的一系列毒蕈碱样、烟碱样和中枢神经系统症状，最终转入抑制和衰竭。

某些有机磷杀虫药尚可与脑和脊髓中的特异蛋白质"神经毒酯酶"（NTE）结合，抑制轴索内 NTE，使轴索内轴浆运输中的能量代谢发生障碍，轴索发生退行性变性，继发脱髓鞘病变，引起迟发性神经毒作用。

【临床表现】

急性中毒发病时间与毒物品种、剂量和侵入途径密切相关。经皮肤吸收中毒，一般在接触 2～6 小时后发病；口服中毒，在 10 分钟～2 小时内出现症状。一旦中毒症状出现后，病情迅速发展。

（一）症状与体征

1. 毒蕈碱样症状：这组症状出现最早，主要为副交感神经末梢兴奋所致的平滑肌痉挛和腺体分泌增加所致，类似毒蕈碱样作用，故称为"毒蕈碱样症状"。临床表现为恶心呕吐、腹痛腹泻、多汗、流泪、流涎、流涕、尿频、二便失禁、心跳减慢和瞳孔缩小；支气管痉挛和分泌物增加可出现咳嗽、胸闷、气急等。严重时有呼吸困难、发绀、肺水肿等。

2. 烟碱样症状：Ach 对肾上腺髓质和骨骼肌神经终板的作用是小剂量时引起兴奋，大剂量时发生抑制，与烟碱作用相似，故称为"烟碱样症状"。Ach 在横纹肌神经肌肉接头处过多蓄积和刺激，使面、眼睑、舌、四肢和全身横纹肌发生肌纤维颤动，逐渐发展为肌肉跳动、牙关紧闭，甚至全身肌肉强直性痉挛。病人常有全身紧束和压迫感。晚期可表现为抑制，发生肌力减退和瘫痪。最后因呼吸肌麻痹，引起周围性呼吸衰竭而死亡。

交感神经节受 Ach 刺激，其节后交感神经纤维末梢释放儿茶酚胺使血管收缩，引起血压增高、心跳加快和心律失常。

3. 中枢神经系统症状：中枢神经系统受 Ach 刺激后有头晕、头昏、头痛、疲乏、烦躁不安、神志恍惚、言语不清、共济失调、谵妄、抽搐和昏迷。呼吸中枢也由兴奋转入抑制。

4. 其他表现：

（1）迟发性脑病：急性中毒时，个别病人在重度中毒症状消失后 2～3 周可发生迟发性脑病，主要累及肢体末端，可发生四肢肌肉萎缩、下肢瘫痪等神经系统症状。目前认为，这种病变不是由胆碱酯酶受抑制引起的，是由于有机磷杀虫药抑制神经毒酯酶（NTE）并使其老化所致。

（2）中间综合征：部分中毒病人在病情得到控制后和迟发性脑病发生之前，约在急性中毒后 2～4 天出现肌无力，可累及肢体近端肌群、颈屈肌、呼吸肌、颅神经等而发生麻痹、瘫痪，甚至突然死亡，称为中间综合征。其发病机制与胆碱酯酶受到长期抑制，影响神经-肌肉接头处突触后的功能有关。

（3）迟发性神经病变：多在重度急性中毒治疗恢复 1～3 周或 4～5 周发病，初为感觉神经受累，逐渐累及运动神经，病人可出现肢体感觉和运动障碍。

（4）心血管系统：重度中毒初期，有时因交感神经兴奋，引起去甲肾上腺素释放增加，血压升高；晚期则血压下降。有的中毒还可发生中毒性心肌损害，出现各种心律失常或心功能障碍。由于有机磷杀虫药对心脏的迟发性毒性作用，可能在治疗病情好转进入恢复期时突然发生病情恶化，甚至猝死。

（5）局部损害：皮肤接触有机磷杀虫药的部位可引起过敏性皮炎，并可出现水疱和剥脱性皮炎，如敌敌畏、敌百虫、内吸磷、对硫磷等中毒。有机磷杀虫药滴入眼部可引起结膜充血和瞳孔缩小。

（二）实验室检查

1. 全血胆碱酯酶活性测定：全血胆碱酯酶活性是诊断有机磷杀虫药中毒的特异性实验室指标，对中毒程度轻重、疗效判断和预后估计均极为重要。以正常人血胆碱酯酶活性值作为 100%，急性有机磷杀虫药中毒时，胆碱酯酶活性在 70%～50% 为轻度中毒，50%～30% 为中度中毒；30% 以下为重度中毒。对长期有机磷杀虫药接触者，全血胆碱酯酶活性测定可作为生理监测指标。但须注意，胆碱酯酶活性下降偶可与症状严重程度不符。

2. 尿中有机磷杀虫药分解产物测定：本测定仅作为毒物接触的指标。如接触敌百虫时，尿中三氯乙醇增高；接触对硫磷、甲基对硫磷、氯硫磷等，尿中可有对硝基酚排出。

【诊断要点】

1. 有吞服或接触有机磷杀虫药史。
2. 呕吐物或呼出气带有类似蒜臭味。
3. 有毒蕈碱样、烟碱样及神经系统表现，且瞳孔明显缩小。
4. 全血胆碱酯酶活力降低。
5. 尿中有机磷杀虫药分解产物测定有助于诊断。
6. 阿托品试验：对病史不清，非典型的临床表现，又高度疑似有机磷杀虫药中毒病人，可试给静脉注射阿托品 2mg，并严密观察用药后的反应。若是有机磷杀虫药中毒，则5～10分钟后可见毒蕈碱样症状减轻；否则，可出现阿托品过量表现，如口干、皮肤干燥、颜面潮红、心率增快、瞳孔扩大等。

【急救原则和治疗措施】

（一）急救原则
急救原则为：①迅速清除毒物。②及早应用特效解毒药。③对症治疗。

（二）治疗措施

1. 迅速清除毒物：应迅速离开现场，脱去污染的衣服，用清水或肥皂液清洗污染的皮肤、毛发和指甲。口服中毒者应及时彻底洗胃，洗胃液常用清水、1:5000 高锰酸钾（对硫磷忌用）、2% 碳酸氢钠（敌百虫忌用）。然后再给硫酸镁导泻，或通过利尿、输液以助毒物排出。眼部污染可用 2% 碳酸氢钠或生理盐水冲洗，洗净后涂眼药膏。在迅速清除毒物的同时，尽可能及早应用有机磷解毒药缓解中毒症状。

2. 使用特效解毒药：

（1）胆碱酯酶复活药：肟类化合物能使被抑制的胆碱酯酶恢复活性。其原理是，肟基与磷原子有较强的亲和力，因而可与磷酰基结合形成复合物，后者进一步裂解为磷酰化解磷定，同时使乙酰胆碱酯酶游离出来，恢复活性。常用的药物有：碘解磷定（解磷定，PAM-I）、氯磷定（PAM-Cl）。此外还有双复磷（DMO_4）、双解磷（TMB_4）和甲磺磷（P_4S）等。胆碱酯酶复活药对解除烟碱样毒作用较为明显，但对不同的有机磷杀虫药中毒的疗效并不完全相同。碘解磷定和氯磷定对内吸磷、对硫磷、甲胺磷等中毒的疗效较好，对敌百虫、敌敌畏等中毒的疗效较差。双复磷对敌百虫、敌敌畏中毒的疗效较碘解磷定为好。但是，胆碱酯酶复活药对已老化的胆碱酯酶无复活作用，因此对慢性胆碱酯酶抑制的疗效不理想。临床上使用胆碱酯酶复活药必须及早给药，一般认为中毒48小时以后给复活药疗效不佳。对胆碱酯酶复活药疗效不好的病人，应以阿托品治疗为主，或两药合用，以提高疗效（表8-4）。

胆碱酯酶复活药使用后的副作用有短暂的眩晕、视力模糊或复视、血压升高等。用量过大，可引起癫痫样发作和抑制胆碱酯酶活力。碘解磷定剂量较大时，尚有口苦、咽干、咽痛、恶心。注射速度过快可导致暂时性呼吸抑制。氯磷定副作用小。双复磷虽然具有作用强、作用持续时间较长和使用方便等优点，但副作用也较大，可引起口周、四肢和全身发麻、灼热、恶心、呕吐及颜面潮红，剂量过大可引起室性早搏和传导阻滞，个别病人可发生中毒性肝病。

（2）抗胆碱药阿托品：抗胆碱药能与Ach争夺胆碱受体，起到阻断Ach的作用。阿托品有阻断Ach对副交感神经和中枢神经系统毒蕈碱受体的作用，对缓解毒蕈碱样症状和对抗呼吸中枢抑制有效，但对烟碱样症状和恢复胆碱酯酶活力没有作用。阿托品的剂量可根据病情每10～30分钟或1～2小时给药1次，直至毒蕈碱样症状明显好转或病人出现"阿托品化"表现为止。阿托品化即临床出现瞳孔较前扩大、口干、皮肤干燥、颜面潮红、肺湿啰音消失及心率加快。阿托品化出现之后，必须减量或停用，否则可引起阿托品中毒，表现为瞳孔扩大、神志模糊、狂躁不安、抽搐、昏迷和尿潴留等。对有心动过速及高热病人，阿托品应慎用。在阿托品使用过程中应密切观察病人全身反应和瞳孔大小，并随时调整剂量。

表8-4　　　　　　　　　　　　　　有机磷杀虫药中毒解毒药剂量表

药名	用药阶段	轻度中毒	中度中毒	重度中毒
氯磷定	首剂	0.25～0.5g，稀释后缓慢静脉注射	0.5～0.75g，稀释后缓慢静脉注射	0.75～1g，稀释后缓慢静脉注射，0.5小时后可重复1次
	以后	必要时2小时后重复1次	0.5g，稀释后缓慢静脉注射，2小时1次，共3次	0.5g/h静脉滴注，病情好转后，延长用药间隔，逐渐停药观察
碘解磷定	首剂	0.5g，稀释后缓慢静脉注射	0.5～1.0g，稀释后缓慢静脉注射	1.0～1.5g，稀释后缓慢静脉注射，0.5小时后可视情况重复0.5～1.0g 1次
	以后	必要时2小时后重复1次	0.5～1.0g，稀释后缓慢静脉推注，2小时1次，共3次；或0.5g/h静脉滴注，维持6小时	0.5g/h静脉滴注，病情好转后，延长用药间隔，逐渐停药
双复磷	首剂以后	0.125～0.25g，肌内注射，必要时2小时后重复1次	0.5g，肌内注射或稀释后静脉注射，1～2小时后重复0.25g，酌情用药1～3次	0.5～0.75g，稀释后静脉注射，0.5小时后可重复0.5g，2～3小时给药1次，共2～3次
阿托品	开始	1～2mg，肌内注射1～2小时1次	2～4mg，静脉注射，立即；以后1～2mg，静脉注射，10～20min 1次	5～10mg，静脉注射，立即；以后3～5mg，静脉注射，5～10min 1次
	阿托品化后	0.5mg，肌内注射，4～6小时1次	0.5～1mg，肌内注射，1～2小时1次	0.5～1mg，肌内注射，0.5～1小时1次
解磷注射液（2mL/支）		0.5～1支，肌内注射	首次1～2支，肌内注射或静脉注射，1小时后可重复1次	首次2～3支，静脉注射，1小时后可重复1～2支

提倡阿托品与胆碱酯酶复活药合用，可取长补短，并可减少阿托品用量，被视为有机磷杀虫药中毒较理想的治疗方法。目前有解磷注射液，系抗胆碱药与胆碱酯酶复活药组成的复方药品，可肌内注射，必要时也可静脉注射，按中毒程度的轻、中、重，首剂给药分别为0.5～1支、1～2支、2～3支。中度、重度中毒者同时分别加用氯磷定0.5～0.75g、0.75～1g，并于0.5～1小时后根据病情，重复首剂解磷注射液的半量。后期维持治疗可依病情的轻、中、重予以阿托品和氯磷定，以免病情反复。

3. 对症治疗：有机磷杀虫药中毒主要的死因是肺水肿、呼吸肌麻痹或呼吸中枢衰竭。休克、急性脑水肿、中毒性心肌炎及心搏骤停等亦是重要死因。因此，对症治疗应以维持正常呼吸功能为重点，确保呼吸道通畅，预防吸入性肺炎，及时给氧或人工呼吸，肺水肿用阿托品，休克用升压药，脑水肿则用脱水剂、利尿剂和肾上腺糖皮质激素，以及按情况及时应用抗心律失常药等。同时应严密观察，精心护理，保护肝肾功能，加强营养与代谢支持，维持水、电解质及酸碱平衡，必要时可用血液灌流或输血疗法。此外，为了防止病情复发，重度中毒病人，中毒症状缓解后应逐步减少解毒药用量，直至症状消失后停药，一般至少观察3～7天。

第三节　急性镇静催眠药中毒

镇静催眠药是中枢神经系统抑制药，具有镇静、催眠和抗焦虑等作用。过多剂量可麻醉全身，包括延脑中枢。一次服用大剂量可引起急性镇静催眠药中毒，导致中枢神经系统抑制的一系列急性中毒的临床表现，甚至猝死。长期滥用催眠药可引起耐药性和依赖性而导致慢性中毒。突然停药减量可引起戒断综合征。本节论述急性镇静催眠药中毒。

【病因和发病机制】

（一）病因

1950年以前常用的镇静催眠药是巴比妥类。1960年开始用苯二氮䓬类，此类药因具有良好的镇静催眠作用，且安全范围大，几乎已取代了巴比妥类等传统镇静催眠药。镇静催眠药分为以下几类：

1. 苯二氮䓬类：

（1）长效类（半衰期＞30小时）：如氯氮䓬（利眠宁）、地西泮（安定）、氟西泮（氟安定）。

（2）中效类（半衰期为6～30小时）：如阿普唑仑、奥沙西泮（去甲羟基安定）、替马西泮。

（3）短效类：三唑仑（三唑苯二氮䓬）。

2. 巴比妥类：

（1）长效类：巴比妥、苯巴比妥（鲁米那）。

（2）中效类：戊巴比妥、异戊巴比妥（阿米妥）、异丁巴比妥。

（3）短效类：司可巴比妥（速可眠）、硫喷妥钠（戊硫巴比妥钠）。

3. 非巴比妥、非苯二氮䓬类（中效～短效）：主要有水合氯醛、格鲁米特（导眠能）、甲喹酮（安眠酮）、甲丙氨酯（眠尔通）。

4. 吩噻嗪类（抗精神病药）：

（1）脂肪族：如氯丙嗪（冬眠灵）。

（2）哌啶类：如硫利达嗪（甲硫达嗪）。

（3）哌嗪类：如奋乃静（羟哌氯丙嗪）、氟奋乃静（氟非拉嗪）、三氟拉嗪（甲哌氯丙嗪）。

应用以上药物进入人体过量均可引起中毒。临床常见于因自杀而大量吞服导致中毒。

（二）发病机制

1. 药代动力学：镇静催眠药均具有脂溶性，其吸收、分布、蛋白结合、代谢、排出以及起效时间和作用时间，都与药物的脂溶性有关。脂溶性高的药物如硫喷妥钠易跨越血脑屏障，作用于中枢神经系统，起效快，因很快转入肌肉脂肪组织，脑内浓度下降快，作用时间短，成为短效药。主要经肝代谢，代谢物及少量原形经尿排出，也可通过胎盘或自乳汁排出。

2. 中毒机制：苯二氮䓬类的中枢神经抑制作用与增强中枢 γ-氨基丁酸（GABA）能神经抑制性递质的传递功能和突触抑制效应有关。在神经突触后膜表面有苯二氮䓬受体（BZD受体）、GABA受体、氯离子通道组成的大分子复合物。苯二氮䓬类与BZD受体结合后，可加强GABA与GABA受体结合的亲和力，使与GABA受体偶联的氯离子通道开放而最终增强GABA介导的中枢神经系统抑制作用。苯二氮䓬类过量急性中毒导致昏迷和呼吸抑制。

巴比妥类对GABA能神经有与苯二氮䓬类相似的作用，但由于两者在中枢神经系统的分布有所不同，作用也有所不同，苯二氮䓬类主要选择性作用于边缘系统，影响情绪和记忆力。巴比妥类分布广泛，但主要作用于网状结构上行激活系统，降低大脑皮质的兴奋性而引起意识障碍。巴比妥类对中枢神经系统的抑制作用有剂量-效应关系，随着剂量增加，由镇静、催眠到麻醉，以致中枢神经系统产生普遍抑制而引起延髓中枢麻痹，导致死亡。非巴比妥非苯二氮䓬类镇静催眠药物对中枢神经系统有与巴比妥类相似的作用。

吩噻嗪类药物主要作用于网状结构，以减轻紧张焦虑、幻觉妄想和病理性思维等精神症状。其作用机制是抑制中枢神经系统多巴胺受体。本组药物又能抑制延髓心血管中枢和呕吐反射，阻断 α-肾上腺素能受体。

【临床表现】

（一）症状与体征

1. 巴比妥类中毒：一次服用大剂量巴比妥类，引起中枢神经系统抑制，症状与剂量有关。

（1）轻度中毒：可出现嗜睡、情绪不稳定、注意力不集中、记忆力减退、共济失调、发音含糊不清、步态不稳、眼球震颤。

（2）重度中毒：表现为进行性中枢神经系统抑制，出现由嗜睡到昏迷。呼吸抑制由呼吸浅而慢到呼吸停止。心血管功能由低血压到休克。昏迷早期有四肢强直，腱反射亢进，椎体束征阳性；昏迷后期则肌张力松弛，各种反射消失，瞳孔缩小，对光无反应。体温下降常见，胃肠蠕动减慢，可有皮肤损害，在肢体受压部位出现大水疱、小水疱。

2. 苯二氮䓬类中毒：轻度中毒中枢神经系统抑制相对较轻。一般中毒主要症状是嗜睡、头晕、言语含糊不清、意识模糊、共济失调。大剂量重度中毒可引起血压降低、昏迷及呼吸抑制等。

3. 非巴比妥非苯二氮䓬类中毒：症状基本与巴比妥类中毒相似，但也各自有些特点。

（1）水合氯醛中毒：可有心律失常、肝肾功能损害。

（2）格鲁米特中毒：意识障碍呈周期性波动，并可出现瞳孔散大等抗胆碱能神经症状。

（3）甲喹酮中毒：轻者出现恶心、呕吐、腹泻、头痛、头晕、皮疹，以及感觉异常如四肢和口舌发麻等。重者可有昏迷、视神经盘水肿、心动过速、急性心衰、呼吸抑制、出血和锥体束征如肌张力增强、腱反射亢进、抽搐等。部分病人尚可出现精神失常症状。

（4）甲丙氨酯中毒：常有血压下降。

4. 吩噻嗪类中毒：该类药物以氯丙嗪应用较广泛，疗程中的副作用较多，最常见的为锥体外系反应，表现为三类：①帕金森病综合征。②静坐不能。③急性肌张力障碍反应，如斜颈、吞咽困难、牙关紧闭等。当 1 次剂量达 2～4g 时，可有急性中毒反应。因这类药物的明显抗胆碱能作用，病人可出现心动过速、高热及肠蠕动减少；对 α-肾上腺能受体的阻滞作用则导致血管扩张及血压降低；其奎尼丁样膜稳定及心肌抑制作用，则可致心律不齐、心电图 QT 间期延长、ST 和 T 波变化；也可有椎体外系症状。大剂量中毒后有昏迷、呼吸抑制，但全身抽搐很少见。

（二）实验室检查

1. 血液、尿液及胃液中药物浓度测定：对诊断有参考意义。

2. 血液生化检查：主要是血糖、尿素氮、肌酐、电解质等以助鉴别诊断。

3. 动脉血气分析：可出现不同程度的异常。

【诊断和鉴别诊断】

（一）诊断要点

1. 有用药过量或服药中毒史。

2. 出现以中枢神经系统抑制为主的临床表现。

3. 毒物鉴定，可从胃液、血液、尿液中检出镇静催眠药。

（二）鉴别诊断

主要与其他昏迷疾病相鉴别。重点询问有无高血压病、癫痫、糖尿病、肝病、肾病等既往史，以及一氧化碳、酒精、有机溶剂等毒物接触史。检查有无颅脑外伤、发热、脑膜刺激征、偏瘫、发绀等。结合必要的实验室检查，综合分析，可做出鉴别诊断。

【急救原则和治疗措施】

（一）急救原则

急救原则为：①立即清除毒物。②应用特效解毒药。③维持脏器功能。④促进意识恢复。

（二）治疗措施

1. 立即清除毒物：

（1）洗胃：用 1∶5000 高锰酸钾溶液或温水洗胃。

（2）活性炭吸附：对吸附各种镇静催眠药有效。

（3）应用碱性药物：可用 4%～5% 碳酸氢钠 100～200mL 静脉滴注，同时用呋塞米，以碱化尿液，促进中毒药物排出。它只对长效类苯巴比妥中毒有效。

（4）血液透析、腹膜透析、血液灌流：对苯巴比妥和吩噻嗪类中毒有效，危重病人可酌情选用；但对苯二氮䓬类中毒无效。

2. 维持重要脏器功能：

（1）予以吸氧并保持呼吸道通畅，呼吸衰竭者立即进行气管插管，机械通气，纠正低氧血症。

（2）积极补充血容量，维持血压，如血压过低，可给予适量多巴胺。加强心电监护。

（3）促进意识恢复：给予葡萄糖、维生素 B_1 和纳洛酮。

3. 特效解毒疗法：巴比妥类和吩噻嗪类中毒无特效解毒药。氟马西尼是苯二氮䓬类拮抗剂，昏迷病人可用氟马西尼 0.2mg，缓慢静脉注射，继之以 0.2mg/min 重复静脉注射，直至有反应或总量达 2mg。

4. 对症治疗：病人有深度昏迷或明显呼吸衰竭时，巴比妥类中毒病人可用贝美格（美解眠）100～200mg 加入 5％葡萄糖液 250～500mL 中，静脉滴注；吩噻嗪类中毒病人用哌甲酯（利他林）40～100mg，肌内注射，必要时半小时至 1 小时重复应用。注意防治肺炎、休克、急性肾衰竭等并发症和维持水、电解质平衡等。

第四节　急性一氧化碳中毒

一氧化碳（CO）是一种无色、无味、无臭、无刺激性的气体。气体密度为 0.967，几乎不溶于水，易溶于氨水。在工业生产和日常生活中，凡含碳物质燃烧不完全时，都可产生 CO。如不注意煤气管道的密闭和环境的通风等预防措施，吸入过量 CO 后可发生急性 CO 中毒。急性 CO 中毒是较为常见的生活性中毒和职业性中毒，也是常见急症之一。

【病因和发病机制】

（一）病因

1. 生产性：工业上，高炉煤气和发生炉含 CO 30％～35％；水煤气含 CO 30％～40％。炼钢、炼焦、烧窑等工业在生产过程中炉门或窑门关闭不严，煤气管道漏气都可逸出大量 CO。在室内试内燃机车或火车通过隧道时，空气中的 CO 可达到有害浓度。矿井打眼放炮产生的炮烟中，CO 含量也较高。煤矿瓦斯爆炸时有大量 CO 产生。化学工业合成氨、甲醇、丙酮等都要接触 CO。

2. 生活性：家庭中使用燃气热水器时不通风，每分钟可逸出 0.001m^3 的 CO；煤炉取暖时烟囱阻塞、漏气、倒风或火炉无烟囱，或室内门窗紧闭、通风不良等，产生 CO 含量可达 30％。失火现场空气中 CO 浓度可高达 10％。以上均可发生急性 CO 中毒。

（二）发病机制

CO 中毒主要引起组织缺氧。CO 吸入体内后，立即有 85％的 CO 与血液中血红蛋白（Hb）结合，形成稳定的碳氧血红蛋白（COHb）。空气中的 CO 越多，COHb 饱和度越大。活动时 COHb 形成量比静止时高 3 倍。CO 与 Hb 亲和力比氧与 Hb 的亲和力大 240 倍，吸入较低浓度 CO 即可产生大量 COHb。COHb 无携氧能力，且不易解离，是氧合血红蛋白

（O₂Hb）解离速度的 1/3600。COHb 一旦形成，还抑制 O₂Hb 的解离，阻碍氧释放和传递，导致低氧血症，引起组织缺氧。CO 还可与肌球蛋白结合，影响氧从毛细血管弥散到细胞内的线粒体，损害线粒体功能。CO 还与还原型的细胞色素氧化酶的二价铁结合，抑制细胞色素氧化酶的活性，影响细胞呼吸和氧化过程。CO 中毒时，体内对缺氧最敏感的部位，亦即血管吻合枝少而代谢旺盛的器官如脑和心脏最易遭受损害。急性 CO 中毒导致脑缺氧后，脑内小血管迅即麻痹扩张，脑容积增大。脑内神经细胞的三磷酸腺苷（ATP）在无氧情况下迅速耗尽，钠泵运转不灵，钠离子蓄积于细胞内而诱发脑细胞内水肿。缺氧使血管内皮细胞肿胀而造成脑血管循环障碍，进一步加剧脑组织缺血、缺氧。缺氧时，脑内酸性代谢产物蓄积，使血管通透性增加而产生脑细胞间质水肿。缺氧和脑水肿后的脑血循环障碍，可促使血栓形成，造成大脑皮质和基底节局灶性缺血性坏死，以及广泛的脱髓鞘病变，致使一部分急性 CO 中毒病人在昏迷苏醒后，有 2～60 天的假愈期，随后又出现多种精神神经症状的迟发性脑病。

【临床表现】

（一）症状与体征

1. 急性中毒：急性 CO 中毒的症状和体征与空气中 CO 含量及血液中 COHb 的浓度有关，按中毒程度可分为三级。

（1）轻度中毒：血中 COHb 浓度＞10%。病人有剧烈头痛、头晕、周身疲劳、四肢乏力、恶心、呕吐、耳鸣、眼花、心悸、嗜睡、意识模糊等。原有冠心病的病人可出现心绞痛。如及时吸新鲜空气，上述症状可很快消失。

（2）中度中毒：血中 COHb 浓度＞30%。病人昏迷，对疼痛刺激可有反应，瞳孔对光反射和角膜反射可迟钝，腱反射减弱，呼吸、脉搏增加，颜面潮红，皮肤、黏膜呈樱桃红色。经治疗可恢复，且无明显并发症。

（3）重度中毒：血中 COHb 浓度＞50%。深昏迷，各种反射消失。病人可呈去大脑皮质状态，表现为病人可以睁眼，但无意识，不语，不动，不主动进食或大小便，呼之不应，推之不理，并有肌张力增强。常有脑水肿而伴有惊厥，呼吸抑制。可有循环功能衰竭和严重的心肌损害，出现心律失常，偶尔发生心肌梗死。有时并发肺水肿、上消化道大出血、大脑局灶性损害及出现锥体系或锥体外系损害体征。皮肤可出现大水疱和红肿，多见于昏迷时肢体受压迫的部位。该部肌肉受压迫缺血，可导致压迫性肌肉坏死（横纹肌溶解症）。坏死肌肉释放的肌球蛋白可引起急性肾小管坏死和肾衰竭。

2. 急性 CO 中毒迟发性脑病（神经精神后发症）：急性 CO 中毒昏迷病人苏醒后经历一段假愈期（2～60 天），突然出现一系列精神神经症状，称为迟发性脑病，占重症 CO 中毒病例的 50%。其与后遗症不同，后者的精神神经症状是直接由 CO 中毒急性期延续而来，病程中无假愈期。迟发性脑病可出现下列临床表现之一：

（1）精神意识障碍：呈现痴呆木僵、谵妄状态或去大脑皮质状态。

（2）锥体外系神经障碍：出现帕金森病综合征。

（3）锥体系神经损害：如偏瘫、病理反射阳性等。

（4）大脑皮质局灶性功能障碍：如失语、失明、继发性癫痫等。

（二）实验室检查

1. 血液 COHb 测定：可采用简易测定方法。

（1）加减法：取病人血数滴，用蒸馏水 3~4mL 稀释后，加入 10% 氢氧化钠 1~2 滴，混匀，正常血呈棕绿色。如血中有 COHb 时，仍保持淡红色不变。本试验在 COHb 浓度高达 50% 时才呈阳性反应。

（2）煮沸法：取蒸馏水 10mL，加病人血 3~5 滴，正常血液呈褐色。如血中有 COHb 时，煮沸后仍保持红色不变。

（3）分光镜检查法：取病人血数滴，加入蒸馏水 10mL，用分光镜检查可见特殊的吸收带。

2. 脑电图检查：急性 CO 中毒迟发性脑病病人脑电图显示广泛性异常，主要表现为弥散性低波幅慢波，以额部为著，与病情进展相平行。

3. 头部 CT 检查：脑水肿时可见脑部有病理性密度减低区。

【诊断和鉴别诊断】

（一）诊断要点

1. 有吸入高浓度 CO 的接触史，如职业性多为意外事故，集体发生；生活性则有同居室人员发病。

2. 有急性发生的中枢神经损害的症状和体征，皮肤、黏膜呈樱桃红色。

3. 血液 COHb 测定为阳性。

（二）鉴别诊断

对吸入 CO 病史不确切，已发生昏迷，又已离开现场 8 小时以上病人的诊断，应与脑血管意外、脑震荡、脑膜炎、糖尿病酮症酸中毒、尿毒症、肝性脑病或其他中毒引起的昏迷相鉴别。既往史、体检、实验室检查有助于鉴别诊断。

【急救原则和治疗措施】

（一）急救原则

急救原则为：①立即使中毒者脱离中毒现场。②迅速纠正缺氧状态。③防治并发症。

（二）治疗措施

1. 院前急救：

（1）迅速脱离中毒环境，将病人放置在空气新鲜处，松解衣领、腰带，保暖，保持呼吸道通畅。应注意，CO 比空气轻，到中毒现场时，救护者应俯伏入室。

（2）重度 CO 中毒昏迷者，要确保气道开放，持续吸氧。

（3）将中度、重度 CO 中毒病人转送至有高压氧舱的医院，尽早进行高压氧治疗。

2. 迅速纠正缺氧：吸入氧气可加速 COHb 的解离，增加 CO 的排出。吸入新鲜空气时，CO 由 COHb 释放出半量约需 4 小时；吸入纯氧时可缩短至 30~40 分钟；吸入 304kPa（3个大气压）的纯氧可缩短至 20 分钟。高压氧舱治疗能增加血液中溶解氧，提高动脉血氧分压，使毛细血管内的氧容易向细胞内弥散，可迅速纠正组织缺氧。呼吸停止时，应及时进行人工呼吸，或用呼吸机维持呼吸。危重病人可考虑血浆置换。

3. 防治脑水肿：严重中毒后 2~4 小时，即可出现脑水肿，24~48 小时达高峰，并可持续多天。为此，应立即实施脱水疗法。目前最常用的是 20％甘露醇 125～250mL 快速静脉滴注，6～8 小时 1 次，每次 30～40 分钟滴完，待 2～3 天后颅内压增高、现象好转，可减量。亦可用呋塞米脱水。伍用三磷酸腺苷、肾上腺糖皮质激素如地塞米松也有助于缓解脑水肿。如有频繁抽搐，首选药是地西泮 10mg 静脉注射。

4. 促进脑细胞代谢：常用药物有甲氯芬酯（氯酯醒）每次 250mg，肌内注射，1 天 3 次；胞二磷胆碱 0.5～1.0g 加入 5％葡萄糖液 250mL 中，静脉滴注，1 天 1 次。其他尚有三磷酸腺苷、辅酶 A、细胞色素 C、维生素 C 等。

5. 防治并发症和后发症：应严密观察，加强护理。定时翻身以防发生褥疮和肺炎。加强营养与代谢支持，必要时鼻饲。及时应用广谱抗生素控制感染。高热能影响脑功能，可采用物理降温方法，如头部用冰帽，体表用冰袋等，亦可应用人工冬眠疗法。肺水肿时应用利尿药、强心药，并控制输液量及输注速度，禁用吗啡。急性 CO 中毒病人从昏迷苏醒后，仍须卧床休息，密切观察 2 周，注意及时发现并治疗迟发性脑病。

自 学 指 导

【重点难点】

1. 急性中毒诊疗原则：急性中毒的诊断原则可以"简"、"要"、"速"三字概括。"简"即简要，是指急性中毒病情危急，病变迅速，无暇详细询问病史，只能简要了解，边抢救边问诊，并在诊疗过程中不断补充；"要"即主要，是指从主要中毒表现推断是否急性中毒及其可疑毒物；"速"指快速，是指在简要询问病史的基础上，根据常见特殊中毒综合征的主要临床表现，迅速明确诊断。而治疗原则当以争分夺秒，措施果断及时为关键，具体可概括为"四速一对"。"四速"包括迅速终止接触毒物，迅速清除未吸收的毒物，迅速排除已吸收的毒物，迅速应用特殊解毒药。"一对"主要是对症处理，特别是应及时处理昏迷、脑水肿、肺水肿、呼吸衰竭等。总之，迅速诊断，迅速治疗，严密观察，精心护理，综合救治，方可救急，化险为夷。

2. 有机磷杀虫药中毒：有机磷杀虫药中毒是较常见的中毒，多因生产和使用过程中长期大量接触，以及日常生活中自服、误服所致。发病机制主要是有机磷杀虫药抑制乙酰胆碱酯酶，引起 Ach 蓄积，导致一系列的毒蕈碱样、烟碱样和中枢神经系统等症状，不及时抢救可因昏迷和呼吸衰竭而死亡。本节的重点难点主要有以下两点：

（1）诊断：迅速做出诊断当为抢救成功的关键。诊断主要依据是有机磷杀虫药接触史，结合呼出气有蒜味、瞳孔针尖样缩小、大汗淋漓、腺体分泌增多、意识障碍和肌纤维颤动等中毒表现。

（2）急救：病情危急，发展迅速，临床上除按急性中毒的一般抢救方法处理外，应及时应用胆碱酯酶复活药与抗胆碱药阿托品。胆碱酯酶复活药宜及早、足量、重复应用。在阿托品应用过程中，应重点观察病人的瞳孔大小、体温、脉搏和异常分泌的变化，并据此随时调整用药剂量，以避免阿托品中毒。同时注意，杀虫药种类繁多，中毒的抢救也常有不同，应在明确诊断的基础上采取相应急救措施，不可盲目用药，贻误病情。

3. 急性镇静催眠药中毒：镇静催眠药一般小剂量镇静、抗焦虑，随着剂量增加，可相继出现催眠、抗惊厥等作用。一次服用大剂量可引起急性镇静催眠药中毒。镇静催眠药均具有脂溶性，易透过血脑屏障而作用于中枢神经系统，增强 GABA 能神经的功能，或作用于网状结构上行激活系统而引起意识障碍，成为其中毒的主要发病机制。

本节的重点难点是临床表现与诊断。不同的镇静催眠药中毒，可引起不同的临床表现，结合毒物鉴定可做出诊断。治疗方面除少数药物外，大多无特殊治疗措施，重在迅速清除毒物、维持生命功能，加强营养与代谢支持，防治各种并发症。

4. 急性一氧化碳中毒：CO 是一种无色、无味、无臭的气体，碳或含碳物质燃烧不完全时，均可产生 CO，环境中人为产生的 CO 至今未得到满意控制。因而急性 CO 中毒是常见的急症之一。本节的重点难点主要有以下 3 点：

（1）中毒机制：急性一氧化碳中毒的机制主要是引起组织缺氧。CO 吸入体内后，立即有 85% 的 CO 与血液中血红蛋白（Hb）结合，形成稳定的碳氧血红蛋白（COHb）。COHb 无携氧能力，且不易解离，COHb 一旦形成，即抑制 O_2Hb 的解离，阻碍氧释放和传递，导致低氧血症，而体内对缺氧敏感的组织如脑和心脏最易受累。

（2）临床表现：根据病情轻重不同，急性 CO 中毒可分为轻度、中度和重度中毒三级，分别出现相应的症状和体征，中毒后立即出现程度不同的意识障碍，是急性 CO 中毒的发病和症状特点。根据吸入高浓度 CO 的接触史、急性发生的中枢神经损害的症状和体征、皮肤呈樱桃红色、血液 COHb 定性阳性，一般不难做出诊断。部分急性 CO 中毒病人，在昏迷苏醒后有 2～60 天的假愈期，继之出现多种精神神经症状的迟发性脑病，对此应予以重视。

（3）治疗措施：治疗除对症处理和加强代谢与营养支持外，迅速纠正缺氧为最重要的措施，对中度、重度中毒病人应及时给予高压氧治疗。高压氧治疗不仅可缩短病程，降低病死率，而且还能减少或防止迟发性脑病的发生。

【学习思考题】

1. 迅速清除未吸收毒物的常用措施是什么？
2. 有机磷杀虫药中毒的临床表现是什么？
3. 有机磷杀虫药中毒的治疗措施有哪些？
4. 急性镇静催眠药中毒的急救原则和治疗措施是什么？
5. 急性 CO 中毒的主要发病机制是什么？
6. 急性 CO 中毒的临床表现是什么？
7. 急性 CO 中毒的治疗措施是什么？

第九章　其他危重病症

【目的要求】

1. 掌握中暑、弥散性血管内凝血、多脏器功能失常综合征的临床表现、诊断要点、鉴别诊断、急救原则和治疗措施。
2. 熟悉中暑、弥散性血管内凝血、多脏器功能失常综合征的发病机制。
3. 了解中暑、弥散性血管内凝血的病因。

【自学时数】

6 学时。

第一节　中　　暑

中暑是由高温环境引起的，以体温调节中枢障碍、汗腺功能衰竭和水、电解质丢失过多为特征的疾病。根据发病机制和临床表现的不同，中暑可分为热痉挛、热衰竭和热射病 3 种类型，但彼此之间可互有联系，交搭重叠。

【病因和发病机制】

（一）病因

高气温是致病的主要原因。在高温环境中（室温超过 35℃）或炎夏烈日暴晒下长时间工作或从事重体力劳动等，且无必要的防暑降温措施，常易发生中暑。即使气温不很高，但有高湿度、高辐射强度、低气压、低风速等因素，也会影响机体通过辐射或传导来散热，也可发生中暑。老年、体弱、疲劳、肥胖、饮酒、饥饿、失水、失盐、穿不透风或紧身衣裤者，容易发生中暑。此外，发热性疾病、甲状腺功能亢进症、糖尿病、心血管疾病、先天性汗腺缺乏症、广泛皮肤损害和应用阿托品类及其他抗胆碱能药物而影响汗腺分泌等病理因素，在炎热季节可成为发生中暑的诱因。

（二）发病机制

1. 体温调节：正常人体温一般恒定于 37℃左右。这是在下丘脑体温调节中枢控制下，产热与散热平衡的结果。在产热方面，人体产热主要来自体内氧化代谢过程中产生的基础热量，运动和寒战也能产生热量。基础代谢产热为 209～251kJ/(h·m^2)。剧烈运动时产热增加2510～3765kJ/h。在散热方面，在通常室温（15℃～20℃）下，人体散热主要靠辐射（60%），其次为蒸发(25%)和对流(12%),少量为传导(3%)。当周围环境温度超过皮肤温度时,人体散热只能靠皮肤出汗蒸发,蒸发 1L 汗液,可散热 2427kJ。湿度大于 75% 时,蒸发减少。此外,人体对热应激具有一定的适应能力,当在高温中工作 7 天后,对抗高温的代偿能力逐渐增强,表现为出汗增多,而汗液钠含量较正常人少。代偿能力降低或缺乏者,易发生中暑。

在上述病因作用下,产热增多、散热减少及机体对热应激的代偿能力降低或缺乏,是中暑的主要发病机制。

2. 高温对人体各系统的影响:

(1) 体温:在高温条件下,血液循环和汗腺功能对调节体温起主要作用。当高温超过一定限度,产热量大于散热量,或散热过程受到阻碍时,体内便有过多热量蓄积而导致体温增高。当体温逐步增高时,下丘脑的体温调节中枢神经元受到的刺激越来越强烈,最后可因体温调节中枢失控而导致衰竭,正常的出汗与呼吸增加的反应不再出现,出汗减少,皮肤干燥灼热,体温不断上升,最终体温骤增而发生热射病。

(2) 中枢神经系统:高热时对中枢神经系统有抑制作用。轻者可导致注意力不集中,反应迟钝,肌肉工作能力降低;重者能快速导致细胞死亡、脑水肿、颅内压增高、局部出血,甚至昏迷。小脑 Purkinje 细胞对高热毒性作用极为敏感,常发生构语障碍、共济失调和辨距不良。

(3) 心血管系统:由于散热的需要,皮肤血管扩张,血液重新分配,同时心排血量增加,结果心脏负荷加重。病情进一步发展,高热能引起心肌缺血、坏死,发生心律失常、心功能降低或心力衰竭。

(4) 呼吸系统:肺血管内皮由于热损伤可发生急性呼吸窘迫综合征 (ARDS)。

(5) 水、电解质失衡:出汗是高温环境中散热的主要途径。一般认为一个工作日的出汗量高达 6L 为生理最高限度,而汗中氯化钠含量约为 0.3%～0.5%。因此,在高温下作业时,大量出汗伴有盐的丢失。丢失水分过多可引起循环衰竭而发生热衰竭。丢失盐过多和补液不足可引起肌肉痉挛而发生热痉挛。

(6) 消化系统:中暑时直接热毒性和胃肠道血液灌注减少可引起缺血性溃疡,易发生大出血。同时为了解渴而大量饮水,加上出汗丢失大量氯离子,胃液酸度降低,可引起消化不良和其他胃肠道疾病。严重中暑病人,发病 2～3 天后几乎都会发生不同程度的肝坏死和胆汁淤积。

(7) 泌尿系统:高温时出汗多和心排血量降低,可使肾血流量减少和肾小球滤过率下降,尿液浓缩,出现蛋白尿及细胞管型尿。重者合并有严重肌肉损伤、横纹肌溶解,可导致急性肾衰竭。

(8) 肌肉:剧烈运动引起中暑时,由于肌肉局部温度增加、缺氧和代谢性酸中毒,常发生严重的肌肉损伤、横纹肌溶解,血清肌酸磷酸激酶明显升高。

【临床表现】

(一) 症状与体征

中暑根据临床表现不同分为热痉挛、热衰竭和热射病。

1. 热痉挛:亦称中暑痉挛。是由于高温环境下,机体大量出汗,体内钠、钾过量丢失;或大量出汗后仅饮取大量水分而未补给足够的盐分,引起低钠血症,导致肌肉痉挛。多发生于体格健壮的男性,工作放松或冷水淋浴后更易发生。肌痉挛好发生于活动较多的四肢肌肉和腹肌等,尤以腓肠肌为著,常呈对称性,时而发作,时而缓解。明显的肌肉痉挛伴有收缩痛，严重者可引起横纹肌溶解症。可为热射病的早期表现。

2. 热衰竭：亦称中暑衰竭，是一种严重的循环障碍。常发生于老年人、儿童和慢性疾病病人。在严重热应激情况时，由于体液和体钠丢失过多，补充不足所致。可先有头痛、头晕、多汗、恶心、呕吐，继有口渴、疲乏、无力、焦虑、胸闷、面色苍白。出现明显脱水征：心动过速、低血压、直立性晕厥。并有呼吸增快、肌肉痉挛、出冷汗等。体温可轻度升高，重者体温升高至39℃。无明显中枢神经系统损害表现。热衰竭可以是热痉挛和热射病的中介过程，如不治疗可发展为热射病。

3. 热射病：亦称中暑高热，是一种致命性急症，以高热（>40℃）和神志障碍为特征。临床上分为两种类型：劳力性和非劳力性。

(1) 劳力性：多发生于高温环境、湿度大和无风天气中进行重体力劳动或剧烈体育运动时，主要是在高温环境下内源性产热过多而散热不足所致。病人多为年轻体壮者，在劳动数小时后发病。先兆症状有全身乏力、头昏头痛、出汗减少；继而体温迅速上升，出现嗜睡、谵妄或昏迷。皮肤灼热，约半数病人持续出汗，心率可达160～180次/min，脉压差增大。此种病人可出现横纹肌溶解、急性肾衰竭、肝衰竭、DIC、多脏器衰竭，甚至死亡。

(2) 非劳力性：多发生于居住在拥挤和通风不良的城市中的老年居民，其他高危人群包括精神分裂症、帕金森病、慢性酒精中毒及偏瘫或截瘫病人，由于在高温环境下体温调节功能障碍引起散热减少所致。高热、无汗和皮肤发红是其三大特征。直肠温度多在41℃以上，最高可达46.5℃。病初可有各种行为异常或癫痫发作，继而可发生谵妄、昏迷、瞳孔对称缩小，终末期散大。严重者可出现低血压、休克、心律失常、心力衰竭及肺水肿、脑水肿，约5%病例发生急性肾功能衰竭，多在发病后24小时左右死亡。

在临床上，热射病、热痉挛和热衰竭可同时存在，或相继发生，不能截然区分。

(二) 辅助检查

应紧急进行血液生化检查和动脉血气分析。严重病例常出现肝、肾、胰脏和横纹肌损害的实验室改变。在住院时和住院24小时或48小时后，检查血清丙氨酸氨基转移酶（ALT）、天门冬酸氨基转移酶（AST）、乳酸脱氢酶（LDH）和肌酸激酶（CK）。尿液分析有助于发现横纹肌溶解和急性肾衰竭。病情较重影响心血管系统者应常规进行心电图检查。颅脑受损时可行脑CT或脑脊液检查。

【诊断和鉴别诊断】

(一) 诊断要点

1. 热痉挛：

(1) 有在高温环境下劳动、运动，大量出汗但补充盐分不够的病史。

(2) 全身或局部骨骼肌痉挛，多见于上下肢肌肉或腹肌，并可伴有头痛、头晕、口渴、尿少、肌肉疼痛、四肢无力等症状。

(3) 体温一般不高，有时轻度增高。

2. 热衰竭：

(1) 在高温季节，常发生于老年人、儿童和慢性疾病病人。可有体液丢失过多，而补充不足病史。

(2) 发病初期有头痛、头晕、多汗、恶心、呕吐，继而有口渴、疲乏、无力、面色苍白，出现明显脱水征：心动过速、低血压、直立性晕厥。

（3）体温可轻度升高，重者体温升高至 39℃，无明显中枢神经系统损害表现。

3. 热射病：

（1）在炎夏高温季节或高温、高湿、通风不良环境下劳动或生活。

（2）有全身乏力、头昏头痛、出汗减少、皮肤灼热、嗜睡、谵妄或昏迷。

（3）体温升高达 40℃以上，心率增快，严重者可出现低血压、休克、心律失常、心力衰竭及肺水肿、脑水肿。

（二）鉴别诊断

1. 流行性乙型脑炎：发病亦多在夏季，近 3 周在流行地区有蚊虫叮咬史，突然发病，出现头痛、呕吐、嗜睡或烦躁等现象，并逐步加重，以惊厥、瘫痪、昏迷、脑膜刺激征和病理反射阳性为特征，通过腰椎穿刺行脑脊液检查或血清学检查不难鉴别。中暑者脑脊液检查多正常，与乙脑有关的血清学检查无异常发现，脑膜刺激征为阴性。

2. 中毒型细菌性痢疾：多发生于夏秋季节，起病甚急，多在发病一天内即达极期，突发高热、休克或神经系统症状如惊厥、抽搐、昏迷等。在尚无脓血便排出时，主要鉴别方法是肛拭涂片显微镜检查，可见大量脓细胞及巨噬细胞可以鉴别。或病情危急时可用 1%～2%食盐水灌肠，如获得脓性或脓血黏液便，亦可确诊。

3. 消化道内出血和宫外孕内出血：可作肛检，有血便为消化道出血。宫外孕有停经史，腹穿有血，以此可确诊。

4. 低血糖昏迷、糖尿病酮症酸中毒昏迷或高渗性昏迷：急查血糖即可鉴别。

5. 中毒性肺炎：多见于老年人，起病急骤，有寒战、高热，体温在 39℃～40℃，呈稽留热；伴胸痛、咳嗽、咳痰、咯血等呼吸系统表现；突然出现末梢循环衰竭，休克发生后体温可下降；肺部语颤增强，叩诊呈浊音，可闻及支气管呼吸音及湿啰音，并有肺部炎症的 X线征象，据此不难鉴别。

6. 疟疾：流行季节中居住流行区或曾去过流行区，近年有疟疾发作史或近期接受过输血；每日体温波动较大，发热前有寒战或恶寒，热退时则多汗，贫血较明显，脾较大且质较硬；血片可找到疟原虫。

7. 肝性脑病、尿毒症昏迷：一般均有相应的病史，逐渐发生肝、肾衰竭。

此外，热痉挛伴发腹痛者尚应与急腹症鉴别，热衰竭尚应与其他引起低血压和虚脱的疾病鉴别。

【急救原则和治疗措施】

（一）急救原则

急救原则为：①迅速降温。②维持重要脏器功能。③对症治疗。

（二）治疗措施

1. 热痉挛：主要为钠丢失过多，一般饮用盐水即可迅速解除痉挛。严重的病例可以 5%葡萄糖生理盐水 1000～2000mL 静脉滴注，10%葡萄糖酸钙 10～20mL 稀释后缓慢静脉注射。

2. 热衰竭：轻症病人转移到阴凉环境，卧床休息，经口或经静脉补充水分及盐分。重症病人出现脱水症必须经静脉快速输入生理盐水，恢复血容量和血压。

3. 热射病：热射病病情危急，是中暑最严重的一种类型，必须紧急抢救。

（1）降温治疗：降温是治疗的根本，降温速度决定病人的预后。如无循环衰竭，可将病人浸于 4℃水浴中，不断摩擦四肢皮肤以使皮肤血管扩张和加速血液循环。随时测量肛温，将肛温降至 38.5℃时即应停止降温，转移到室温 25℃以下的环境中，继续观察。老年、体弱以及有心血管疾病的病人不宜用此法。也可用全身冷敷加电扇吹风的降温方法，或置病人于有空调设备的室内，全身敷以冷水湿透的毛巾，不断洒冰水，用毛巾摩擦皮肤，再配合电扇吹风。除全身降温外，应迅速进行头部降温，可用电子冰帽，将温度调至 4℃使用。冷液静脉输入降温有协助作用，可配合使用。中暑病人如出现寒战时可应用氯丙嗪 25～50mg 加入 500mL 溶液中，静脉滴注 1～2 小时。用药过程中应严密观察血压、呼吸等生命体征的变化，血压过低者禁用。

（2）维持呼吸、循环功能：保持呼吸道通畅，给予吸氧，必要时人工机械通气。严重休克和循环衰竭是中暑常见的死亡原因。根据病情纠正水、电解质和酸碱平衡失调，合理应用升压药，有心力衰竭应用强心药等。

（3）对症治疗：及早应用肾上腺皮质激素对高温引起机体的应激和组织反应以及防治脑水肿、肺水肿均有一定疗效，但剂量不宜过大。有脑水肿和颅内压增高者用 20％甘露醇 125～250mL 快速静脉滴注，6～8 小时 1 次，每次 30～40 分钟滴完。急性肾功能衰竭时可进行血液透析。同时要注意防治感染和褥疮，应用脑细胞代谢活化剂，酌情补充葡萄糖、氨基酸、维生素等。

4. 中医药治疗：对高热神昏者，可用清开灵注射液 60mL 或醒脑静注射液 40mL 加入葡萄糖液或生理盐水中，静脉滴注，有清热醒脑功效。对轻症中暑病人可按以下证型辨证论治。

（1）暑热伤肺证：症见身热口渴不甚，但头目不清，昏眩微胀，或轻微胸闷，咳嗽，舌淡红，苔薄白，脉滑数。治宜祛暑清热，方药用清络饮加减：金银花 30g，鲜荷叶边 20g，丝瓜皮 20g，西瓜翠衣 20g，鲜扁豆花 9g，鲜竹叶 10g，菊花 15g。水煎服。

（2）暑湿内盛证：症见发热，头痛，烦渴引饮，小便不利，呕吐泄泻，舌苔白腻或黄腻，脉浮数或濡数。治宜清暑利湿，方药用桂苓甘露饮加减：茯苓 30g，白术 15g，金银花 30g，泽泻 12g，石膏 30g，寒水石 30g，猪苓 15g，滑石 30g，甘草 10g。水煎服。

（3）暑热气津两伤证：症见身热汗多，心烦口渴，体倦少气，小便短赤，精神不振，脉虚数。治宜清暑益气、养阴生津，方药用清暑益气汤加减：西洋参 5g，石斛 15g，麦冬 20g，黄连 10g，竹叶 15g，荷梗 15g，知母 9g，西瓜翠衣 30g，粳米 15g，甘草 6g。水煎服。

第二节　弥散性血管内凝血

弥散性血管内凝血（DIC）是一种发生在许多疾病过程中由致病因素激活凝血系统，导致全身微血栓形成，凝血因子被大量消耗并继发纤溶亢进，引起全身出血的综合征。

【病因和发病机制】

（一）病因

引起 DIC 的疾病甚多，遍及临床各科，其中以感染性疾病最多见，其次是恶性肿瘤、严重创伤、产科意外等。

1. 感染性疾病：

（1）细菌感染：革兰阴性菌感染如脑膜炎奈瑟菌、大肠埃希菌、志贺菌属、变形杆菌、铜绿假单胞菌感染等。革兰阳性菌感染如肺炎链球菌、金黄色葡萄球菌及溶血性链球菌等。

（2）病毒感染：如流行性出血热、急性重症病毒性肝炎、出疹性病毒感染（水痘、风疹）等。

（3）立克次体感染：如斑疹伤寒、恙虫病等。

（4）其他：钩端螺旋体病、恶性疟疾、真菌性败血症等。

2. 病理产科：胎盘早期剥离、羊水栓塞、死胎滞留、感染性流产、妊娠中毒症、葡萄胎等。

3. 恶性肿瘤：各系统的恶性肿瘤，如肺癌、胰腺癌、前列腺癌等广泛转移及组织坏死。

4. 全身各系统疾病：

（1）血液病：如急性早幼粒细胞白血病、血栓性血小板减少性紫癜、出血性血小板增多症、骨髓纤维化症、血管内溶血（血型不合的输血、阵发性睡眠性血红蛋白尿）等。

（2）肺部疾病：如肺栓塞、呼吸窘迫综合征等。

（3）消化系统疾病：如肝硬化、急性胰腺炎、急性出血性坏死性小肠炎等。

（4）心血管疾病：如恶性高血压、严重心力衰竭、肺源性心脏病、青紫型先天性心脏病、心搏骤停等。

（5）泌尿系统疾病：如急性肾小球肾炎、急性肾小管坏死、肾脏移植后排异反应。

（6）其他疾病：如系统性红斑狼疮、中暑、大块性静脉血栓形成、糖尿病酮症酸中毒、药物过敏等。

5. 手术与创伤：如前列腺手术、体外循环、挤压综合征、大面积烧伤、毒蛇咬伤等。

（二）诱发因素

1. 单核吞噬细胞系统功能降低或肝清除功能障碍：常见于长期应用肾上腺皮质激素类药物、严重感染、功能性或解剖性无脾症，以及严重肝病，如急性重型肝炎、肝硬化等。

2. 纤溶系统活性降低：常见于不恰当地应用纤溶抑制剂如 6-氨基己酸、氨甲苯酸和氨甲环酸等药物，造成纤溶系统过度抑制、活性降低，血液黏度增高，容易诱发和加重 DIC。

3. 血液的高凝状态：如妊娠，尤其是妊娠晚期。

4. 其他因素：如缺氧、酸中毒、脱水、微循环障碍等。

（三）发病机制

DIC 发病机制复杂，可由各种病因通过不同途径激活体内的内源性或外源性凝血系统而引起，其中以血管内皮细胞损伤与组织损伤最为重要。主要机制为：①血管内皮细胞损伤，凝血因子Ⅻ激活，启动内源性凝血途径。②组织损伤，组织因子（TF）释放入血，激活外源性凝血途径。③血小板活化，多部位促进凝血反应。④纤溶酶激活，导致凝血-纤溶进一步发展。

DIC 发生过程中，凝血酶与纤溶酶的形成是两大关键因素，为血管内微血栓形成、凝血因子减少及纤溶亢进等改变的重要机制。DIC 的主要病理生理变化是：①广泛微血栓形成，主要为纤维蛋白血栓及纤维蛋白-血小板血栓。②凝血功能异常，表现为早期初发性高凝，中期消耗性低凝，后期继发性纤溶亢进。③微循环障碍，表现为毛细血管微血栓形成、血容量减少、血管舒缩功能失调、心功能受损等。

【临床表现】

（一）症状与体征

DIC 的临床表现依据原发病的病情、发病缓急和症状轻重，可分为 3 型。①急性型：病情急剧凶险，在数小时至 2～3 天内出现，如暴发性流脑、大手术后，常有严重出血、血压下降甚至休克，往往因休克和大出血而在短期内死亡。②亚急性型：在数天至数周内发生，常见于恶性疾病，如肿瘤广泛扩散、急性白血病。③慢性型：较少见，起病缓慢，于数月内逐渐发展为 DIC，如红斑性狼疮、巨大血管瘤等，高凝血期较明显，出血不严重，可仅见瘀点或瘀斑。慢性型易与原发疾病症状混淆而被忽视。

各型 DIC 共有的临床表现主要有以下 4 个方面。

1. 出血：这是 DIC 最突出的症状，也是最常见的早期表现之一，发生率为 84%～95%。特点是自发性、多发性出血，出血程度不一，部位可遍及全身，多见于皮肤、黏膜、伤口及穿刺部位；其次为内脏出血，如咯血、呕血、血尿、便血、阴道出血；严重者颅内出血。

2. 低血压及休克：发生率为 30%～80%，主要见于急性型，低血压和休克的程度与出血量不成比例，早期即出现肾、肺、大脑等器官功能不全，表现为肢体湿冷、少尿、呼吸困难、发绀及神志改变等。

3. 微血管栓塞：见于 40%～70% 的病人，分布广泛，栓塞症状依据栓塞的部位、程度和持续时间而定。浅层栓塞表现为皮肤发绀，进而发生坏死、脱落，多见于眼睑、四肢、胸背及会阴部，黏膜损伤易发生于口腔、消化道、肛门等部位，呈灶性或斑块状坏死或溃疡形成。深部栓塞多发生于肺、肾、脑等脏器。肺栓塞可有胸痛、呼吸困难、发绀及咯血，最后可导致急性呼吸窘迫综合征（ARDS）。肾栓塞易致肾小管坏死，出现腰痛、血尿、蛋白尿、少尿，甚至尿毒症及急性肾衰竭。脑栓塞可引起头痛、偏瘫、颅内压增高及意识障碍等。肝内微血管栓塞可出现肝大、黄疸、肝功能异常等。胃肠道栓塞引起组织缺血性坏死时，可有呕吐、呕血、便血、腹痛、腹泻等。

4. 微血管病性溶血：约见于 25% 的病人。主要表现为进行性贫血。溶血一般较轻，早期不易察觉。急性大量溶血时，可有皮肤苍白、黄疸、腰背酸痛、发热等。

（二）实验室检查

DIC 在不同阶段，实验室检查有不同结果。高凝血期在急性型持续时间短暂，临床表现不明显。实验室检查侧重于消耗性低凝血期及继发性纤溶亢进期，具体异常见下述诊断要点。

【诊断和鉴别诊断】

（一）诊断要点

1. 存在易引起 DIC 的基础疾病。

2. 有以下两项以上的临床表现：①多发性出血倾向。②不易用原发病解释的微循环衰竭或休克。③多发性微血管栓塞症状、体征，如皮肤、皮下、黏膜栓塞性坏死及早期出现的肺、肾、脑等脏器功能不全。④抗凝治疗有效。

3. 实验室检查指标：同时有下列 3 项以上异常。

（1）血小板 $<100\times10^9$/L 或进行性下降（肝病、白血病则要求血小板 $<50\times10^9$/L）；

或有下述两项以上血浆血小板活化产物升高：①β血小板球蛋白（β-TG）。②血小板第4因子（PF_4）。③血栓素B_2（TXB_2）。④P-选择素（GMP-140）。

（2）血浆纤维蛋白原含量<1.5g/L或进行性下降（但白血病及其他恶性肿瘤<1.8g/L，肝病<1.0g/L），或>4g/L。

（3）鱼精蛋白副凝固试验（3P试验）阳性或血浆纤维蛋白（原）降解产物（FDP）>20mg/L（肝病时FDP>60mg/L），或D-二聚体水平升高或阳性。

（4）血浆凝血酶原时间（PT）缩短或延长3秒以上，或呈动态性变化；活化部分凝血活酶时间（APTT）缩短或延长10秒以上。

（5）纤溶酶原含量及活性降低。

（6）抗凝血酶Ⅲ（AT-Ⅲ）含量及活性降低（肝病除外）。

（7）血浆因子Ⅷ促凝活性（FⅧ：C）<50%（肝病必备）。

疑难病例应有下列一项以上异常：①FⅧ：C降低，血管性血友病因子抗原（vWF：Ag）升高，Ⅷ：C/vWF：Ag比值降低。②凝血酶-抗凝血酶复合物（TAT）浓度升高，或血浆凝血酶原片断$_{1+2}$（F_{1+2}）水平升高。③血浆纤溶酶与纤溶酶抑制复合物（PIC）浓度升高。④血（尿）纤维蛋白肽A（FPA）水平升高。

（二）鉴别诊断

1. 血栓性血小板减少性紫癜（TTP）：鉴别要点见表9-1。

表9-1　　　　　　　　　　　　　　　　DIC与TTP鉴别要点

项　目	DIC	TTP
起病及病程	多数急骤、病程短	可急可缓、病程长
微循环衰竭	多见	少见
黄疸	轻，少见	极常见，较重
FⅧ：C	减少	正常
蛋白C含量及活性	减低	正常
FPA	增加	正常
F_{1+2}	增加	正常
D-二聚体	增加	正常
血栓性质	以纤维蛋白血栓为主	以血小板血栓为主

2. 重症肝炎：鉴别要点见表9-2。

表9-2　　　　　　　　　　　　　　　　DIC与重症肝炎鉴别要点

项　目	DIC	重症肝炎
微循环衰竭	早，多见	晚，少见
黄疸	轻，少见	重，极常见
肾功能损伤	早，多见	晚，少见
红细胞破坏	多见	罕见
FⅧ：C	降低	正常
血小板活化及代谢产物	增加	多数正常
FPA	明显增加	正常或轻度增加
D-二聚体	增加	正常或轻度增加

【急救原则和治疗措施】

（一）急救原则

急救原则为：①病因治疗。②抗凝治疗。③补充治疗。

（二）治疗措施

1. 消除病因与诱因：这是治疗 DIC 的根本措施，例如积极有效地控制感染、及时清除子宫内容物（残留胎盘、死胎等）、抗肿瘤化疗等。纠正引起 DIC 的诱因，如补充血容量、防治休克、改善缺氧状态、纠正酸中毒、维持水及电解质平衡等。

2. 抗凝治疗：这是阻断 DIC 病理过程的重要措施。通过抗凝，可防止发生血栓，减轻器官功能损伤，重建体内凝血-抗凝平衡状态。

（1）肝素：适用于 DIC 的高凝期；或消耗性低凝期而病因不能迅速解除者，可在补充凝血因子的情况下应用。

1）肝素钠：急性型 DIC 10000～30000U/d，一般 15000U/d 左右，6 小时用量不超过 5000U，静脉滴注。根据病情可连续使用 3～5 天。

2）低分子肝素：与肝素钠相比，具有出血并发症较少、半衰期较长的特点，近年来逐渐得到广泛应用。常用剂量为 75～150 IUAXa（抗活化 X 因子国际单位）/(kg·d)，皮下注射，连用 3～5 天。

肝素应用禁忌证：①有出血性疾病，如大咯血、上消化道大量出血、颅内出血等。②各种手术后或大创面出血者。③蛇毒所致 DIC。④DIC 晚期以继发性纤溶亢进为主时。

肝素使用时必须进行监测，主要监测指标为 APTT，正常值为 40±5 秒，肝素治疗使其延长 60%～100% 为最佳剂量。如用凝血时间（CT），不应超过 30 分钟。肝素过量，可急用鱼精蛋白滴入中和之，鱼精蛋白 1mg 可中和肝素 100U。

（2）其他抗凝及抗血小板药物：适用于轻型 DIC 或高度怀疑 DIC 而未肯定诊断或处于高凝状态的病人。常用药物有：①双嘧达莫（潘生丁），剂量 200～400mg/d，分 3 次口服。②阿司匹林，300mg/d，分 3 次口服，适用于慢性 DIC。③右旋糖酐 40 500～1000mL/d，静脉滴注。④AT-Ⅲ，每次 1500～3000U，静脉滴注，1 天 2～3 次。与肝素合用，可减少肝素用量，增强疗效。⑤噻氯匹定，每次 250mg，口服，1 天 2 次。以上药物可连用 5～7 天。

3. 补充血小板及凝血因子：适用于有明显血小板或凝血因子减少的证据和已进入病因及抗凝治疗，DIC 未能得到良好控制者。

（1）新鲜全血：每次 800～1500mL（20～30mL/kg），每毫升加入肝素 5～10U。

（2）新鲜血浆：优于全血，凝血因子含量较全血增加 1 倍。每次 125～250mL，静脉滴注。

（3）血小板悬液：当血小板计数低于 $20×10^9$/L，疑有颅内出血或其他危及生命之出血者，需输入血小板悬液。

（4）纤维蛋白原：首次剂量 2.0～4.0g，静脉滴注。24 小时内给予 8.0～12.0g，可使纤维蛋白原升高 1.0g/L。纤维蛋白原半衰期较长，一般 3 天用药 1 次。

（5）FⅧ及凝血酶原复合物：可在严重肝病合并 DIC 时考虑应用。

4. 抗纤溶治疗：抗纤溶药物在 DIC 早期忌用，只有当继发性纤溶亢进成为出血的主要原因时才可与足量肝素同时应用，因而仅适用于 DIC 晚期。常用药物有：氨甲苯酸 0.4～0.6g/d，氨甲环酸 0.5～0.8g/d，抑肽酶 8 万～10 万 U/d，以上药物均分 2～3 次静脉滴注。

5. 其他治疗：肾上腺皮质激素不做常规应用，但以下情况可以考虑：①基础疾病需肾上腺皮质激素治疗者。②感染性休克合并 DIC，已经抗感染治疗者。③并发肾上腺皮质功能不全者。山莨菪碱有助于改善微循环，纠正休克，可在 DIC 早期、中期可应用，每次 10～20mg，静脉滴注，1 天 2～3 次。

6. 中医药治疗：在高凝期可单独应用或与肝素联合应用复方丹参注射液。用法：复方丹参注射液 20～40mL，加入 5‰葡萄糖液 100～200mL 中，静脉滴注，1 天 2～3 次，连用 3～5 天。

第三节　多器官功能障碍综合征

多器官功能障碍综合征（MODS）是严重创伤、烧伤、休克、感染和病理产科等原发病发生 24 小时后，同时或相继出现人体两个或两个以上器官功能损害甚至衰竭的临床综合征。

早在第一、第二次世界大战时，人们注意休克与急性肾衰竭的防治，尔后在平时与战时发现多发伤、复合伤危重病人首先发生急性呼吸窘迫综合征（ARDS），并序贯发生心、肝、肾、脑、消化道和造血等器官衰竭，故在 20 世纪 70 年代相继提出"序贯性系统衰竭"、"进行性序贯性多器官衰竭"和"多器官衰竭"（MOF）的概念，并进行了临床和基础研究。以后大量文献又提出了一些新的名称，如多系统器官衰竭（MSOF）、多器官功能障碍（MOD）、多器官功能衰竭综合征（MOFS）和全身性炎症反应综合征（SIRS）等。这些名称均从不同的层次或角度，反映或概括了 MODS 的临床表现或病理状态，如 MOF 反映了MODS 的最终衰竭状态，SIRS 概括了 MODS 的失控炎症反应表现，其最终可导致 MODS。实际上，MODS 包括器官损害由轻到重的过程，轻者发生器官的生理功能异常，重者达到器官、系统衰竭的程度，这种复杂的动态过程以 MODS 概括较合适。

病人在发生 MODS 以前，大多脏器功能良好，发生后若治愈存活，脏器功能基本可以恢复正常。但若导致多器官衰竭后，死亡率高，从 30％～100％不等，平均约 70％。呼吸衰竭和肾衰竭对死亡率的影响较大，死亡率随衰竭器官的数量增加而增高。单个器官衰竭的死亡率为 15％～30％，2 个器官衰竭者为 45％～55％，3 个以上死亡率超过 80％，累及 4 个器官的病人很少存活。一些慢性疾病终末期出现的脏器衰竭，一些在病因学上互不相关的疾病同时发生脏器功能衰竭，虽也涉及多个脏器，死亡率很高，但不属于 MOF 或 MODS 的范畴。

【病因和发病机制】

（一）病因分类

1. 感染：为主要病因，尤其是败血症、脓毒血症、腹腔脓肿、急性坏死型胰腺炎、肠道功能紊乱、肠源感染、吸入性肺炎等。

2. 创伤:严重的组织创伤尤其是多发伤、多处骨折、大面积烧伤、大手术及病理产科等。

3. 休克:以创伤出血性休克和感染性休克为主,可引起组织灌注不良、缺血、缺氧和代谢紊乱而导致 MODS。

4. 医源性因素:在处理危重病过程中使用高浓度氧吸入,使表面活性物质破坏,肺血管内皮细胞损伤;在应用血液透析和床旁超滤吸附中造成不均衡综合征,引起血小板减少和出血;在抗休克过程中使用大量去甲肾上腺素血管收缩药,继而造成组织灌注不良、缺血、缺氧;手术后大量输血、输液引起心肺负荷过大、微小凝集块出现、凝血因子消耗、微循环障碍等均可引起 MODS。

另外,老年人的器官功能若处于临界状态,许多不很严重的应激诱因即可导致 MODS。

(二) 病因分型

1. 原发性和继发性 MODS:原发性 MODS 是由原始病因直接作用的结果,如胸部受撞击发生肺挫伤,横纹肌溶解引起急性肾衰竭,多次输血引起凝血功能障碍,复苏不完全或延迟,吸入性肺炎等。在此过程中可有 SIRS 同时存在,但全身炎症反应不甚显著。继发性 MODS 是在原始损伤引起 SIRS 基础上延伸发展成远隔器官功能不全而导致的。

2. 一次打击型和二次打击型:1992 年 Deitch 提出 MOF 的二次打击学说。一部分 MOF 病人表现为一次打击型,即广泛创伤合并休克引起全身性炎症反应,发生早期 MOF。另一部分表现为中度创伤引起中度的全身性炎症反应,若再有第二次打击(炎症、感染)则反应逐级放大,易伤性增强,发生晚期 MOF。

3. 单相速发型和双相迟发型:1983 年 Faist 分析了 433 例需紧急手术的创伤病人,发现有一类由创伤、失血和休克所引起的病人,多在休克复苏以后 12~36 小时内发生呼吸衰竭,继之发生肝、肾衰竭和凝血功能障碍,即器官衰竭只有一个高峰,称之为单相速发型。另一类病人第一个器官衰竭高峰也是由创伤、失血和休克等因素引起,1~2 天内经处理可缓解,但 3~5 天后发生全身性感染,病情急剧恶化,发生第二个器官衰竭高峰,称为双相迟发型 MOF。

(三) 发病机制

1. 器官缺血-再灌注损伤:创伤、失血引起休克的过程中,各生命重要器官发生缺血,复苏治疗后有一部分病人,尤其是休克时间较长、延迟复苏的病人,易发生再灌注损伤。缺血再灌注过程中产生大量的氧自由基、肿瘤坏死因子(TNF)、血小板活化因子(PAF)、白三烯(LTs)、血栓素 A_2(TXA$_2$)、白细胞介素-1(IL-1)、白细胞介素-8(IL-8)以及补体和激肽等炎症介质。这些炎症介质激活炎细胞(主要包括单核巨噬细胞、中性粒细胞、内皮细胞和血小板)后,使炎细胞又能合成和释放多种炎症介质,导致炎症反应进一步扩大。因此,一个器官缺血再灌注损伤可引起其他远隔器官损伤,最终使体内发生广泛的炎症激活,造成广泛组织损伤和多器官病变。

2. 全身性炎症反应失控:感染、内毒素、组织创伤、发炎和坏死组织(焦痂、坏疽)、缺血再灌注损伤等除直接损伤细胞外,主要通过中性粒细胞与内皮细胞相互作用及单核吞噬细胞系统激活释放大量的 TNF、白介素(IL-1,2,6,8)、PAF、花生四烯酸(AA)、LTs、磷脂酶 A_2(PLA$_2$)、TXA$_2$、β 内啡肽、缓激肽和血管通透性因子等炎症介质,使机体发生全身性炎症反应,引起内皮细胞损害、微血栓形成、血管壁通透性增加和水肿、心肌抑制、血管张力失控,导致全身内环境紊乱。全身性炎症反应综合征(SIRS)的主要病理生理变化是全身持续高代谢状态、高动力循环、以细胞因子为代表的多种炎症介质的失控性释放，引起广泛性组织损伤和多个器官功能失常。1996 年 Bone 认为，创伤、感染时，机体可释放前列腺素 E_2（PGE_2）、白介素（IL-4，10）、一氧化氮（NO）等抗炎介质及抗炎性内分泌激素，产生抗炎反应。适量的抗炎介质有助于控制炎症，恢复内环境稳定。但抗炎介质过量释放，则引起免疫功能降低及对感染的易感性增强，导致代偿性抗炎反应综合征（CARS）。体内炎症反应和抗炎反应是对立统一的，两者保持平衡则维持内环境稳定。当炎症反应占优势时即表现为 SIRS，抗炎反应占优势时则表现为 CARS。无论 SIRS，还是 CARS，都反映机体炎症反应失控。

3. 肠道内细菌与内毒素易位：正常情况下，肠黏膜上皮是主要的局部防御屏障，防止肠腔内所含的细菌和内毒素进入全身循环。但在某些情况下，肠内细菌和内毒素可从肠内逸出，进入肠淋巴管和肠系膜淋巴管，继而进入门静脉系统和体循环，引起全身性感染和内毒素血症。这种肠内细菌侵入肠外组织的过程称为细菌移位。这种感染来源于肠道，称为肠源性感染。许多死于 MODS 的病人血中可培养出肠道细菌，而临床和尸检均未发现感染病灶。有大量临床资料显示，严重创伤、烧伤、休克、大手术或其他应激反应通过肠缺血缺氧和再灌注损伤，以及危重病人和大手术后长时间经静脉营养而不从胃肠道进食，引起肠的营养障碍而导致肠屏障功能受损乃至衰竭，从而引发全身性感染或内毒素血症，导致 MODS 的发生。不过，肠道是否确是 MODS 的始动器官尚待进一步研究。

4. 细胞代谢障碍：MODS 发生的重要原因是细胞代谢，特别是细胞的氧代谢障碍，主要表现为组织的氧债（机体组织代谢所需的氧耗量与实际氧耗量之差称为氧债，氧债增大反映组织缺氧）增大、能量代谢障碍、氧利用障碍，以及由创伤后应激激素分泌增多、创面热量丧失和细胞因子（TNF、IL-1、IL-6、IL-8 和干扰素等）诱导产生急性期蛋白（AP）引起的高代谢。部分 MODS 病人原已成高代谢状态，需增加氧供（DO_2）以满足氧耗量增高的需要，但其微循环内常有白细胞黏附，广泛微血栓形成，使血流中断、组织水肿，造成氧弥散到细胞的距离加大、微血管的自主调节舒缩能力丧失，导致细胞取氧受限。即使氧供很充分，MODS 病人机体组织的氧摄取仍不能满足代谢的需要，使体内存在氧债。测定血中乳酸含量，可以反映氧债的存在。正常乳酸量，静脉血 $0.5\sim1.0$mmol/L，动脉血$0.5\sim$ 1.6mmol/L；有氧债时可超过 4.4mmol/L。这种现象提示微循环障碍和组织缺氧，其持续存在标志着可能发生多器官衰竭和预后不良。

【临床表现和诊断标准】

MODS 的发病机制虽然复杂，但却是一个统一的、动态的序贯性变化过程，多以某一器官开始，尔后其他器官发生病变，呈现多米诺效应（Domino effect）。临床表现多种多样，每个脏器的病变都可分为功能受损、衰竭早期、衰竭期 3 个阶段。1995 年全国危重病急救医学学术会议修订通过了 MODS 病情分期诊断及严重程度评分标准（表9-3）。该标准包括 3 个阶段在内的动态病情变化、临床表现及诊断指标。据评分计算，功能受损期定为 1 分，衰竭早期定为 2 分，衰竭期定为 3 分。若两个或两个以上器官，每个器官评分都是 2 分，其他器官都是 1 分，可诊断为 MODS 若干器官衰竭早期伴若干器官功能受损期。若两个或两个以上器官，每个器官评分都是 3 分，其他器官有的是 2 分，有的是 1 分，可诊断为 MODS 若干器官衰竭期伴若干器官衰竭早期及若干器官功能受损期。

表 9-3　　　　　　　　　MODS 病情分期诊断及严重程度评分标准

受累脏器、系统	诊　断　依　据	评分
外周循环	无血容量不足;MAP≈60mmHg;尿量≈40mL/h;低血压时间持续 4 小时以上	1
	无血容量不足;50mmHg＜MAP＜60mmHg;20mL/h＜尿量＜40mL/h;肢端冷或暖;无意识障碍	2
	无血容量不足;MAP＜50mmHg;尿量＜20mL/h;肢端湿冷或暖;多有意识恍惚	3
心	心动过速;体温升高 1℃,心率升高 15～20 次/min;心肌酶正常	1
	心动过速;心肌酶(CPK,AST,LDH)异常	2
	室性心动过速;室颤;二度～三度 A-V 阻滞;心搏骤停	3
肺	呼吸频率 20～25 次/min;吸空气,60mmHg＜PaO_2≤70mmHg;PaO_2/FiO_2≥300mmHg;P(A-a)DO_2($FiO_2$1.0)25～50mmHg;X 线胸片正常(具备 5 项中的 3 项即可确诊)	1
	呼吸频率＞28 次/min;吸空气,50mmHg＜PaO_2≤60mmHg;$PaCO_2$＜35mmHg;200mmHg＜PaO_2/FiO_2≤300mmHg;200mmHg＞P(A-a)DO_2($FiO_2$1.0)＞100mmHg;X 线胸片显示肺泡无实变或实变≤1/2 肺野(具备 6 项中的 3 项即可确诊)	2
	呼吸窘迫,呼吸频率＞28 次/min;吸空气,PaO_2≤50mmHg;$PaCO_2$＞45mmHg;PaO_2/FiO_2≤200mmHg;P(A-a)DO_2($FiO_2$1.0)＞200mmHg;X 线胸片显示肺泡实变≥1/2 肺野(具备 6 项中的 3 项即可确诊)	3
肾	无血容量不足;尿量≈40mL/h;尿 Na^+、血肌酐正常	1
	无血容量不足;20mL/h＜尿量＜40mL/h,利尿剂冲击后尿量可增多;尿 Na^+ 20～30mmol/L;血肌酐≈176.8μmol/L	2
	无血容量不足;无尿或少尿(尿量＜20mL/h 持续 6 小时以上);利尿剂冲击后尿量不增多;尿 Na^+＞40mmol/L;血肌酐＞176.8μmol/L。非少尿肾衰者:尿量＞600mL/24h,但血肌酐＞176.8μmol/L,尿相对密度≤1.012	3
肝脏	ALT＞正常值 2 倍以上;34.2μmol/L＜血清总胆红素＞17.1μmol/L	1
	ALT＞正常值 2 倍以上;血清总胆红素＞34.2μmol/L	2
	肝性脑病	3
胃肠道	腹部胀气;肠鸣音减弱	1
	高度腹部胀气;肠鸣音近于消失	2
	麻痹性肠梗阻;应激性溃疡出血(具备 2 项中 1 项者即可确诊)	3
凝血功能	血小板计数＜100×10^9/L;纤维蛋白原正常;PT 及 TT 正常	1
	血小板计数＜100×10^9/L;纤维蛋白原≥2.0～4.0g/L;PT 及 TT 比正常值延长约 3 秒;优球蛋白溶解试验＞2h;全身性出血不明显	2
	血小板计数＜50×10^9/L;纤维蛋白原＜2.0g/L;PT 及 TT 比正常值延长＞3s;优球蛋白溶解试验＜2 小时;全身性出血表现明显	3
脑※	兴奋及嗜睡;语言呼唤能睁眼;能交谈;有定向障碍;能听从指令	1
	疼痛刺激能睁眼;不能交谈,语无伦次;对疼痛刺激有屈曲或伸展反应	2
	对语言无反应;对疼痛刺激无反应	3
代谢	5.6mmol/L＜血糖＜3.9mmol/L;145mmol/L＜血 Na^+＜135mmol/L;pH＜7.35 或 pH＞7.45	1
	6.5mmol/L＜血糖＜3.5mmol/L;150mmol/L＜血 Na^+＜130mmol/L;pH＜7.20 或 pH＞7.50	2
	7.5mmol/L＜血糖＜2.5mmol/L;155mmol/L＜血 Na^+＜125mmol/L;pH＜7.10 或 pH＞7.55	3

注:MAP,平均动脉压;PaO_2/FiO_2,氧合指数;P(A-a) DO_2,肺泡动脉血氧分压差;FiO_2,吸入氧浓度;ALT,丙氨酸氨基转移酶;AST,天门冬酸氨基转移酶;PT,凝血酶原时间;TT,凝血酶时间。

※修改 Glasgow 昏迷评分。

【急救原则和治疗措施】

（一）急救原则

急救原则为：①祛除病因和诱因。②早期器官功能支持。③营养和代谢支持。④防治器官衰竭。

（二）治疗措施

1. 病因治疗：MODS 从发生、发展到结局是一个不间断的连续过程。对 MODS 的治疗应当在那些高危原发伤害的最初治疗就开始。积极治疗原发疾病，避免和消除诱发加重因素是 MODS 防治的关键。应及早控制严重全身感染，及时纠正休克。对坏死组织彻底清创，体内脓肿必须早期引流。骨折要早期固定以减少进一步的组织创伤，限制炎症反应。烧伤要尽早切痂植皮。注意保护肠道厌氧菌，以对抗肠道需氧致病菌侵入肠壁和易位。

2. 早期脏器功能支持：

（1）呼吸支持：呼吸功能不全病人应早期予以机械辅助通气，其目的在于早期保持肺泡张开或再张开而预防肺泡萎缩，提高功能残气量，增加肺泡通气量，改善缺氧。早期应注意发挥病人的自主呼吸，建议采用持续气道正压通气（CPAP）、同步间歇指令通气（SIMV），并采用呼吸末正压通气（PEEP），以维持一定水平的功能残气量。

（2）早期循环支持：休克是发生 MODS 的重要因素，早期纠正微循环灌注不良是防治 MODS 的重要措施。在严重创伤的急救和大手术中，应注意血容量的及时补充，合理输入晶体液和胶体液。出现休克后，在扩容基础上正确应用血管活性药，如多巴胺、多巴酚丁胺等，尽快恢复基础血压，以保证重要器官的供血。

3. 加强营养与代谢支持：MODS 时机体处于高代谢状态，热能消耗极度增加，因而对 MODS 病人，在尽可能由胃肠道进食的情况下，要进行代谢支持以保持正氮平衡。合理的营养与代谢支持，可提供足够的热量，减少氨基酸作为能量消耗，减少肌肉蛋白质的分解代谢，促进蛋白质的合成，加强各器官系统功能。一般情况下，非高分解代谢病人的能量和氮需要按 $126\sim146kJ/(kg \cdot d)$ 和氨基酸 $0.5\sim1.0g(kg \cdot d)$ 计算，而高分解代谢病人则需 $167kJ/(kg \cdot d)$ 和氨基酸 $1.0g/(kg \cdot d)$。给予静脉脂肪乳剂可以减少过度补充葡萄糖及必需脂肪酸的缺乏，宜采用长链和中链脂肪酸混合液。此外要注意维生素和微量元素的补充，增加支链氨基酸对氮平衡改善更为有利，补充足量 L-谷氨酰胺亦十分重要。在营养和代谢支持同时，尚需维持体内的电解质和酸碱平衡。

4. 器官衰竭防治：

（1）肝衰竭防治：目前对肝衰竭病人尚缺乏有效的支持措施。临床防治肝衰竭的主要措施包括控制感染和内毒素血症，改善微循环，促进肝组织的血液灌流，适宜的营养支持，注意药物的肝毒性及防治肝性脑病等。

（2）应激性溃疡防治：MODS 病人易发生应激性溃疡，出现急性上消化道出血。预防措施为：使用 H_2 受体阻滞剂或质子泵抑制剂，如西米替丁、法莫替丁、奥美拉唑等，维持胃液 pH 4.0 以上。如病人已出现呕血或黑粪，则按上消化道出血处理，详见第五章第一节。

（3）弥散性血管内凝血（DIC）防治：DIC 的预防重在祛除病因，积极治疗原发病，如用大量广谱抗生素控制严重感染，及时彻底清理创口等。若已出现 DIC 表现，治疗详见本章第二节。

（4）防治急性肾衰竭：主要预防措施是积极治疗可引起急性肾衰竭的原发病因，如纠正血容量不足和缺氧、清除创伤坏死组织、控制感染、慎用肾毒性药物等，并密切观察肾功能和尿量，早期解除肾血管痉挛。一旦发生急性肾衰竭，应尽早施行透析治疗。

目前对 MODS 的治疗主要是进行器官功能的支持，尽可能地减轻器官损伤，赢得进一步治疗和组织修复的时机，而对 MODS 的病理过程缺乏有效的遏制手段。因此，对处于可能发生 MODS 的高危状态病人，积极治疗原发病，预防 MODS 发生，是提高病人生存率的根本措施。

自 学 指 导

【重点难点】

1. 中暑：中暑是在高温环境下引起的，以体温调节中枢功能障碍、汗腺功能衰竭和水、电解质丢失过多为特点的疾病。发病机制主要是机体的产热与散热失衡，体温调节中枢功能衰竭。由于体温异常升高，组织代谢、酶的活动以及氧的交换都发生障碍，最终可出现汗腺功能衰竭、中枢神经系统和心血管系统功能障碍，甚至发生 DIC 及多器官衰竭。临床分为热痉挛、热衰竭和热射病 3 个类型。

本节的重点难点是热射病。热射病是中暑最严重的一种类型，以高热和神志障碍为典型特征，发病急、病情重，因可发生 DIC 和多器官衰竭，故死亡率高，如不及时采取有效的抢救措施，死亡率可高达 5%～30%。热射病的首要治疗原则是迅速降温，根据临床和病人的不同情况，可选用不同的降温措施，如冷水浴、全身冷敷加电扇吹风降温等方法。同时要维持呼吸、循环功能，保持呼吸道通畅，给予吸氧，必要时进行人工机械通气。严重休克和循环衰竭是中暑常见的死亡原因。根据病情纠正水、电解质和酸碱平衡失调，合理应用升压药，有心力衰竭者应用强心药等。有脑水肿和颅内压增高者应用 20%甘露醇 125～250mL，快速静脉滴注。急性肾衰竭时进行血液透析。同时要注意防治感染和压疮，应用脑细胞代谢活化剂，酌情补充葡萄糖、氨基酸、维生素等。

2. 弥散性血管内凝血（DIC）：DIC 是发生在许多疾病过程中由致病因素激活凝血系统，导致全身微血栓形成，凝血因子被大量消耗并继发纤溶亢进，引起全身出血的综合征。其本质是，在某些致病因子作用下，凝血因子被激活和血小板活化，大量促凝物质入血，引起以凝血反应为主的病理过程。此时，纤维蛋白性微血栓及纤维蛋白-血小板微血栓在血管内形成，导致广泛性微血管栓塞；凝血因子被消耗，血小板大量减少，导致出血，并因继发性纤维蛋白溶解亢进而加剧出血，最后可因栓塞、出血、贫血、微循环障碍而导致多器官功能不全综合征（MODS）或多器官衰竭（MOF）。本节的重点难点主要有以下几个方面：

（1）多种发病原因：多种原发疾病在病理演变过程中均可发生 DIC，就临床来讲，以感染性疾病为最多见，其次是恶性肿瘤、严重创伤、产科意外等。在临床急诊工作中，应建立 DIC 意识，做到察之病因，知之生变。

（2）系列发病机制：DIC 的发病涉及先凝血失控，后继发纤溶的系列病理过程，在致病因素作用下，DIC 的发展过程可分为 3 个时期：高凝期、凝血因子消耗性低凝期及继发性纤维蛋白溶解亢进期。但实际上是难以截然分开的。

（3）诊断：DIC 的诊断可用 5 个字来概括，即"病、血、栓、衰、标"。"病"指原发疾病，"血"指多发性出血，"栓"指广泛性栓塞，"衰"指序贯性器官衰竭，"标"指多项实验室检查异常指标。初学者应熟记此五字诀，在临床实践中深刻领会，做到早期识别，早期诊断。同时注意，病情轻重不同，症状因人而异。

（4）治疗：DIC 的治疗，应当强调消除病因和诱因。临床实践证明，凡是病因与诱因能迅速祛除或控制的 DIC，预后较好。同时合理使用肝素，适当补充凝血因子，加强支持疗法，维持水与电解质平衡，防止 MODS 的发生。抗凝治疗是阻断 DIC 病理过程的重要措施。通过抗凝，可防止发生血栓，减轻器官功能损伤，重建体内凝血-抗凝平衡状态。应掌握肝素在 DIC 治疗中的应用。

3. 多器官功能障碍综合征（MODS）：MODS 是严重创伤、烧伤、休克、感染和病理产科等原发病发生 24 小时后，同时或相继出现人体两个或两个以上器官功能损害甚至衰竭的临床综合征。本节的重点难点为对发病机制、诊断和急救治疗的认识。

（1）发病机制：MODS 的发病机制十分复杂，有以下几个特点：①受损或衰竭的器官无须直接受损或罹病。②从原始病因作用到远隔器官发生损伤和衰竭常历时数天到数周。③并非所有呈全身感染症状的 MOF 病人血中都能找到微生物。④死于呈全身感染症状的 MOF 病人，尽管血细菌培养阳性，但临床上或尸检时有 30％以上不能发现感染病灶。⑤化脓性感染的 MOF 病人虽经诊断和治疗并未提高存活率。⑥从两次打击的角度来说，炎症刺激或感染不一定要很强，只要持续大于机体克服它的能力，就可促使 MODS 的发生。许多病因如创伤、烧伤、休克等都能影响机体的反应性，使本不致死的细菌或内毒素作用成为致死性。近 30 年对 MODS 发病机制的研究逐步深入，认为以创伤和感染为主要病因引起的器官缺血-再灌注损伤、失控的全身性自我破坏性炎症反应和肠源性感染等继发因素在 MODS 的发生中起重要作用，而上述因素引起的细胞损害则是器官损伤和衰竭的最终原因。

（2）诊断：对多器官功能障碍综合征的认识，经过近 30 年的不断探索，可以说是不断深入。起初只抓住其最严重的阶段，称为 MOF，并且强调感染导致的全身炎症反应。以后逐步认识到任何疾病都有由轻到重的发展过程，于是便提出了 MODS 的术语，明确 MOF 是其晚期最终结局，并证实非感染病因也能通过炎症介质和细胞因子过度释放而起作用，遂又提出了 SIRS 的概念。目前对 MODS 较统一的认识为：在 SIRS 基础上发生 MODS，又可发展为 MOF。这一过程概括为：损伤──→应激反应──→SIRS──→MODS──→MOF。MODS 临床上虽表现多种多样，但每个脏器的病变大都可分为功能受损、衰竭早期、衰竭期 3 个阶段。为了早期识别、及时诊断，制定了"MODS 病情分期诊断及严重程度评分标准"，体现了多脏器功能失常由轻到重的含义和包括脏器损害程度不同的动态诊断及评分标准，对此应加深理解。另外应明确，MODS 与老年性器官功能障碍的概念不同。MODS 的原发因素是急性病变继发受损器官可在远隔原发病部位；致病与发生 MODS 必须隔一定时间（＞24h）；病变机体原有器官功能基本健康，功能损害属可逆性，一旦发病机制阻断，器官功能可完全恢复。

（3）治疗：本病的治疗目前以病因治疗和支持治疗为主。支持治疗包括早期脏器功能支持（如早期通气支持、循环支持）、营养与代谢支持等，在此基础上，注重保护肝肾功能，防治 DIC 及各种并发症。各脏器衰竭的救治措施可参考本书的有关章节。

【学习思考题】

1. 中暑的临床表现是什么？怎样治疗？
2. DIC 的临床表现是什么？
3. DIC 的诊断要点是什么？
4. DIC 的治疗措施有哪些？
5. 什么是 MODS？其发病机制主要分为哪几个方面？
6. 怎样诊断 MODS？主要治疗措施有哪些？

第十章 创 伤

【目的要求】

1. 掌握颅脑创伤、胸部创伤、腹部创伤、泌尿系统创伤、脊柱骨折和脊髓损伤的临床表现、诊断和急救原则。
2. 掌握多发伤的临床特点、诊断和急救原则。
3. 熟悉脊柱骨折和脊髓损伤的发病机制和病理分类。
4. 熟悉颅脑创伤、胸部创伤、腹部创伤、泌尿系统创伤、脊柱骨折和脊髓损伤、多发伤的治疗措施。
5. 了解颅脑创伤、胸部创伤、腹部创伤、泌尿系统创伤的发病机制。
6. 了解多发伤的定义。

【自学时数】

16 学时。

创伤的含义有广义和狭义两种。广义的创伤是指人体受到外界某些物理性（如机械力、高热、电击等）、化学性（如强酸、强碱等）或生物性（如虫、蛇、狂犬的咬螫等）致伤因素作用后所引起的组织结构的破坏。狭义的创伤乃指机械力致伤因素所造成的人体损伤。本章所论为狭义概念的创伤，即指机械力作用造成的机体结构完整性的破坏和功能障碍。本章阐述颅脑创伤、胸部创伤、腹部创伤、泌尿系统创伤、脊柱与脊髓创伤和多发伤。

第一节 颅 脑 创 伤

颅脑创伤多见于交通事故、坠落跌倒、打砸撞击等对头部的伤害。按创伤部位不同，颅脑创伤可分为头皮损伤、颅骨骨折和脑损伤三类。三者可单独发生，也可合并存在，损伤病情较严重、对预后影响较大的是颅骨骨折和脑损伤。

颅 骨 骨 折

颅骨骨折指颅骨受暴力作用所致颅骨结构改变。颅骨骨折的存在提示伤者受暴力较重，合并脑损伤概率较高。颅骨骨折本身并无严重危害，它的临床意义在于骨折后引起的颅脑血管和脑组织损伤常常对生命造成威胁。

【病因和发病机制】

颅骨骨折均系外力直接或间接作用于颅骨所致，一般颅盖骨折由直接暴力导致。颅底骨折可由间接外力作用引起，或由颅盖骨折延伸到颅底所致。

颅骨骨折有 3 种分类方法：①按骨折部位分为颅盖骨折和颅底骨折。②按骨折与外界是否相通分为开放性骨折和闭合性骨折。③按骨折形态分为线形骨折、凹陷性骨折和粉碎性骨折。

颅骨骨折的创伤类型、性质和程度主要取决于暴力的大小、速度、方向、部位以及受伤时头颅所处运动或静止状态。当暴力直接作用于头部时，常使受冲击部位的颅骨发生局部或普遍的弯曲变形，当颅骨变形超过弹性限度即可导致骨折。颅骨的弹性随年龄增大而递减。在颅骨变形的顷刻是一个急速内凹和立即弹回复位的过程，它可使脑组织受到损伤。发生骨折时，尤其是粉碎性或凹陷性骨折，骨片可刺破硬脑膜，损伤脑实质，造成局限性脑损伤。颅骨骨折累及脑膜血管或静脉窦可导致出血，形成硬膜外血肿，使脑组织受压。在颅底骨折时，颅底的硬脑膜破裂后出现脑脊液漏。开放性骨折和累及气窦的颅底骨折容易合并颅内感染或骨髓炎。

【临床表现】

（一）颅盖骨折

颅盖骨折临床常见，约占颅骨骨折的 75%，大多为线形骨折。一般表现是骨折处局部肿胀、压痛，可伴有骨膜下与帽状腱膜下血肿。如颅盖骨折为凹陷性骨折，发生于成年人多呈粉碎性骨折，局部检查可触及骨性内陷。凹陷骨折片因部位不同，可能压迫矢状窦、横窦、中央沟静脉、大脑组织而出现脑淤血、脑水肿、癫痫发作、躯体运动和感觉障碍、视野缺损等症状。

（二）颅底骨折

颅底骨折多为线形骨折，常常是颅盖骨折延伸到颅底，也可由间接暴力所致，易合并脑组织损伤。颅底内面有 3 个呈阶梯状的颅窝，分别称为颅前窝、颅中窝、颅后窝，发生骨折后其临床表现各有特点。

1. 颅前窝骨折：骨折累及额骨眶部和筛骨，可有鼻出血、眼眶周围广泛瘀血斑（即"熊猫眼"征）、球结膜下广泛瘀血斑等表现。如筛板或额窦后壁骨折并同时脑膜、骨膜均破裂，则出现脑脊液鼻漏，即脑脊液经额窦或筛窦从鼻孔流出。筛骨骨折若合并嗅神经损伤可导致嗅觉损害。视神经管骨折可损伤视神经，导致视觉障碍。

2. 颅中窝骨折：骨折累及蝶骨可有鼻出血或合并脑脊液鼻漏。若累及颞骨岩部，脑膜、骨膜及鼓膜均破裂时，有脑脊液耳漏，脑脊液经中耳从外耳道流出；若鼓膜完整，脑脊液则经咽鼓管流往鼻咽部，易被误认为鼻漏；常合并面神经、位听神经损伤。若累及蝶骨和颞骨的内侧部，可损伤垂体或视神经、动眼神经、滑车神经、三叉神经、外展神经。若骨折伤及颈动脉海绵窦段，可因动静脉瘘的形成而出现搏动性突眼，在眶部和颞部听诊闻及血管杂音。

3. 颅后窝骨折：骨折累及颞骨岩部后外侧时，多在伤后 1～2 天出现乳突部皮下瘀血斑，即 Battle 征。若累及枕骨基底部，可在伤后数小时出现枕下部肿胀及皮下瘀血斑；枕骨大孔或岩尖后缘附近的骨折，可合并舌咽神经、迷走神经、副神经、舌下神经损伤。

【诊断】

（一）颅盖骨折

1. 线性骨折：头部伤区可有或无头皮挫伤。颅骨 X 线摄片显示有线性骨折，骨折线为单发或多发。若骨折线跨越脑膜血管沟或静脉窦所在部位，有硬脑膜外血肿发生的可能，做 CT 检查可以确定。

2. 凹陷性骨折：头颅伤区局部可出现变形、凹陷、头皮肿胀与皮下血肿。颅骨正、侧位片和局部切线位 X 线片可显示骨折线呈星形，内板或颅骨全层向颅内陷入，并显示陷入颅内的深度、范围及骨片数目和分布。CT 检查则不仅显示骨折情况，还可显示有无合并脑损伤。婴幼儿多呈乒乓球样凹陷。

3. 粉碎性骨折：有头颅局部外伤的临床表现。颅骨 X 线摄片和 CT 检查显示颅骨有多条骨折线，可纵横交错并分裂为数块，常合并有脑损伤。

（二）颅底骨折

颅底骨折的诊断及定位主要根据外伤史和上述颅底不同部位骨折的临床表现特点来确定。靠近颅底骨的软组织瘀血肿胀、耳鼻口流血或脑脊液、颅神经损伤是颅底骨折的 3 个基本临床表现特征。瘀血斑的迟发性、特定部位以及不是暴力的直接作用点等，可以此区别于单纯软组织挫伤。对脑脊液漏有疑问时，可对流出液做葡萄糖定量检侧，证明含糖 2.5～4.5mmol/L 则为漏出脑脊液，而非鼻腔分泌物。普通 X 线片可显示颅内积气，但仅 30%～50% 能显示骨折线。CT 检查可提高诊断率，并能了解颅内其他病变。

【急救原则和治疗措施】

（一）急救原则

急救原则为：①治疗脑损伤和颅内血肿合并症。②有手术指征者及时手术治疗。③彻底清创。④防治感染。

（二）治疗措施

1. 颅盖骨折：颅盖部单纯线形骨折本身不需特殊处理，但应警惕是否合并脑损伤和硬膜外血肿。开放性线状骨折，骨膜已破损，骨折线内有污染者，须沿骨折线扩创，清除异物；但除非有硬膜下血肿，勿切开硬膜，以免感染侵入颅内。

颅盖部凹陷性骨折如压迫脑组织、脑膜及其血管，出现各种脑损伤症状，须手术治疗。手术适应证包括：①合并脑损伤或大面积的骨折片陷入颅腔，导致颅内压增高，CT 示中线结构移位，有脑疝可能者，应行急诊开颅去骨瓣减压术。②因骨折片压迫脑重要部位引起神经功能障碍，如偏瘫、癫痫等，应行骨折片复位或取除手术。③在非功能部位的小面积凹陷骨折，无颅内压增高，深度超过 1cm 者，为相对适应证，可考虑择期手术。④位于大静脉窦处的凹陷性骨折，如未引起神经体征或颅内压增高，即使陷入较深，也不宜手术；必须手术时，术前和术中都须做好处理大出血的准备。⑤开放性骨折的碎骨片易导致感染，须全部取除；硬脑膜破裂应予缝合或修补。

2. 颅底骨折：颅底骨折本身一般不需特别处理，临床治疗主要针对颅内并发性损伤和预防颅内感染，主要措施：①耳鼻出血和脑脊液漏者应保持头高位，使引流通畅，严禁堵塞或冲洗，以免引起颅内感染。②严禁做腰穿，以避免液体逆流颅内。③绝大多数漏口会在伤后1～2周内自行愈合。如脑脊液漏超过1月不愈合，可采用手术修补漏口。④常规应用抗生素预防感染。⑤对颅神经损伤后的治疗，除视神经，面神经可考虑手术治疗，其他神经损伤采用保守疗法。⑥对继发性颅内血肿与血管损伤应尽早给予手术治疗。

闭合性脑损伤

闭合性脑损伤指头部接触较钝物体或间接暴力致伤，不伴有头皮或颅骨损伤，或虽有头皮、颅骨损伤，但脑膜完整，无脑脊液漏，常见有脑震荡与脑挫裂伤。

【病因和发病机制】

闭合性脑损伤由暴力对头部的伤害所致。造成闭合性脑损伤的机制较复杂，可简要概括为两种作用力所造成：①接触力。物体与头部直接碰撞，由于冲击、凹陷骨折或颅骨的急速内凹和弹回，而导致局部脑损伤。②惯性力。来源于受伤瞬间头部的减速或加速运动，使脑在颅内急速移位，与颅壁相撞，与颅底摩擦，以及受大脑镰、小脑幕牵扯，导致多处或弥散性脑损伤。

脑震荡主要由强度较轻的平面和钝性作用力引起，在脑损伤中属较轻的损伤，无肉眼可见的神经病理改变。病理解剖、神经生理和生物化学的综合研究结果表明，脑震荡确有一些细微的病理改变，显微镜下可见神经组织结构紊乱，脑实质内可有点状灶性出血，或局部缺血性改变，也可出现轻微的脑组织充血、水肿。一般认为，脑震荡时意识障碍主要是由于网状结构、大脑皮质和间脑的损伤，此外与受伤时瞬间颅内压的急剧变化和脑血管功能紊乱等也有一定关系。

脑挫裂伤多由较重的平面或钝性作用力引起，是脑损伤中严重的原发性损伤。脑挫裂伤的损伤主要发生于大脑皮质，可为单发，亦可多发，多发于额极、颞极及其底面。小者如点状出血，大者可呈紫红色片状。显微镜下，受损脑组织碎烂、坏死、出血和水肿。脑挫裂伤引起的脑水肿和颅内血肿可导致颅内压升高，使颅内脑循环灌注压下降，脑血流减少并最终影响脑干，发生呼吸循环衰竭。颅内压增高还可导致脑组织移位而引起脑疝。损伤病灶日后可形成瘢痕、囊肿或与硬脑膜粘连，成为外伤性癫痫的原因之一。如蛛网膜与软脑膜粘连，影响脑脊液吸收，可形成外伤性脑积水。广泛的脑挫裂伤可在数周以后形成外伤性脑萎缩。

【临床表现】

（一）脑震荡

脑震荡在脑损伤中属较轻的损伤，临床特点是头部受伤后，立即发生短暂的脑功能障碍，经过较短时间后可自行恢复。受伤后病人立即出现意识障碍，可为神志恍惚或完全昏迷，持续数秒至10余分钟，一般不超过半小时。清醒后可有头昏、头痛、反应迟钝、恶心、呕吐等症状。多数病人清醒后不能回忆受伤当时乃至伤前一段时间内的情况，称为逆行性遗忘。较重的病人在意识障碍期间可有皮肤苍白、出汗、血压下降、呼吸浅慢、心动徐缓、肌张力降低以及生理反射迟钝或消失等表现，但随着意识的恢复很快趋于正常。清醒后神经系统检查无阳性体征。

（二）脑挫裂伤

临床表现与脑挫裂伤的程度和部位相关，轻症与重症可有较大差别，除有不同程度的脑功能障碍外，常合并脑水肿和颅内血肿，重症病人如治疗不利可形成脑疝，后果严重。以下为主要临床表现：

1. 外伤后立即出现意识障碍，其程度与脑损伤程度直接相关，持续时间短者数小时，长者达数日、数周至数月，重症者可长期持续性昏迷数年，直至死亡。

2. 外伤后立即出现明显的与脑损伤灶相应的神经功能障碍和定位体征，常见有瞳孔散大、偏瘫、单瘫、失语、肢体抽搐等，以及锥体束征。

3. 颅内压增高，为继发脑水肿或颅内血肿所致，出现剧烈头痛、喷射性呕吐、血压升高、心率减慢、瞳孔不等大等。

4. 脑挫裂伤常合并外伤性蛛网膜下腔出血，出现脑膜刺激征，造成病人头痛加重、恶心、呕吐，出现颈项强直、Kernig 征阳性等。脑脊液检查呈血性。

【诊断】

（一）脑震荡

诊断脑震荡应力求准确，主要依据为：①头部确实有外伤史，有的可见到受伤部位表面软组织伤。②有短暂意识障碍（意识丧失或恍惚）和明显的逆行性遗忘。③可有头痛、头昏、恶心、呕吐、无力等症状。④神经系统检查无阳性体征，脑脊液常规检查在正常范围。⑤CT 或 MRI 检查颅内无异常发现。

（二）脑挫裂伤

根据外伤病史和临床表现可做出脑挫裂伤的初步诊断，但进一步确诊依据 CT 或 MRI 检查结果。CT 或 MRI 检查可发现脑挫裂伤的具体部位、范围，伤灶表现为低密度区内有散在的点状、片状高密度出血灶影，同时显示脑室受压及中线结构移位等情况。脑诱发电位检查可分别反映脑干、皮质下和皮质等不同部位的功能状况，对确定受损部位、判断病情严重程度和预后等有帮助。

【急救原则和治疗措施】

（一）急救原则

1. 脑震荡：①短暂观察病情变化。②对症处理。

2. 脑挫裂伤：①观察意识、瞳孔、生命体征和神经系统体征变化。②根据伤情轻重对症处理。③昏迷病人保持呼吸道通畅。④防治脑水肿。⑤有手术指征者尽早手术，已有脑疝者立即手术。

（二）脑震荡治疗措施

1. 留急诊观察室观察 24 小时，密切注意意识、瞳孔、肢体活动和生命体征变化。

2. 急性期（一般 1 周内）要安静卧床休息，不过度用脑，精神放松。

3. 对症处理可适当用镇静、止痛、安眠药物，亦可应用中药、针灸等治疗。

4. 加强解释，消除疑虑，培养乐观情绪，促进康复。

5. 有病情变化，及时做头颅 CT 复查，警惕发生迟发性颅内血肿。

（三）脑挫裂伤治疗措施

1. 非手术治疗：治疗重点是防治脑水肿和其他各种并发症，促进神经功能恢复。

（1）严密观察病情演变，特别是意识改变，警惕颅内血肿的形成，早期发现脑疝。

（2）进行特殊监测。多次 CT 复查有利于早期发现迟发性血肿，了解脑水肿进展变化；对重症脑损伤进行颅内压监测可给治疗提供依据，并作为手术指征的参考。

（3）保持呼吸道通畅，防止窒息。呕吐时，将头转向一侧，以免呕吐物误吸入气管内。昏迷时间较长、呼吸减弱、潮气量不足者，可做气管切开，应用呼吸机辅助呼吸。

（4）有颅内压增高表现者，应用脱水疗法，常用药物为甘露醇、呋塞米、人血白蛋白等。

（5）高热或严重脑挫裂伤者，可行人工冬眠降温治疗。

（6）蛛网膜下腔出血严重者可腰穿引流血性脑脊液，以减轻头痛；但疑有颅内血肿者禁用，以免引起脑疝而危及病人生命。

（7）应用抗生素防治感染。

（8）改善脑神经功能，促进苏醒，可选用纳络酮、胞二磷胆碱、乙酰谷酰胺等。

（9）保证必需的营养，根据病情给予肠道内或肠道外营养。

2. 手术治疗：重度脑挫裂伤合并脑水肿的手术指征为：①意识障碍程度进行性加重或已有一侧瞳孔散大的脑疝表现。②CT 检查发现中线结构明显移位、脑室明显受压。③在脱水等治疗过程中病情恶化者。手术方式可用去骨瓣减压术。

外伤性颅内血肿

颅内血肿是急性颅脑创伤中最常见的并发性损伤之一，其严重性在于可引起颅内压增高而导致脑疝，早期及时处理，可在很大程度上改善预后。

【病因和发病机制】

外伤性颅内血肿主要与颅骨骨折和脑损伤有关，主要出血来源为骨折或颅骨的短暂变形造成硬脑膜血管、静脉窦、板障静脉等破裂，以及骨折片直接损伤脑组织内血管；或脑挫裂伤时皮质动脉、静脉血管破裂和脑实质内血管破裂。按血肿形成的时间可分为：①急性血肿，伤后 3 天内出现症状者。②亚急性血肿，伤后 3 天至 3 周出现症状者。③慢性血肿，伤后 3 周以后出现症状者。按血肿所在部位分为硬脑膜外血肿、硬脑膜下血肿、脑内血肿。

颅内血肿的病理生理变化主要是血肿导致颅内高压、脑移位、脑受压，进而引起脑血循环障碍、脑脊液循环障碍、脑水肿、脑疝形成，最终使脑干功能衰竭而死亡。颅腔容积与脑容积之间可供代偿的容积约为 70mL。颅内血肿形成早期，机体通过颅内血管反射性收缩，使脑血流量减少、脑脊液产生速度减慢和吸收速度加快来代偿颅内血肿的体积。当血肿增大超过代偿限度，即引起颅内压增高等一系列病理变化。外伤性颅内血肿往往伴有脑挫裂伤和脑水肿，使脑体积增大，脑颅内可供代偿的容积实际比计算值要小。临床表明，一般成人小脑幕上急性血肿超过 20mL，幕下超过 10mL，即有可能引起颅内压增高和脑疝。

【临床表现】

不同部位的颅内血肿临床表现不尽一致，分述如下。

1. 急性硬脑膜外血肿：脑外伤后出血积聚在硬脑膜与颅骨之间形成硬脑膜外血肿。多由直接暴力作用于颅盖部引起，特别是颞部的直接暴力伤，常伴有颅骨骨折。典型的临床表现是伤后有短时意识障碍，醒后头痛、呕吐进行性加重，随之颅内压增高而出现烦躁不安，随后再次陷入昏迷，中间清醒期的存在是急性硬脑膜外血肿的特征。有的病人脑损伤严重，昏迷较深，可无清醒期而仅有意识好转期。出现再次昏迷或加深昏迷表示血肿形成，脑组织受压，发生小脑幕切迹疝。在血肿形成的同时，病人出现患侧瞳孔散大，对侧肢体偏瘫并有病理反射，进行性血压升高，心率减慢，呼吸深而慢或不规则，体温升高，最终呼吸循环衰竭而死亡。

2. 急性硬脑膜下血肿：脑外伤后出血积聚于硬脑膜下腔形成硬脑膜下血肿。多发生于严重颅脑损伤，为脑挫裂伤合并出血所致，具备脑挫裂伤的临床表现。急性型病人脑挫裂伤严重，损伤出血快，原发伤昏迷与血肿所致脑疝的昏迷相重叠，意识障碍进行性加深，无中间清醒期或意识好转期表现，颅内压增高与脑疝的其他征象也多在 1～3 天内进行性加重。如脑挫裂伤相对较轻，血肿形成速度较慢，则可有意识好转期存在，其颅内压增高与脑疝的征象可在受伤 72 小时以后出现，属于亚急性型。

3. 脑内血肿：外伤后在脑实质内产生血肿，多为额颞侧脑挫裂伤所致，也可因颅骨凹陷性骨折引起。临床表现以进行性意识障碍加深为主，与急性硬脑膜下血肿相似。

4. 迟发性外伤性颅内血肿：指伤后首次 CT 检查时无血肿，而在以后的 CT 检查中发现了血肿，或在原无血肿的部位发现了新的血肿，此种现象可见于各种外伤性颅内血肿。发病机制可能是外伤后未全层破裂的血管因局部缺氧、二氧化碳蓄积、脑血管痉挛等因素，发生破裂出血所致。临床表现为伤后一段时间内病情稳定，突然出现进行性意识障碍加重及其他颅内压增高的征象。迟发性血肿常见于伤后 24 小时内。

【诊断】

根据头部外伤史、意识障碍变化、颅内压增高征象、神经系统损害定位体征，应考虑有颅内血肿的可能，结合头颅 CT 检查结果可确定颅内血肿诊断，并能明确定位、计算出血量、了解脑室受压、中线结构移位以及脑挫裂伤、脑水肿、多个血肿并存等情况。

1. 急性硬脑膜外血肿：CT 检查表现为颅骨内板与硬脑膜之间有双凸镜形或弓形密度增高影，边界清晰，CT 值为 40～100HU，血肿部位往往与颅骨骨折吻合。

2. 急性硬脑膜下血肿：CT 检查示颅骨内板与脑表面之间出现高密度新月形影，CT 值为 60～80HU，常伴有局部脑挫裂伤影像。

3. 脑内血肿：CT 检查表现为在脑挫裂伤灶附近或脑深部白质内见到圆形或不规则高密度血肿影，CT 值为 60～80HU，血肿周围可见低密度水肿区。

【急救原则和治疗措施】

（一）急救原则
急救原则为：①清除血肿。②治疗继发性脑水肿。③维持全身脏器功能。
（二）治疗措施
颅内血肿的治疗分为非手术治疗和手术治疗两大类。
1. 非手术治疗：适应证：①伤后神志清楚或意识障碍不明显。②症状逐渐好转、神经系统无明显阳性体征、生命体征平稳者。③头颅 CT 检查血肿量，硬脑膜外≤15mL，硬脑膜下≤30mL，颅后窝≤10mL。④脑深部或多发性小灶急性血肿，可先选用非手术治疗。⑤中线结构移位在 1cm 以内者。对颞部、后颅凹、额极的颅内血肿非手术治疗要谨慎，这些部位的血肿病情变化快，观察较困难。非手术治疗主要包括降低颅内压和维持全身脏器功能两方面。

有颅内压增高表现者给予脱水疗法，常用药物有甘露醇、呋塞米及人血白蛋白等，根据病情可联合用药。遇急性颅内压增高已有脑疝征象时，立即用 20％甘露醇 250mL，静脉滴注，同时用呋塞米 40mg，静脉注射。肾上腺皮质激素对减轻脑水肿有一定作用，常用地塞米松，20mg/d 静脉滴注，持续 3～4 天。其他治疗方法尚有氧气治疗、亚低温疗法、巴比妥疗法等。

要维持全身脏器功能状态的稳定，防止各种并发症。严重外伤性颅内血肿病人应在 ICU 进行严密监护，观察生命体征和神经系统症状、体征的动态变化。头部抬高 15°，以利于脑部静脉回流。保持呼吸道通畅，纠正低氧血症及高碳酸血症，必要时建立人工气道和机械通气。放置胃管行胃肠减压，以防止呕吐后误吸。急性期适当限制入液量，注意维持水、电解质平衡。保证必需的营养，早期宜采用肠道外营养，如静脉输入 20％脂肪乳剂、7％氨基酸、维生素等。

2. 手术治疗：外伤性颅内血肿的手术指征为：①意识障碍程度逐渐加深。②颅内压的监测压力在 2.65kPa（270mmH$_2$O）以上，并呈进行性升高的表现。③有局灶性脑损害体征。④尚无明显意识障碍或颅内压增高症状，但 CT 检查血肿较大（幕上者＞40mL，幕下者＞10mL），或血肿虽不大但中线结构移位明显（移位＞1cm）、脑室或脑池受压明显者。⑤在非手术治疗过程中病情恶化者。颞叶血肿因易导致小脑幕切迹疝，手术指征应放宽；硬脑膜外血肿因不易吸收，也应放宽手术指征。

凡有手术指征者皆应及时手术，以便尽早祛除颅内压增高的病因和解除脑受压。常用手术方式有：

（1）开颅血肿清除术：术前已经 CT 检查血肿部位明确者，可直接开颅清除血肿。

（2）钻孔探查术：已具备手术指征，但因条件限制，术前未做 CT 检查，或就诊时脑疝已十分明显，已无时间做 CT 检查。钻孔发现血肿后即做较大的骨瓣或扩大骨孔以便清除血肿和止血。

（3）去骨瓣减压术：手术清除血肿后，脑水肿明显或术前有脑疝者，均应附加去骨瓣减压术以增进手术效果，使病人安全度过术后脑水肿期。

开放性颅脑损伤

开放性颅脑损伤是指暴力作用于头部，造成头皮裂开、颅骨骨折和脑膜破裂，使脑组织与外界相通。与闭合性颅脑损伤比较，开放性颅脑损伤有创口，易导致颅内感染；伤口出血多，易发生失血性休克。

【病因和发病机制】

非火器致伤，常见如铁棍、石块、木棍击伤，刀斧砍伤，坠落伤等；火器致伤，如弹头或弹片击穿颅骨等。开放性颅脑损伤除具备闭合性颅脑损伤的病理机制外，还有以下特点：

1. 由于损伤可累及颅内多部位，常发生多源性出血，或一处出血顺颅内腔隙蔓延，故易出现多发性血肿。

2. 脑组织损伤以及出血性休克、缺氧、感染等复合因素的存在，使脑水肿程度不断加重，持续时间长。

3. 由于有开放性伤口，脑脊液及坏死液化脑组织从伤口溢出，或脑组织由缺损处向外膨出，在一定程度上缓和了颅内压增高，因此相应症状有所延缓。

4. 创伤局部往往有各种异物如头发、泥沙以及碎骨片等，易导致颅骨或颅内感染。

【临床表现】

1. 伤口：有大小深浅不同的头颅开放性伤口，并有流出物如血液、脑脊液、脑组织碎块。

2. 意识障碍：意识障碍的程度取决于损伤的部位、范围和程度。广泛性脑挫裂伤与脑干损伤，多数病人伤后出现意识障碍。合并颅内血肿者可表现为继发性昏迷，即有中间清醒期。

3. 生命体征：伤及脑干、失血性休克、颅内压增高、颅内感染等可引起呼吸、脉搏、血压、体温等变化。

4. 局部神经损害：与受伤部位有关，表现为运动障碍与感觉障碍，如偏瘫、偏侧感觉障碍、失语等，亦常发生外伤性癫痫。

5. 颅内压增高：出现头痛、呕吐、伤口处脑膨出、意识障碍、血压增高、脉缓等。

6. 颅内感染：早期常致弥散性脑膜炎、脑炎及脑室炎等，晚期往往以异物为中心形成脓肿。

【诊断】

根据外伤史和临床表现即可做出诊断。若伤情允许，应摄正侧位及伤口切线位头颅 X 线平片。头颅 CT 检查更有助于了解颅骨骨折情况及碎骨片的分布，了解脑损伤、脑水肿的程度和颅内血肿情况，为手术治疗提供依据。

【急救原则和治疗措施】

（一）急救原则
急救原则为：①尽早清创，止血缝合。②防治感染。③治疗脑水肿。

（二）治疗措施

1. 现场急救：主要是控制伤口出血和防止伤口感染，对昏迷病人应保持呼吸道畅通，防止发生窒息。

2. 清创：一般伤后 72 小时内在病人全身情况允许下尽早彻底清创，清除失去活力的皮肤、碎骨片、伤口附近异物，吸出脑内凝血块和破碎脑组织。深部的金属异物因取出时脑组织损伤过多，如不产生症状，可不必摘除，然后彻底止血，可一期缝合硬脑膜及皮肤，变开放伤口为闭合。超过 72 小时或污染严重者，可行清创术，但术后不缝合或不做完全缝合。如伤口已发生感染，可仅做浅层部分清创，控制感染，局部充分引流，待感染局限后再做晚期清创。

3. 术后处理：加强观察与护理，给予抗感染、抗脑水肿治疗，防治癫痫，注意全身营养支持等。

第二节　胸部创伤

胸部创伤是战时和平时常见的外伤。胸部创伤除由大量失血所发生的失血性休克和直接损伤胸腔内重要器官及组织结构（心、大血管、食管、肺、气管）而引起立即死亡或严重的并发症外，带有共同性的问题是，由于胸廓及胸膜腔的完整性及其功能的破坏所带来的各种生理紊乱，严重地影响正常的呼吸、循环功能。

胸部创伤轻者只有胸壁软组织挫伤和（或）单纯肋骨骨折，重者多伴有胸膜腔内器官或血管损伤，导致气胸、血胸，还可造成心脏挫裂伤。不同的损伤部位，临床表现和治疗各不相同，但胸部创伤常常造成胸部多处器官组织的多发性损伤，诊治时要全面考虑，根据轻重缓急进行处理。

肋 骨 骨 折

在胸部损伤中，肋骨骨折最为常见，可为单根或多根肋骨骨折。肋骨骨折常发生于第3～9肋骨。第1、第2肋骨由于肩胛和锁骨保护，不易发生骨折；第11、第12肋骨前端游离，有活动余地，故较少发生骨折。

【病因和发病机制】

肋骨骨折可因直接暴力或间接暴力引起。直接暴力如钝器碰击、冲撞于胸部，骨折多在受伤处；间接暴力如挤压伤所致者，骨折则多发生于肋骨角处，骨折端向外，且常为多根骨折。

肋骨骨折时，如尖锐的断端向内移位，可刺破壁层胸膜和肺组织，引起气胸、血胸、皮下气肿、咯血；如断端刺破肋间血管则引起出血。前侧壁多根多处肋骨骨折，胸壁可因失去完整肋骨的支撑而造成胸壁软化，形成浮动胸壁，称为连枷胸，出现反常呼吸运动；吸气时软化区的胸壁内陷，而不随同其余胸廓向外扩展；呼气时则相反，软化区向外鼓出。反常呼吸可引起纵隔摆动、肺不张、低氧血症、高碳酸血症和分泌物积聚，并影响静脉血液回流，严重的可发生呼吸和循环衰竭。

【临床表现】

肋骨骨折后，骨折局部疼痛，尤其在深呼吸、咳嗽或转动体位时加剧。多根多处肋骨骨折可导致胸壁浮动，呼吸道分泌物增多，不能有效排痰，出现严重呼吸困难。骨折刺破胸膜及肺组织可发生气胸、血胸，出现不同程度的呼吸和循环障碍表现。

体格检查可见局部肿胀，按之有压痛，有时可扪及骨折处的畸形及骨摩擦感，用手挤压前后胸部，局部疼痛加重甚至有骨摩擦音，据此可判断肋骨骨折，并可与软组织挫伤鉴别。多根多处肋骨骨折，伤侧胸壁可见反常呼吸运动。伴有气胸、血胸、皮下气肿的病人还有相应的体征。

【诊断】

根据外伤史和症状、体征，一般可做出肋骨骨折的诊断。胸部 X 线片可显示肋骨骨折断裂线、断端错位，还可帮助判断有无气胸、血胸的存在；但前胸肋软骨折断并不显示 X 线征象。

【急救原则和治疗措施】

（一）急救原则

急救原则为：①止痛。②固定胸廓。③开放性骨折清创，手术。④防治并发症。

（二）治疗措施

1. 闭合性单处肋骨骨折：治疗的重点是止痛、固定胸廓和防治并发症。单根或 2～3 根肋骨单处骨折，尤其位于背侧者，一般用大号伤膏药贴敷在局部胸壁，或用胶布条固定胸廓。可选用吗啡、曲马朵、布洛芬、地西泮等药物止痛镇静，亦可服用中药三七片、云南白药以活血止痛。还可用 1% 利多卡因溶液行肋间神经阻滞或封闭骨折处。应鼓励病人咳嗽排痰，以减少肺部感染的发生。

2. 闭合性多根多处肋骨骨折：治疗重点为保持呼吸道通畅、止痛、消除反常呼吸运动和防治休克。若胸壁软化范围小，给予局部厚敷料加压包扎和使用止痛药物。胸壁软化范围较大，反常呼吸运动可严重影响呼吸循环功能，须采取紧急措施：清除呼吸道分泌物，维持基本呼吸功能，必要时做气管插管或气管切开，以利抽吸痰液、给氧和辅助呼吸。

胸壁反常呼吸运动的局部处理有：

（1）包扎固定法：适用于现场或较小范围的胸壁软化。用厚敷料、沙袋压盖于胸壁软化区，再用多带条胸布包扎胸廓。

（2）牵引固定法：适用于大块胸壁软化者。用无菌巾钳经胸壁夹住中央处游离段肋骨，再用绳带吊起，通过滑轮做重力牵引，使浮动的胸壁复位。

（3）内固定法：适用于错位较大、病情严重的病人。切开胸壁，用不锈钢丝固定断肋。

3. 开放性肋骨骨折：单根肋骨骨折，对胸壁伤口彻底清创，修齐骨折端，分层缝合后固定包扎。如胸膜已穿破，尚需做胸膜腔引流术。多根多处肋骨骨折，于清创后用不锈钢丝做内固定术。手术后应用抗生素，以防感染。

气　　胸

胸膜腔内积气，称为气胸。创伤性气胸多系钝伤导致肺组织、支气管破裂，空气逸入胸膜腔，或穿透伤穿破胸膜引起。气胸常与血胸同时存在。根据胸膜不同的破裂情况及胸腔内压力的变化，一般分为闭合性、开放性和张力性气胸 3 类。

【病因和发病机制】

闭合性气胸常由肋骨骨折断端刺破肺表面造成，空气多由裂伤的肺破口进入胸膜腔。气胸形成后，胸膜腔内积气压迫肺裂口使之封闭，或者破口自动闭合，不再继续漏气。开放性气胸为刀刃锐物或火器弹片导致的胸壁伤口，形成胸膜腔与外界空气相通的开口，空气随呼吸自由出入胸膜腔内，形成开放性气胸。张力性气胸多见于闭合性胸部创伤后肺裂伤或支气管破裂，亦可见于胸部穿透伤，创口呈单向活瓣，与胸膜腔相交通。

小量闭合性气胸，肺萎陷在 30% 以下，一般不影响呼吸和循环功能。中量（肺萎陷30%～50%）和大量（肺萎陷>50%）气胸，萎缩的肺泡无通气，肺容量、肺活量减低，导致缺氧、呼吸困难。

开放性气胸时，伤侧胸膜腔负压消失，肺受压萎陷。两侧胸膜腔压力不等，使纵隔向健侧移位，健侧肺扩张因而受限；纵隔随呼吸时两侧胸膜腔压力差的变化发生左右摆动，影响静脉血液回流及心脏排出量，造成循环障碍。此外，吸气时健侧肺扩张，不仅吸入外界空气，同时将伤侧肺内含氧量低的残气亦吸进；呼气时健侧肺从气管排出残气，同时部分残气被排进伤侧肺，残气 CO_2 含量高，影响气体交换，加重缺氧。

张力性气胸病人，吸气时空气推开创口活瓣进入胸膜腔，呼气时活瓣闭合，胸膜腔内空气不能排出。如此，胸膜腔内气体只进不出，压力不断增高，压迫伤侧肺而导致逐渐萎缩，并将纵隔推向健侧，使健侧肺亦受压，通气面积明显减少，产生呼吸和循环的严重障碍，可很快导致病人死亡。有时胸膜腔内的高压积气扩散至皮下组织，形成颈部、面部、胸部等处皮下气肿。

【临床表现】

闭合性气胸，病人小量气胸时多无明显症状；中量或大量气胸时，出现胸闷、胸痛和气促。体检可有气管向健侧移位，伤侧胸部叩诊呈鼓音，听诊呼吸音减弱或消失。

开放性气胸时，病人出现气促、呼吸困难、烦躁不安和发绀，有循环障碍时血压下降，出现休克的临床表现。体检可见胸壁创口通向胸腔，呼吸时可听到空气出入胸膜腔的吹风声。伤侧胸部叩诊呈鼓音，听诊呼吸音减弱或消失，气管、心脏明显向健侧移位。

张力性气胸，病人极度呼吸困难、端坐呼吸、烦躁不安、发绀，严重者可导致血压下降，出现意识障碍，甚至窒息。体格检查可见气管显著向健侧移位，伤侧胸壁饱满，肋间隙增宽，呼吸幅度减低，可有皮下气肿，叩诊呈高度鼓音，听诊呼吸音消失。

【诊断】

根据外伤史、症状和体格检查，一般可做出气胸的诊断，胸部 X 线检查可显示伤侧不同程度的肺萎陷和胸膜腔积气。开放性气胸者胸壁有伤口，胸膜腔与外界相通，呼吸时空气可经伤口自由出入；病人有严重气促、呼吸困难和发绀，可伴有休克，胸部 X 线检查显示气管和心脏等纵隔器官向健侧偏移。张力性气胸病人极度呼吸困难、端坐呼吸，常伴有皮下气肿；胸部 X 线检查显示胸膜腔大量积气，肺可完全萎陷，气管和心脏向健侧偏移。简易的判断方法：用 2mL 注射器于伤侧胸部第 2 肋间锁骨中线处做胸膜腔穿刺，针心可被空气顶出，说明胸膜腔内有高压气体。闭合性气胸在抽气后症状好转，但不久又见加重，亦表明存在张力性气胸。

【急救原则和治疗措施】

（一）急救原则

急救原则为：①排出气体。②开放性气胸闭合伤口。③治疗合并症和并发症。

（二）治疗措施

1. 小量闭合性气胸可卧床休息，严密观察，不需特别治疗，1～2周内可自行吸收。中量及大量气胸需进行胸膜腔穿刺，抽出积气，或做胸膜腔引流术，促使肺及早膨胀，同时应用抗生素预防感染。

2. 开放性气胸急救时，立即用大块无菌敷料封盖伤口，包扎固定，使开放性气胸转变为闭合性气胸，然后穿刺胸膜腔，抽气减压，暂时解除呼吸困难。病人到达医院后立刻抢救，观察生命体征变化，给予吸氧、输液、输血，纠正休克。待呼吸、循环功能稳定后，对胸壁创口进行清创、缝合，并做闭式胸膜腔引流术。如疑有胸膜腔内活动性出血或胸腔内脏器损伤，须剖胸探查，进行止血，修复创伤。如合并肋骨骨折，则同时予以手术治疗。术后应用抗生素，防治感染。

3. 张力性气胸急救时立即排气，降低胸腔内压力，不能等待 X 线检查。在危急状态下用一粗的注射针头从伤侧第 2 肋间锁骨中线处刺入胸膜腔，抽出大量空气以缓解症状，然后用消毒橡皮管连接水封瓶并持续排气，注射针头用一血管钳夹住，用胶布固定在胸壁；或采用指套排气，在穿刺针尾端缚扎一橡胶手指套，指套顶端剪 1cm 开口，可起活瓣作用，呼气时能排出气体，吸气时开口闭合，空气不会进入胸膜腔。病人宜迅速送往医院。

到达医院后，立即在第 2 肋间锁骨中线处行胸膜腔闭式引流术，置胸腔引流管，连接水封瓶。为了加速肺的扩张，必要时可加用负压吸引。如胸内有积血，应于腋中线 6～7 肋间再放置一引流管。同时应用抗生素，防治感染。行胸膜腔闭式引流后，病人情况多有好转，一般肺小裂口可在 3～7 天内闭合。漏气停止 24 小时后，经 X 线检查证实肺已膨胀，可拔除插管。长时期漏气者应进行剖胸修补术。如果胸膜腔闭式引流后仍有严重漏气，病人呼吸困难未见好转，往往提示肺、支气管的裂伤较大或断裂，应及早剖胸探查，修补裂口，或做肺段、肺叶切除术。

血　　胸

胸部创伤引起胸膜腔积血称为血胸。血胸可与气胸同时存在，称为血气胸。

【病因和发病机制】

胸膜腔积血主要是因闭合性或开放性胸部创伤引起，积血可来自肺组织裂伤出血、肋间血管或胸廓血管破损出血、心脏和大血管破裂出血。

急性大量出血可导致失血性休克，严重时可很快导致死亡。胸膜腔大量积血可使肺受压而萎陷，并将纵隔推向健侧，严重地影响呼吸和循环功能。胸膜腔内的积血，由于肺、心、膈肌的运动有去纤维蛋白作用，经数小时后，胸膜腔内积血的纤维蛋白可被脱出而失去凝固性，故胸腔穿刺抽出的血液多不凝固。如短期内大量积血，去纤维蛋白作用不完全，即可凝固成血块。血胸在一定时间内，积血刺激胸膜产生渗出液，使胸膜腔液量增加。血胸发生时间较久，胸膜渗出的纤维素敷盖于胸膜上，使肺的呼吸运动减弱，去纤维蛋白作用也随之消失，逐渐形成凝固性血胸。凝固性血胸 3 天以后，附在胸膜的纤维素和血块逐渐有成纤维细胞和成血管细胞侵入，经机化后形成纤维板。这种脏层胸膜纤维板随时间增厚，束缚肺脏；壁层胸膜纤维板增厚，可限制胸壁活动。胸膜间隙完全为纤维素所填塞称为纤维胸。其胸壁运动及呼吸功能严重受限，伤侧肺功能显著降低。血胸还可为胸膜腔感染提供条件，细菌在积血中很快滋生繁殖，在晚期可形成脓胸。

【临床表现】

临床表现根据出血量、出血速度和病人体质而有所不同。小量血胸（积血＜0.5L）可无明显症状。中量血胸（积血0.5～1.0L）和大量血胸（积血1L以上）主要表现为两组症状和体征：①内出血引起贫血，有效血容量减少，出现脉搏细数、面色苍白、气促、休克等。②肺组织受压显著，使通气量减少，气体交换量降低，病人有胸闷、呼吸困难。体征可见伤侧胸廓呼吸运动减弱，触诊气管移向健侧，叩诊伤侧下胸部呈实音，如并发气胸时，上胸部呈鼓音，下胸部实音。心界移向健侧，听诊呼吸音减弱或消失。血胸并发感染时出现寒战、高热。

【诊断】

根据外伤史和上述临床表现应考虑血胸的诊断，胸膜腔穿刺抽出血液即可明确诊断。若病情允许，做胸部X线检查，可显示伤侧胸膜腔有大片积液阴影，中量血胸液面上界可达肺门平面，大量血胸时则可超过肺门平面，纵隔向健侧移位，但小量血胸仅示肋膈角消失。如为血气胸，则显示有液平面。超声波检查可见液平段，对积血量判定、穿刺部位的选择有帮助。

血胸确诊后，在观察和治疗中须进一步判断胸膜腔内出血是否还在进行，下列征象提示进行性出血：①病人经抗休克治疗后不见好转，或一度好转但不久又恶化，并无腹腔脏器损伤。②血红蛋白、红细胞计数和血细胞比容重复测定，持续降低。③胸腔积血抽尽后，不久又出现中等量血胸。④胸膜腔穿刺因血凝固抽不出血液，但临床症状加重，X线检查显示胸膜腔阴影继续增大。⑤闭式胸膜腔引流血量连续3小时超过200mL/h。

【急救原则和治疗措施】

（一）急救原则

急救原则为：①防治休克。②对活动性出血进行止血。③及早清除胸膜腔内积血。④防治感染。⑤处理血胸引起的并发症。

（二）治疗措施

1. 防治休克：参见第二章第三节。

2. 出血已停止的血胸：小量血胸可自然吸收，不需穿刺抽吸。中量或大量血胸一般应早期施行闭式胸膜腔引流术，使胸膜腔内积血尽快排出，促使肺及时膨胀，改善呼吸功能，防止凝固性血胸和脓胸的发生，此外尚有助于观察有无进行性出血。全身应用抗生素，预防发生肺组织和胸腔感染。应鼓励病人咳嗽排痰，促进肺组织复张。

3. 进行性血胸：首先进行抗出血性休克治疗，输入足量血液。须及时剖胸探查，寻找出血部位，给予相应处理。如为肋间血管或胸廓内血管破裂，予以缝扎止血；肺破裂出血，给予缝合止血。如肺组织严重损伤，则须做部分肺切除术或肺叶切除术。

4. 凝固性血胸：应及早剖胸清除积血和血块，最好在伤后3～5天施行，以防感染和机化。对机化血块，亦应在伤情稳定后早期施行血块和纤维组织剥除术。

5. 感染性血胸：若血胸已继发感染，应及时进行闭式胸膜腔引流，排除积脓。如发现脓胸粘连形成多房性，或凝固性血胸、纤维胸发生感染，应及早施行手术治疗。

心 脏 损 伤

胸部创伤所导致的心脏损伤常见为心脏挫伤和心脏破裂。

【病因和发病机制】

心脏挫伤多因前胸受重物、驾驶盘等撞击，或从高处坠落，猛烈震荡心脏所致。直接或间接暴力迅猛将心脏推压于胸骨和脊柱之间而受损。突然的加速或减速亦可使悬垂的心脏碰撞胸骨或脊柱遭受损伤。右心室由于紧贴胸骨，最易挫伤。心脏挫伤可为不同程度和范围的心外膜或心内膜出血、撕裂。有时心脏外表仅显示轻微损伤，而可能有广泛心壁内挫伤，或室间隔挫伤；组织学表现有不同程度的心肌纤维损伤、坏死，以及修复过程中白细胞浸润、瘢痕组织形成。心肌损伤常可引起心律失常与心排血量降低。

心脏破裂多由尖刀、锐器、子弹、弹片等穿透胸壁而伤及心脏所致，少数是由于暴力撞击前胸引起心脏破裂。以右心室破裂最常见，其次为左心室、右心房和左心房。如外伤造成心包破裂，形成一个足够大的开口，血液从前胸伤口流出或流入胸腔，迅速导致失血性休克而死亡。如心脏破裂而心包无裂口或裂口较小且不甚通畅，心脏出血则积聚在心包腔内。由于心包缺乏弹性，腔内急性少量血液（0.1～0.2L）积聚，即可使心包腔内压力升高，可阻止继续大出血，但压迫心房和腔静脉，并限制心室舒张，降低心房心室压力阶差，形成心脏压塞，导致心排血量显著下降、静脉回流障碍、体静脉压升高、动脉压下降，产生急性循环衰竭。

【临床表现】

心脏挫伤，轻者无明显症状，较重者出现心前区疼痛，可伴有心悸、呼吸困难等。心前区疼痛与胸壁伤引起疼痛不同，即呼吸运动对疼痛无影响。它与冠心病心绞痛的区别在于硝酸酯类药物常不能使之缓解。心前区疼痛可立即出现，或伤后数小时或数日后发生。阳性体征较少，可有心动过速、早搏，偶可闻及心包摩擦音。

心脏破裂血外溢，裂口开放通畅者，大量血液流出后立即出现低血容量表现，病人面色苍白，呼吸浅促，脉搏细数，血压下降，很快因休克而死亡。心脏破裂形成心包积血，出现心脏压塞征，病人心前区闷胀疼痛，呼吸困难，烦躁不安，少尿或无尿，面色苍白，脉搏细数，有时可扣及奇脉，血压下降或不能测出。可出现 Beck 三联征，即静脉压升高；心搏微弱，心音遥远；动脉压降低，这是心脏压塞的 3 个典型体征。

【诊断】

1. 心脏挫伤：根据外伤史和临床症状、体征可考虑心脏挫伤的诊断，实验室和其他辅助检查可帮助确诊。心电图常有心动过速、房性或室性早搏、ST 段抬高、T 波低平或倒置。血清酶测定显示，磷酸肌酸激酶同工酶 MB 和乳酸脱氢酶同工酶 LDH_1、LDH_2 值明显升高。二维超声心动图可示心脏结构和功能的改变。结合心电图改变和血清酶升高就能确诊心脏挫伤。

2. 心脏破裂：开放性胸部损伤心脏破裂病人，如伤口有鲜血不断涌出，并有失血症状，即可做出诊断。胸部损伤者出现 Beck 三联征是心包积血的征象。临床疑为心脏压塞时，可在剑突下左肋弓旁行心包腔穿刺，如抽出血液，即可确诊。二维超声心动图亦可确定心包积液的诊断。

【急救原则和治疗措施】

（一）急救原则

急救原则为：①心脏挫伤及时对症处理。②心脏破裂立即手术，急性心脏压塞行穿刺减压。

（二）治疗措施

1. 心脏挫伤：对疑诊或确诊为心脏挫伤的病人，均应卧床休息，持续心电监护，吸氧，补足血容量。如有心律失常，给予抗心律失常药物。出现心力衰竭，应用洋地黄类药物。血压下降则给予升压药如多巴胺等。

2. 心脏破裂：心脏破裂应立即施行手术抢救。急性心脏压塞往往病情危急，可先做心包腔穿刺减压缓解，同时输血补液，争取剖胸抢救时间。开胸后立即切开心包，找到心脏伤口，采用指压法止血，吸净心包内残血，缝合伤口。

第三节 腹部创伤

腹部创伤不论战时或平时都是一种较常见的外科急症。目前随着急诊医疗救护体系的不断完善和医疗技术的提高，腹部创伤的死亡率虽已显著下降（10％左右），但仍不能令人满意，主要原因是腹部创伤导致的内脏出血和严重腹腔感染时刻威胁着生命。因此，早期正确的诊断和治疗是减少腹部创伤死亡的关键。

【病因和发病机制】

（一）病因

腹部创伤可单独发生，亦可见于多发伤中。致伤原因很多，常见有：

1. 利器伤：包括刺刀、刀刃、钢钎、竹签等锐器的刺伤，各种火器如枪弹、弹片等穿入致伤。

2. 钝性暴力伤：指被打击、挤压、撞击而致伤。如拳打、脚踢、骡马踢踩、棍棒击打、车轮碾压腹部，翻车或房屋倒塌挤压腹部，爆炸气体冲击腹部，以及高空坠落、高速车祸、减速损伤等。

（二）分类

1. 开放性腹部创伤：

（1）根据有无出口分类：致伤物有入口、出口者称为贯通伤；有入口无出口者称为盲管伤。

（2）根据有无腹膜穿破分类：腹壁伤口穿破腹膜者称为穿透伤（多伴内脏损伤），无腹膜穿破者为非穿透伤（有时伴内脏损伤）。

2. 闭合性腹部创伤：系皮肤完整无缺而腹壁及腹腔内脏受到损伤。

（1）根据有无腹腔内脏损伤分类：皮肤完整而皮下及腹壁肌肉损伤，称为单纯腹壁伤，如皮下及肌肉血肿、腹壁肌肉断裂等；如进而伤及腹腔内脏器则称为合并腹内脏器伤。

（2）根据腹腔内脏器解剖特点分类：肝、脾、胰、血管、肠系膜等损伤，称为实质性脏器损伤，临床表现以腹腔内出血为特点；胃、肠、胆囊等损伤，称为空腔脏器损伤，临床主要表现为腹膜炎。

3. 医源性损伤：临床中进行穿刺、内镜、钡灌肠及刮宫等诊疗操作时引起的腹内损伤。

（三）发病机制

腹部严重创伤引起的主要病理变化是腹内器官破裂出血和腹膜炎。腹内实质性器官破裂一般是大出血，大出血后迅速发生贫血和休克的全身反应。空腔脏器破裂或穿孔，溢出内容物如胃肠液、胆汁、尿液、粪便等，对腹膜及其周围组织的刺激产生强烈炎症反应，使局部充血水肿，大量水分、电解质、血浆蛋白渗出，导致急性局限性或弥散性腹膜炎，并引起脱水和电解质紊乱。

【临床表现】

由于致伤原因、受伤器官及严重程度的不同，腹部创伤的临床表现差异很大。单纯腹壁损伤的症状和体征一般较轻，可表现为受伤部位疼痛、局限性腹壁肿胀和压痛，或见皮下瘀斑。其程度随时间的推移逐渐减轻，一般不出现恶心、呕吐等消化道反应。腹内脏器创伤则出现明显临床表现，但依受伤器官不同有较大差异。

实质性器官，如肝、脾、胰、肾等或大血管损伤时，主要表现为腹腔内（或腹膜后）出血。病人面色苍白，头晕心慌，脉搏细数，脉压变小，严重时血压不稳甚至休克，持续性腹痛，有腹肌紧张及压痛、反跳痛，但不如空腔脏器破裂时严重。胰腺损伤时，如伴有胰管断裂，胰液溢入腹腔，可出现明显的腹膜炎症状和体征。腹部体征最明显处常是损伤所在的部位。右肩部放射痛提示可能有肝损伤；左肩部放射痛提示有脾损伤，头低位时此放射痛更明显。腹内出血量较多时，有明显腹胀和腹部移动性浊音。肝、脾包膜下破裂或系膜、网膜内出血可出现腹部包块。

空腔脏器，如胃肠道、胆道等破裂或穿孔，表现为局限性或弥散性腹膜炎。胃、十二指肠或上段空肠损伤时，由于漏出消化液对腹膜的化学刺激，立即出现腹膜刺激征，病人剧烈腹痛，腹肌紧张，腹部有压痛、反跳痛。下消化道破裂时，漏出物引起的化学性刺激较轻，腹膜刺激征出现相对较晚，程度也较轻，但造成的腹腔细菌污染远较上消化道损伤为重。随着细菌性腹膜炎的发展，出现高热、中毒性肠麻痹，甚至感染性休克。空腔脏器破裂后，腹腔内有游离气体，叩诊时肝浊音界缩小或消失。胃、十二指肠损伤可有呕血。直肠损伤常出现鲜红色血便。

【诊断】

早期正确的诊断对腹部创伤至关重要。一般情况下开放性创伤诊断不困难，因为腹壁有伤口，多需要做剖腹手术探查。闭合性腹部创伤时，由于体表无伤口，有时难以很快确定是否有内脏损伤及损伤部位，但不能延误诊断，否则可能导致严重后果。具体诊断方法要结合伤情运用。

（一）病史和体格检查

病史和体格检查结果是诊断腹部创伤的重要依据，应注意以下几方面：

1. 详细询问受伤情况、受伤部位、伤后至就诊时间，以及受伤后到就诊时的病情变化。

2. 观察病人生命体征的变化，测定体温、呼吸、脉率、血压，注意有无面色苍白、脉搏细数、四肢湿冷、血压不稳甚至休克等表现。

3. 根据病情进行全面而有重点的查体。腹部查体包括腹部压痛、肌紧张和反跳痛的程度和范围，有无肝浊音界缩小或消失和腹部移动性浊音，肠鸣音是否减弱或消失，直肠指检是否阳性发现等。

综合病史和体检结果，有下列情况之一者应考虑存在腹内脏器的损伤：①腹部持续性疼痛，并有进行性加重的趋势，伴有恶心、呕吐等消化道症状。②出现失血性休克表现。③出现明显的腹膜刺激征。④肝浊音界缩小或消失。⑤腹部明显胀气，肠鸣音减弱或消失。⑥腹部有移动性浊音。⑦有便血、呕血、尿血。⑧直肠指检发现直肠前壁有压痛或波动感，或指套有血迹。此外，还要注意是否有多发性损伤的存在，如腹内多个脏器受到损伤、除腹部创伤外还有腹部以外器官的创伤。

（二）实验室检查

腹内有大出血时，红细胞、血红蛋白、血细胞比容数值明显降低。空腔脏器破裂时，白细胞计数显著升高。胰腺损伤、胃或十二指肠损伤时，血、尿淀粉酶值多有升高。尿常规检查发现血尿，提示泌尿系统器官损伤。

（三）B型超声检查

具有安全、迅速、敏感、准确的优点，对肝、脾等实质性脏器损伤的确诊率可达90%左右，对腹腔积液发现率很高，也可发现腹腔内异常积气，有助于空腔脏器破裂的诊断。

（四）X线检查

1. 腹部平片：可确定病人有无气腹，膈肌有无升高，腹内有无金属异物及其位置，协助腹内脏器损伤的诊断。

2. 胸部平片：发现下胸部肋骨骨折，对肝、脾损伤诊断有帮助。

（五）CT检查

CT对软组织和实质性器官的分辨力较高。CT能清晰地显示肝、脾、肾的包膜是否完整，以及大小及形态结构是否正常；对胰腺损伤的诊断优于B超检查；能帮助诊断腹膜后血肿。

（六）诊断性腹腔穿刺术和腹腔灌洗术

腹腔穿刺术在腹部创伤的诊断上有重要意义，凡是腹部闭合性创伤依靠症状和体征等资料尚不能肯定诊断者、昏迷的腹部伤伤员、高度怀疑有腹内脏器伤而不具备临床体征者，均应行此项检查。若腹腔穿刺或灌洗获得阳性结果，如血液、胆汁、胃肠内容物等，可帮助判断是什么性质的脏器受损。

【急救原则和治疗措施】

（一）急救原则

急救原则为：①维护生命体征的稳定。②及时手术，止血，修复破裂的脏器。③防治感染。

（二）治疗措施

1. 急救处理：迅速、准确地处理威胁病人生命的紧急情况。保持呼吸道通畅，吸氧，呼吸功能不全者给予气管插管，机械通气。有明显的外出血者立即止血。尽快补充和维持血容量，防治休克。早期预防和治疗感染。严密观察病人病情变化，进行生命体征监测，随时采取相应措施。在急救的同时，对病人全身状况和腹部创伤做出准确的评估，确定治疗方案。

2. 非手术治疗：通过各项检查，一时不能确定有无内脏损伤者，暂采用非手术疗法，同时严密观察病情变化，做必要的深入检查，以期尽早确诊。若诊断已明确，为轻度的单纯实质性脏器损伤，生命体征稳定，可采用非手术疗法。其主要措施包括：①输血输液，维持水、电解质平衡，防治休克。②及早应用有效、足量的抗生素以控制感染。③禁食，疑有空腔脏器破裂或明显腹胀时给予胃肠减压。④止痛、镇痛，但诊断未明者，禁用止痛药物，尤其是麻醉类止痛剂。⑤营养支持。

3. 手术治疗：已确定有腹腔内脏器破裂者，应及时进行手术治疗。非手术治疗的病人，在观察中发现原有症状加重、腹膜炎有扩散趋势、红细胞计数进行性下降、血压由稳定转为不稳定者，应尽快手术治疗。腹部创伤的手术常为剖腹探查，进腹后根据伤情，采取相应措施处理。

根据受伤脏器的位置就近选择切口进腹。如受伤器官不能确定，应选用右侧经腹直肌切口。其优点是进腹迅速，出血少，可根据需要向上下延长，或向侧方附加切口，缝合容易。腹部有开放伤时，不可通过扩大伤口去探查腹腔，以免发生伤口愈合不良。

腹内探查应遵循一定顺序。腹内出血病人首先从血块集中处寻找受损脏器，迅速控制活动性出血；腹内有气体溢出或消化道内容物者，先探查胃肠道，找到穿破部位所在，暂时夹住破口以阻止其内容物继续漏出。进行以上初步处理后，开始有顺序的全面探查。一般原则是，先探查肝、脾等实质性器官，同时探查膈肌；接着从胃开始，逐段探查消化道以及它们的系膜；然后探查盆腔器官。然后则切开胃结肠韧带，显露网膜囊，检查胃后壁和胰腺。如有必要，最后还应切开后腹膜，探查十二指肠二、三、四段。探查结束后，按轻重缓急处理损伤，原则上是先处理出血性损伤，后处理穿破性损伤。

腹腔内损伤处理完后，彻底清除腹内残留异物、积血积液、组织碎块等，用大量生理盐水冲洗腹腔，将冲洗液吸净，放置引流管，分层缝合腹壁。

第四节　泌尿系统创伤

泌尿系统创伤以男性尿道损伤最为多见，肾、膀胱次之，输尿管损伤少见。泌尿系统创伤的主要临床表现是出血和尿外渗。大出血可引起休克，血肿和尿外渗可导致感染，发生周围脓肿、尿瘘、尿道狭窄等严重并发症。因此，早期诊断，正确处理，对预后极为重要。

肾 损 伤

肾脏的解剖位置较深，受到周围组织结构和器官的保护，有一定的活动度，所以在腹部及腹膜后脏器创伤中，肾损伤的发生率不高。近年肾损伤的发生率在上升，最常见原因是交通事故。

【病因和发病机制】

（一）病因

1. 开放性损伤：常见的致伤原因有枪伤、刀刺伤、弹片伤，多合并腹腔或胸腔脏器损伤。

2. 闭合性损伤：常因车祸、工伤事故、斗殴、剧烈运动、高处跌落等致伤。以直接暴力作用于腹部、腰部、背部导致肾脏受到打击或挤压而致伤者较为常见；间接暴力则以从高处跌落时足部或臀部着地，或突然刹车所产生的急剧减速，使肾脏在此瞬间发生呈相对方向的猛烈移动而造成损伤。间接暴力虽不多见，但易造成严重的肾蒂损伤。肾脏有病变者更易因外力而发生损伤。在肾脏穿刺或肾盂逆行插管等医疗操作中也可偶尔致伤。

（二）发病机制及病理类型

1. 肾挫伤：损伤仅局限于部分肾实质，形成肾瘀斑和（或）包膜下血肿，肾包膜及肾盂黏膜完整。损伤涉及肾集合系统可有少量血尿。肾挫伤较多见，一般症状较轻，可以自愈。

2. 肾部分裂伤：肾实质部分裂伤伴有肾包膜破裂，可导致肾周血肿。如肾盂肾盏黏膜破裂可有明显血尿。肾部分裂伤通常不需手术治疗。

3. 肾全层裂伤：肾实质深度裂伤，外及肾包膜，内达肾盂肾盏黏膜，此时常引起广泛的肾周血肿、血尿和尿外渗。肾横断或碎裂时，可导致部分肾组织缺血。大量渗出的尿液很难完全吸收，可形成肾周围尿性囊肿，合并感染后形成肾周围脓肿。这类肾损伤症状明显，后果严重，均须手术治疗。

4. 肾蒂血管损伤：发生于肾蒂贯通伤或闭合性减速伤，肾蒂血管断裂或破裂，或内膜撕裂并形成血栓。这类伤员可因大出血而迅速死亡。如为动脉撕裂，可先形成肾蒂周围血肿，继之可发生外伤性肾动脉狭窄、假性动脉瘤。穿破静脉者可形成动静脉瘘。应迅速确诊并立即施行手术。

【临床表现】

肾损伤的临床表现，常与致伤原因及损伤程度相关，常见症状有血尿、休克、疼痛、腰腹部肿块等。

（一）血尿

血尿是肾脏创伤最常见症状，其发生率为80％以上。肾挫伤时可出现少量血尿，严重肾裂伤则有大量肉眼血尿。血尿的多少，一般可提示其损伤的程度，密切观察血尿的改变有重要的临床价值。但血尿的程度并非一定与肾脏损伤的程度一致，重型肾脏损伤如肾蒂血管断裂、输尿管断裂或血块堵塞可不出现血尿，故不能完全依据血尿的程度来判断肾脏损伤的轻重。

（二）休克

严重肾裂伤、肾蒂损伤或合并其他脏器损伤时，因损伤和失血常发生休克。休克的发生率与肾脏损伤的轻重及有无合并伤有密切关系。据统计，闭合性损伤的休克发生率约20％，轻型损伤很少发生休克，开放性损伤休克发生率达 50％以上。有的病人可在伤后数日甚至数周内出现休克，多由继发性大出血或严重感染所致。故严密观察血压、脉搏、腹部肿块及血尿程度至为重要。

（三）疼痛

肾包膜下血肿、肾周围软组织损伤、尿外渗引起伤侧腰、腹部疼痛，输尿管内有血凝块时可发生肾脏绞痛。肾区及上腹部有明显压痛、叩击痛、腰腹肌肉紧张。血液、尿液渗入腹腔或合并腹内脏器损伤时，出现全腹疼痛、腹膜刺激征及腹部胀气。

（四）腰腹部肿块

血液、尿液渗入肾周围组织使局部肿胀，形成肿块，有明显触痛和肌紧张。

（五）发热

血肿、尿外渗易继发感染，甚至导致肾周脓肿或化脓性腹膜炎，引起发热，严重者可伴有全身中毒症状。

（六）合并伤

肾脏损伤都有可能合并胸、腹脏器及脊柱或远部组织损伤。其临床表现较单纯肾脏损伤复杂，如合并肝脾及腹腔内大出血损伤者，有内出血的表现；胃肠道损伤者有腹膜炎症等。因此，当肾脏损伤的伤情与严重复杂的临床症状不相符合时，就应想到并发其他脏器损伤的可能性，并做相关的检查。

【诊断】

根据外伤史、症状、体征不难做出肾损伤的诊断。任何腹部、背部、下胸部外伤的病人均要考虑到肾脏损伤的可能，及时做必要的辅助检查，进一步确诊。

（一）化验检查

尿常规检查有肉眼血尿或显微镜下血尿。血常规检查如血红蛋白与血细胞比容持续降低提示有活动性出血；白细胞计数增多提示合并感染。

（二）B 型超声检查

能提示肾损伤部位、损伤程度、有无尿外渗以及对侧肾情况。常见肾脏损伤的 B 超声像图特征有：①肾脏周围出现液性无回声环。②伤肾影扩大。③肾实质回声不均。④集合系统移位。⑤肾被膜中断。

（三）CT 检查

能明确肾损伤的部位和程度。肾挫伤可显示病侧肾影增大，肾实质密度下降，肾内出现高密度的出血区或小血肿。肾实质撕裂，尿液外渗，血液进入肾旁和肾周间隙，可见包膜下血肿及肾周血肿。CT 增强扫描时肾实质强化，而血肿密度下降，严重的肾挫伤可见肾影碎裂，肾形不整。

（四）X 线腹部平片检查和排泄性尿路造影

这可在一次检查中完成。轻型肾损伤腹部平片可无阳性发现。肾脏轮廓一致性增大或局限性增大，腰大肌阴影消失，脊柱向伤侧弯曲，第 11 肋骨或第 12 肋骨骨折，腰椎横突骨折等，结合血尿，为诊断肾损伤的重要佐证。

肾损伤时，使用大剂量造影剂做静脉注射造影可能发现：①功能及形态均正常，见于肾挫伤或轻度裂伤。②显影浅淡或延迟显影，是因创伤后肾脏功能受到抑制。③造影剂外溢，见于肾盏撕裂或肾盂破裂。④肾盂、肾盏、输尿管内充盈缺损，多因血块积聚所致。⑤肾盂、肾盏及输尿管受压变形或者移位，多因肾旁、肾周围或输尿管周围形成血肿压迫所致。⑥伤肾不显影，除应考虑伤后肾功能受到严重抑制外，应想到有严重肾碎裂伤、肾血管损伤、外伤性肾动脉血栓形成的可能性。

【急救原则和治疗措施】

（一）急救原则

急救原则为：①止血，防治休克。②开放性肾损伤、严重肾裂伤、肾碎裂及肾蒂损伤采用手术治疗。③轻度肾损伤，观察病情，采用保守治疗。

（二）治疗措施

肾损伤的治疗措施根据损伤程度而定。肾挫伤、肾部分裂伤多数可用保守治疗，而开放性肾损伤或严重闭合性肾损伤常须尽早手术治疗。

1. 紧急治疗：有大出血、休克的病人要立即采取抢救措施，观察生命体征，进行输血、抗休克治疗，同时查明有无合并其他器官损伤，做好手术探查的准备。

2. 保守治疗：

（1）密切观察生命体征和病情变化，注意腰、腹部是否有肿块及其大小，观察尿液颜色变化，记录尿量。及时进行必要的影像学检查和血、尿常规检测，以便了解病情的发展。

（2）绝对卧床休息2～4周，病情稳定、血尿消失后方可下床活动，基本恢复后仍应强调2～3个月内不参加剧烈活动。

（3）给予足够的营养支持疗法，保持水、电解质平衡。

（4）应用广谱抗生素防治感染，进行必要的对症处理，如使用止痛药、止血剂等。

3. 手术治疗：

（1）开放性肾损伤：这类创伤的病人一般都要进行手术探查，特别是枪伤、锐器刺伤。经腹部切口施行手术，清创，缝合，探查腹部脏器伤情并处理。

（2）闭合性肾损伤：一旦确定为严重肾裂伤、肾碎裂及肾蒂损伤须及时施行手术。若肾损伤保守治疗期间出现以下情况，也要采取手术治疗：①经积极抗休克治疗后生命体征仍未见改善，提示有内出血。②血尿逐渐加重，血红蛋白和血细胞比容继续降低。③腰、腹部肿块明显增大。④发现合并腹内其他脏器损伤。

膀 胱 损 伤

膀胱位于盆腔内，系腹膜外器官，其前上及顶部有腹膜覆盖。膀胱的大小、形态及位置，随贮尿的多少而变化很大。成人排空的膀胱受到骨盆很好的保护，不易被直接暴力所伤。充盈的膀胱体积增大，肌壁变薄而紧张，可高出耻骨联合，易遭直接暴力损伤。

【病因和发病机制】

（一）病因

1. 开放性损伤：多由锐器、枪弹伤贯通所致，常合并盆腔脏器及会阴软组织损伤，形成腹壁尿瘘、膀胱直肠瘘或膀胱阴道瘘。

2. 闭合性损伤：常见于下腹部踢伤、钝性损伤、挤压伤、交通事故伤等，多合并骨盆骨折，耻骨支骨折端又可直接刺破膀胱。

3. 医源性损伤：下腹部手术、盆腔手术及疝修补术，若操作不当可伤及膀胱。内镜操作不当亦可穿破膀胱。

4. 自发膀胱破裂：有病变的膀胱，如膀胱颈梗阻、结核、肿瘤等，在过度充盈时，轻微外伤可导致所谓"自发性膀胱破裂"。

（二）发病机制及病理类型

1. 挫伤：仅伤及膀胱黏膜或肌层，膀胱壁未穿破，局部出血或形成血肿，无尿外渗，可发生血尿。

2. 膀胱破裂：严重损伤可发生膀胱破裂，分为腹膜外膀胱破裂与腹膜内膀胱破裂两类。

（1）腹膜外膀胱破裂：膀胱壁破裂，但腹膜完整，尿液外渗到膀胱周围组织及耻骨后间隙。多由骨盆骨折断端穿破膀胱前壁所致。

（2）腹膜内膀胱破裂：膀胱壁破裂伴腹膜破裂，与腹腔相通，尿液流入腹腔，引起腹膜炎。多由膀胱充盈时遭受暴力所致，破口多在顶部。

【临床表现】

膀胱壁轻度挫伤仅有下腹部疼痛，少量终末血尿，短期内可自行消失。膀胱全层破裂时症状严重，依腹膜外型或腹膜内型的破裂而有所不同。

（一）休克

休克是膀胱破裂最早出现的症状之一。早期休克的原因是创伤和失血，如合并骨盆骨折，内出血可相当严重。尿液外渗引起腹膜炎也是导致休克的原因。

（二）腹痛

腹膜外破裂时，尿外渗及血肿引起下腹部疼痛、压痛及肌紧张，直肠指检可触及肿物和触痛。腹膜内型破裂时，尿液流入腹腔而引起急性腹膜炎症状，并有移动性浊音。

（三）血尿和排尿困难

有尿意而不能排尿，或仅排出少量血尿。

（四）尿瘘

开放性损伤可有创口漏尿；若膀胱损伤与直肠或阴道相贯通，则有血性尿液自肛门排出或自阴道流出。闭合性损伤在尿外渗感染后破溃，可形成尿瘘。

（五）感染

腹膜外型膀胱破裂，尿外渗至盆腔蜂窝组织内，继发感染可引起严重蜂窝织炎和盆腔脓肿，肛门指检可发现直肠前壁有压痛、浸润或波动感。严重的腹腔感染，数日内即可出现严重全身中毒症状，持续高热，白细胞计数增高，代谢性酸中毒。

【诊断】

早期诊断和及时治疗对挽救生命、预防并发症及后遗症极其重要。诊断主要依据外伤史、临床表现、导尿检查及膀胱造影。

（一）外伤史及临床表现

凡有下腹部、臀部、会阴部创伤，特别是骨盆骨折时，都应想到有膀胱损伤的可能。伤后有腹痛、强烈的尿意,但又排不出小便或仅有少量血尿排出,而膀胱未见有尿潴留,提示有膀胱破裂。若体检发现耻骨上区压痛,直肠指检触及直肠前壁有饱满感,提示腹膜外膀胱破裂;若伤后有全腹剧痛,腹肌紧张、压痛及反跳痛,移动性浊音者,提示腹膜内膀胱破裂。

（二）导尿检查及膀胱注水试验

导尿管插入顺利,一般提示尿道无损伤或无严重损伤。估计导尿管插入深度已至膀胱而仅导出少量血尿时,多表示膀胱有破裂。此时可做膀胱注水试验:注入生理盐水 200mL,5～10分钟后再将其抽出。如抽出量明显少于注入量,提示有膀胱破裂。但可能出现假象:后尿道破裂或断裂,导尿管经破裂处插至膀胱外,注入的生理盐水渗于膀胱周围蜂窝组织内而无法抽出,出现假阳性;或膀胱未破裂。导尿管已插入膀胱,但管端侧孔被血块阻塞形成活瓣状梗阻或导尿管插入过深发生扭折,能注入生理盐水,但不能抽出,亦可出现假阳性结果,不过此时膀胱有明显胀感,稍加调整导尿管的深度或抽出阻塞的血块后,即可导出大量尿液。

（三）膀胱造影

膀胱造影是诊断膀胱破裂最有价值的方法。一般均采用逆行造影法。在导尿检查的基础上,经导尿管注入 5％有机碘剂 150～200mL,拍摄膀胱正、斜位片。如系膀胱破裂,膀胱影缩小,失去正常的形态,边缘不整齐,并可见膀胱被周围血肿压迫的现象。抽出造影剂后再摄片,造影剂外溢是膀胱破裂最典型的 X 线征象。腹膜外破裂者,造影剂外溢于膀胱周围的蜂窝组织内;腹膜内破裂者,造影剂进入腹腔内。

【急救原则和治疗措施】

（一）急救原则

急救原则为:①防治休克。②止痛。③修复破裂膀胱。④引流尿液。⑤防治感染。

（二）治疗措施

1. 紧急处理:抗休克治疗,包括输液、输血、止痛、镇静,必要时应用血管活性药物。尽早应用广谱抗生素防治感染。

2. 保守治疗:膀胱挫伤的伤情一般不重,经适当休息、镇痛,可在短期内治愈。有排尿无力或尿潴留时,应留置导尿管,保持尿液引流通畅及膀胱空虚。膀胱破裂,造影检查仅有少量尿液外渗,症状较轻者,可从尿道插入导尿管持续引流尿液 7～10 天,保持通畅,破裂可自愈。

3. 手术治疗:膀胱破裂伴有出血和尿外渗,病情严重,应尽早施行手术。如为腹膜外膀胱破裂,做下腹部正中切口,吸尽外渗尿液和血液,切开膀胱修补穿孔,做耻骨上膀胱造瘘。如为腹膜内膀胱破裂,及早剖腹探查,作耻骨上正中切口,将腹腔内的尿液吸尽,清除膀胱周围的血块,取出游离的骨片或其他异物,分层修补腹膜与膀胱壁,做腹膜外耻骨上膀胱造瘘。

尿道损伤

尿道损伤是泌尿系统最常见的损伤,多发生于男性。在解剖上,男性尿道以尿生殖膈为界，分为前、后两段。前尿道包括球部和阴茎部，后尿道包括前列腺部和尿膜部。由于解剖位置不同，前、后尿道损伤的致伤原因、临床表现和治疗方法不尽相同。

【病因和发病机制】

（一）病因

1. 开放性损伤：多为锐器或火器所伤，此类尿道损伤伤情复杂，常伴有会阴周围器官组织的损伤。平时偶见于动物咬伤、牛角戳伤、自高处坠落时尿道被树枝、竹桩刺伤等。

2. 闭合性损伤：这是平时尿道损伤最主要的原因，最常见者为会阴部骑跨伤所致的球部尿道损伤及骨盆骨折伤所致的后尿道损伤。会阴部骑跨伤所致的尿道损伤多系伤员由高处跌下或摔倒时，会阴部骑跨于硬物之上，尿道被挤压于硬物与耻骨联合下缘之间而发生，绝大多数伤于球部尿道。会阴部踢伤亦可伤及球部尿道。骨盆骨折所致的尿道损伤部分为骨折端直接刺伤后尿道，如耻骨支、坐骨支骨折端直接刺伤前列腺部尿道。但较常见者系骨盆骨折后引起的撕裂伤，骨盆突然变形时耻骨前列腺韧带受到猛力牵拉，或被撕裂，或连同前列腺一并移位，致使前列腺部尿道与膜部尿道交接处撕裂或断裂，膜部尿道的损伤亦可延及球部尿道。

闭合性损伤也可由于尿道器械操作不当所致，尿道有病变特别是有梗阻性病变者，较易发生。

（二）发病机制

1. 尿道挫伤：局限于尿道腔内浅层的损伤，尿道完整，无穿孔或断裂，无尿渗。

2. 尿道断裂伤：尿道破裂及部分断裂，尚有部分尿道壁完整，尿道还可保持连续性。尿道断裂则为尿道完全断开，形成游离的两个断端，尿道失去连续性。尿道破裂或断裂后，损伤部位可形成血肿，尿液经破损部渗至周围组织内，发生尿外渗。球部尿道损伤所致的尿外渗和血肿蔓延，使阴囊、会阴、包皮等处皮下肿胀，并可进一步上升使耻骨上区、下腹部皮下发生尿液浸润。后尿道损伤的血肿和尿外渗首先聚积于前列腺和膀胱周围的蜂窝组织内，若进一步发展，前面可沿腹膜外组织、后面沿腹膜后间隙向上蔓延。

【临床表现】

尿道损伤的临床表现视其损伤部位、损伤程度以及是否合并骨盆骨折和其他内脏损伤而不同，主要临床表现如下：

（一）休克

严重尿道损伤，特别是并发骨盆骨折及其他内脏损伤者，常因合并大出血而发生休克。

（二）尿道出血及疼痛

尿道损伤后，即有鲜血自尿道口滴出或溢出，同样伴有局部疼痛及排尿痛，疼痛可向阴茎头及会阴部放射。

（三）排尿困难及尿潴留

由于尿道的连续性受到破坏及局部的创伤水肿，可发生排尿困难或不能排尿，发生尿潴留，耻骨上可能触到膨胀的膀胱。

（四）血肿和尿外渗

骑跨伤者，会阴可出现血肿及瘀血斑，阴囊及会阴肿胀而呈青紫色，若有尿外渗，则阴囊肿胀更为明显。后尿道损伤而尿生殖膈完整者，血肿及尿外渗位于盆腔内；尿生殖膈有破裂时，会阴、阴囊部出现血肿及尿外渗，局部肿胀。

（五）膀胱、直肠刺激症状

后尿道损伤者由于盆腔内积血及尿液外渗，可刺激膀胱或直肠，表现为屡有尿意或便意，但排不出尿液或大便。

【诊断】

（一）病史和临床表现

根据病人外伤史，受伤后出现尿道出血及疼痛、排尿困难、会阴和阴囊部血肿、耻骨上触及胀大膀胱等临床表现，可做出尿道损伤的诊断。

（二）导尿检查

用无菌操作法经尿道外口轻柔试插导尿管，如能顺利插进膀胱并导出澄清尿液，说明系尿道轻度挫裂伤或不完全性断裂；若导尿管在受伤部位受阻力而不能插入膀胱，提示尿道已完全断裂或大部分断裂。若一次试插成功，可保留导尿管作为治疗手段之一，不要随意拔除。

（三）X线检查

有骨盆骨折者，应摄骨盆 X 线平片，可发现耻骨支骨折、坐骨支骨折、耻骨联合分离、骶髂关节脱位、骨盆变形等，可造成后尿道损伤。逆行尿道造影可显示尿道损伤的部位和程度，尿道断裂可有造影剂外渗，尿道挫伤则无外渗征象。

（四）直肠指检

对确定尿道损伤的部位、程度，以及是否合并直肠损伤等，均可提供重要线索。后尿道断裂者，前列腺向上移位并有浮动感，而在原前列腺位置上仅能触及耻骨后缘或骨折端。如指套上染有血性液迹，提示合并直肠损伤或膀胱尿道与直肠间有贯通伤。

尿道损伤，特别是骨盆骨折引起的后尿道损伤，应注意与骨盆骨折合并腹膜外膀胱破裂相鉴别。导尿检查及膀胱注水试验是鉴别诊断的重要手段。膀胱破裂者插入导尿管容易，但膀胱空虚，注入生理盐水后不能等量抽出。后尿道损伤者，不易插入导尿管，一旦插入则有多量尿液排出。

【急救原则和治疗措施】

（一）急救原则

急救原则为：①防治休克。②引流膀胱尿液。③彻底引流尿外渗。④恢复尿道的连续性。⑤防治感染。

（二）治疗措施

1. 紧急处理：严重尿道损伤伴大出血可导致休克，应立即局部止血，同时进行抗休克治疗，尽早施行手术治疗。合并骨盆骨折病人须平卧，勿随意搬动，一般不宜插入导尿管，以免加重局部损伤。尿潴留者可行耻骨上膀胱穿刺，吸出膀胱内尿液。

2. 尿道挫伤及轻度裂伤：症状较轻、尿道连续性存在，一般不需特殊治疗，尿道损伤处可自愈。用抗生素预防感染，多饮水稀释尿液，减少刺激。必要时可插入导尿管引流 1 周。

3. 尿道裂伤：插入导尿管引流 1 周。如导尿失败，应进行经会阴尿道修补术。

4. 尿道断裂：前尿道球部破裂或断裂者应及时施行尿道修补术或输尿管输尿管吻合术，

留置导尿管 2～3 周，有尿外渗者应广泛切开引流。后尿道损伤常伴有骨盆骨折，病情复杂，早期手术治疗可选择尿道修补吻合术或尿道会师手术，而休克严重者只能做耻骨上高位膀胱造瘘术，在 3～4 个月后再行尿道瘢痕切除及尿道端端吻合术。为预防尿道狭窄，手术治疗后须定期做尿道扩张术。

第五节　脊柱骨折和脊髓损伤

脊柱是躯体的支柱，具有支持躯体，保护脊髓和内脏，以及负重、运动、吸收震荡和平衡肢体的功能。脊柱骨折是一种严重创伤，脊柱骨折脱位常伴发脊髓损伤，伤情严重。现场处理和早期治疗是否得当，对病情的进展及预后影响很大，应充分重视。

脊　柱　骨　折

脊柱骨折较为常见，占全身骨折的 5%～6%，以胸腰段脊柱骨折多见，不同的暴力作用形成不同类型的损伤。

【病因和发病机制】

（一）病因

脊柱骨折或骨折脱位的常见致伤原因为高处坠落、工业交通事故、房屋倒塌、体育运动伤及火器伤等，作用外力可为直接暴力，亦可是间接暴力。少数致病原因为脊柱椎体病理性骨折。

（二）发病机制和病理分类

1. 颈椎骨折：

（1）屈曲型损伤：这是前柱（椎体的前 2/3，纤维环的前半部分和前纵韧带）压缩、后柱（后关节囊，黄韧带，脊柱的附件，棘上韧带，棘间韧带和关节突）牵张损伤的结果，产生单纯软组织性、单纯骨性或混合性损伤。常见有前方半脱位、双侧脊椎间关节脱位、单纯性楔形骨折三种类型。

（2）垂直压缩所致损伤：为纵向垂直暴力所伤，可导致第一颈椎双侧性前、后弓骨折；也可导致爆裂型骨折，为下颈椎椎体粉碎性骨折，一般多见于 C_5、C_6 椎体。

（3）过伸损伤：常见有过伸性脱位，多发生于汽车急刹车或撞车时，头部撞在前面挡风玻璃或坐椅靠背上，头部过度仰伸，又弹回原位，造成韧带撕裂，颈椎向后移动，使脊髓夹于皱缩的黄韧带和椎板之间而造成脊髓中央管附近损伤。此外，如暴力作用于额部，使颈椎过度仰伸，可造成枢椎椎弓骨折。

（4）齿状突骨折：多由于暴力作用于头部所致，若齿状突骨折合并寰椎后脱位，常引起脊髓损伤。

2. 胸腰椎骨折：

（1）单纯性楔形压缩性骨折：脊柱前柱损伤，椎体通常呈楔形，脊柱仍能保持其稳定性。

（2）稳定性爆裂型骨折：脊柱前柱和中柱（椎体的后 1/3，纤维环的后半部分和后纵韧带）损伤，破碎的椎体与椎间盘可向前突出损伤脊髓。因脊柱的后柱不受影响，故仍保留了脊柱的稳定性。

（3）不稳定性爆裂型骨折：前柱、中柱、后柱同时损伤，脊柱不稳定，会导致脊柱后突和脊髓损伤。

（4）Chance 骨折：为椎体水平状撕裂性损伤，前纵韧带断裂，椎体横形裂开，棘突互相挤压而断裂，属不稳定性骨折，较少见。

（5）屈曲-牵拉型损伤：椎体前半部压缩损伤，后纵韧带断裂，脊椎关节囊破裂，关节突脱位、半脱位或骨折，属潜在性不稳定性骨折

（6）脊柱骨折-脱位：脊椎沿横面产生移位，椎体骨折，关节突严重脱位，合并脊髓损伤。

【临床表现】

病人脊柱骨折后具有与一般骨折同样的局部剧烈疼痛，伤处被移动时更为明显，常感到无法忍受。病人脊柱活动受限，多采取被动体位。检查脊柱可发现位于中线部位的局部肿胀和明显的局部压痛及叩痛，或可摸到局部畸形，受伤椎体旁可触及肌紧张。胸腰椎骨折后如发生腹膜后血肿，刺激局部神经丛，可反射性引起腹痛、腹胀、肠蠕动减慢，甚至出现肠麻痹症状，亦可引起急性尿潴留。如合并脊髓损伤，则出现神经功能障碍症状。

【诊断】

根据外伤史、局部疼痛和肿胀、压痛、畸形，应考虑有脊柱损伤的可能，做影像学检查有助于明确诊断，确定损伤部位、类型和移位情况。临床凡有脊柱遭受外力，怀疑脊柱损伤的病人均须做该项检查。X 线片是首选的检查方法，通常摄正、侧位片，必要时加拍斜位片。CT 检查可以显示出椎体的骨折情况，还可发现有无碎骨片突出于椎管内，并可显示椎管的内径变化。MRI 检查可显示椎体骨折出血和脊髓损伤的情况。

【急救原则和治疗措施】

（一）急救原则
急救原则为：①正确搬运。②复位固定。③功能锻炼。

（二）治疗措施

1. 急救搬运：脊柱骨折伤后搬运方式至关重要，如处理不当就可能引起或加重脊髓损伤。正确的方法是，采用平木板或门板运送，先使病人双下肢伸直，两上肢伸直放于身旁，木板放在病人一侧，三人用手将病人平托至木板上。

2. 颈椎骨折的治疗：

（1）颈椎半脱位：给予牵引复位后，石膏颈围固定 3 个月，以防止产生迟发性并发症。对出现后期颈椎不稳与畸形的病例，可采用经前路或经后路的脊柱融合术。

（2）稳定型颈椎骨折：轻度压缩可采用颌枕带卧位牵引复位。压缩明显的和有双侧椎间关节脱位的采用持续颅骨牵引复位，再辅以头颈胸石膏固定。有四肢瘫者或牵引治疗失败者须行手术治疗。

（3）爆裂型骨折：无神经症状者可用持续颅骨牵引治疗；有神经症状者原则上应该早期手术治疗。

（4）颈椎过伸骨折脱位：大都采用非手术治疗，牵引治疗2～3周后，头颈胸石膏固定3个月。若骨折有移位，宜进行手术治疗。有脊髓中央管周围损伤者一般用牵引治疗，有椎管狭窄或脊髓受压者一般在伤后2～3周时做椎管减压术。

（5）齿状突骨折：一般采用非手术治疗；但若齿状突基部、枢椎体上方横形骨折，因愈合率低，故宜手术治疗。

2. 胸腰椎骨折的治疗：

（1）单纯性压缩性骨折的治疗：椎体压缩不到1/5者或年老体弱不能耐受复位及固定者，可仰卧于硬板床上，骨折部位垫厚枕，使脊柱过伸，3天后可开始逐渐进行腰背肌锻炼，做背伸动作，2个月后骨折可基本愈合，逐渐下地轻微活动。椎体压缩高度超过1/5的青中年病人，可用两桌法过仰复位或双踝悬吊法复位，复位后在患处包过伸位石膏背心。

（2）爆裂型骨折的治疗：对没有神经症状的爆裂型骨折病人，经CT证实无骨块挤入椎管内者，可谨慎采用双踝悬吊法复位。对有神经症状和有骨块挤入椎管内者，不宜复位，必须手术治疗，祛除骨折片，整复骨折脱位，稳定脊柱，恢复椎管。

（3）Chance骨折、屈曲-牵拉型损伤及脊柱移动性骨折-脱位者，都须做经前后路复位及内固定安装术。

脊 髓 损 伤

脊髓损伤可导致严重后果。胸腰段脊髓损伤可使下肢的感觉与运动产生障碍，称为截瘫；而颈段脊髓损伤后，双上肢也有神经功能障碍，为四肢瘫痪，简称"四瘫"。

【病因和发病机制】

脊髓损伤是脊柱骨折的严重并发症，由于椎体移位或碎骨片突出于椎管内，压迫脊髓或马尾神经，使之发生不同程度的损伤。按脊髓损伤的不同发生机制及病理改变，可分为以下几种类型。

（一）脊髓震荡

此是脊髓损伤中最轻的一种。脊髓遭受强烈震荡后立即发生弛缓性瘫痪，损伤平面以下感觉、运动、反射及括约肌功能全部丧失。经过数分钟、数小时甚至数日即可完全恢复。在病理组织学上无任何器质性变化，只是暂时性功能抑制。

（二）脊髓受压

脊椎骨折移位、碎骨片与破碎的椎间盘挤入椎管、血肿等均可压迫脊髓，导致脊髓损伤。如及时解除压迫，脊髓功能有可能部分或全部恢复；若压迫时间过久，可使脊髓因缺血而发生软化和萎缩，以至坏死，功能难以恢复。

（三）脊髓出血或血肿

这是指脊髓实质内出血，其程度可从点状出血到血肿形成。血肿使脊髓组织受压和破坏，脊髓部分发生软化，最后形成瘢痕，使该部脊髓永远丧失功能。

（四）脊髓挫伤

这是闭合性脊髓损伤中最常见的一种，从轻微的挫伤到广泛成片挫伤均可发生，多合并出血，脊髓神经细胞破坏，神经纤维束撕裂，脊髓功能受损。

（五）脊髓断裂

此为脊髓的连续性中断，可为完全性或不完全性，以致脊髓传导功能丧失，不能再恢复。

（六）马尾神经损伤

其表现为受伤平面以下出现弛缓性瘫痪。

【临床表现】

不同部位和不同程度的损伤可有不同的临床表现。

（一）脊髓损伤

各种较重的脊髓损伤后可立即发生损伤平面以下弛缓性瘫痪，这是突然失去高级中枢控制的一种病理生理现象，称为脊髓休克。表现为自损伤平面以下躯干和肢体的感觉、运动、反射及括约肌功能均完全丧失，有感觉缺失平面，大小便失去控制。脊髓休克现象可持续数天或数周后逐渐消失，损伤平面以下的脊髓功能恢复，但失去高级中枢的控制和调节，这时弛缓性瘫痪逐渐转变为痉挛性瘫痪，腱反射由消失变为亢进，出现病理性锥体束征，但感觉及运动、膀胱直肠功能障碍无恢复。颈段脊髓损伤表现为四肢瘫。上颈椎损伤的四肢瘫均为痉挛性瘫痪。下颈椎损伤的四肢瘫由于脊髓颈膨大部位和神经根的毁损，上肢表现为弛缓性瘫痪，下肢仍为痉挛性瘫痪。严重者可致肋间肌麻痹，故仅有腹式呼吸，出现呼吸困难。胸腰段脊髓损伤表现为截瘫，伤后 2 个月可出现反射性膀胱。

（二）脊髓半侧损伤

脊髓半侧受横贯性损伤，临床表现称为脊髓半切征，又名 Brown-Sequard 征，损伤平面以下同侧肢体的运动及深感觉消失，对侧肢体痛觉和温度觉消失。

（三）脊髓前部损伤

其临床表现称为脊髓前部损伤综合征，损伤平面以下的肢体瘫痪，痛、温觉消失，深感觉正常，有括约肌障碍。

（四）脊髓中央损伤

此多发生于颈椎过伸性损伤，临床表现称为脊髓中央管周围综合征，损伤平面以下的四肢瘫，上肢重于下肢。

（五）脊髓圆锥损伤

第 1 腰椎骨折可发生脊髓圆锥损伤，表现为会阴部皮肤鞍状感觉缺失，括约肌功能丧失导致大小便不能控制和性功能障碍，两下肢的感觉和运动仍保留正常。

（六）马尾神经损伤

其表现为损伤平面以下弛缓性瘫痪，有感觉及运动功能障碍及括约肌功能丧失，肌张力降低，腱反射消失，没有病理性锥体束征。

【诊断】

根据外伤史、有脊柱损伤、出现肢体神经功能障碍的症状和体征，脊髓损伤诊断可以确定。应进一步依据临床表现做出脊髓损伤的定位和损伤程度的诊断，包括：①损伤水平，即损伤是在颈髓还是胸腰髓。②损伤范围，包括损伤的节段范围和横断面范围。③损伤时间。④损伤后节段水平的变化。MRI检查可显示脊髓内出血和脊髓损伤，有助于明确诊断。

【急救原则和治疗措施】

（一）急救原则

急救原则为：①稳定脊柱。②及早脊髓减压。③恢复椎管。

（二）治疗措施

1. 非手术治疗：脊髓损伤病人无手术指征，或全身情况不允许手术时，适于非手术疗法。

（1）卧床休息，给予合适的固定，防止因损伤部位的移位而加重损伤。例如，颈椎骨折一般可先采用颌枕带牵引或持续的颅骨牵引，胸腰椎骨折平卧硬板床。

（2）减轻脊髓水肿和继发性损害，可选用肾上腺皮质激素、甘露醇治疗，亦可伤后及早应用高压氧疗法。

（3）防治并发症。脊髓损伤后易发生多种并发症，如呼吸衰竭、坠积性肺炎、褥疮、尿路感染等，应及时采取相应治疗措施。

2. 手术治疗：手术的目的主要是解除对脊髓的压迫和恢复脊柱的稳定性，目前还无法使已损伤的脊髓恢复功能。手术指征是：①脊柱骨折-脱位有关节突交锁者。②脊柱骨折复位不满意，或仍有脊柱不稳定因素存在者。③影像学检查显示有碎骨片凸出至椎管内压迫脊髓者。④截瘫平面不断上升，提示椎管内有活动性出血者。手术的途径和方式根据骨折的类型和受压部位而定。

第六节　多　发　伤

多发伤是指同一致伤因素造成两个以上解剖部位或脏器的严重损伤。凡具备下列伤情两条或以上者可定为多发伤：①头颅伤，伴有意识障碍的颅内血肿、脑挫伤、颌面部骨折。②颈部伤：颈部外伤伴有大血管损伤、血肿、颈椎损伤。③胸部外伤：多发性肋骨骨折，血气胸，肺挫伤，纵隔、心、大血管及气管破裂，膈疝。④腹内损伤：腹内出血，内脏伤，腹膜后大血肿。⑤泌尿生殖系统损伤：肾破裂，膀胱破裂，子宫破裂，尿道断裂，阴道破裂。⑥骨盆骨折。⑦脊柱骨折、脱位，或多发脊柱骨折。⑧上肢肩胛骨、长骨干骨折。⑨下肢长骨干骨折。⑩四肢广泛皮肤撕脱伤。多发伤的含义应与多处伤区别。多处伤是指单一解剖部位的多处损伤，不应使用"多发伤"一词，而是冠以解剖部位命名，如"腹部多脏器伤"、"多发骨关节伤"等。

【病因】

战时多发伤多为火器所伤。平时多发伤多由于车祸、爆炸、高处坠落等所致。根据美国调查，在1000次汽车撞伤事故的1678例伤员中，多发伤占65%。意大利在一次炸药爆炸事故中，多发伤占72%。Scalea报道一组高空坠落伤，凡从5层高楼坠下的伤员全部为多发伤。

【临床特点】

多发伤伤势严重，应激反应剧烈，伤情变化快，其严重度不仅是各专科损伤的简单相加，而具有自身的特点。

（一）各部位的创伤具有不同表现和危险性

头部创伤主要是神志变化，严重者出现昏迷；面、颈部创伤则应注意气道阻塞而导致窒息；胸部创伤 85％以上是肋骨骨折引起的血气胸和肺挫伤；腹部创伤常发生实质性脏器破裂，引起出血和休克，以及空腔脏器破裂引起腹膜炎；四肢创伤常出现骨折，长骨骨折和骨盆骨折可引起严重失血性休克。

（二）休克发生率高

由于多发伤损伤范围广，失血量大，易发生低血容量性休克。多发伤休克的另一特点是低血容量休克可与心源性休克（由胸部外伤、气血胸、心脏压塞、心肌挫伤、创伤性心肌梗死所致）同时存在，抢救时应注意观察。

（三）感染发生率高

创伤后机体免疫功能受到抑制，伤口污染严重，肠道细菌移位，以及侵入性导管的使用，感染发生率高。据统计，创伤感染所致死亡占全部后期死亡的 78％。多发伤感染多为混合感染，菌群包括革兰阳性菌、革兰阴性菌及厌氧菌。多发伤感染的另一个特点是由于大量使用广谱抗生素，易发生耐药菌和真菌的感染。

（四）易发生器官功能衰竭，死亡率高

多发伤由于严重的器官组织损伤、大量的失血失液、休克、感染及高代谢反应等因素，易并发多器官功能衰竭，一般首先从一个脏器功能衰竭开始，后累及其他脏器。衰竭的脏器数目越多，死亡率越高。据统计，1 个脏器衰竭死亡率为 25％，2 个脏器衰竭死亡率为 50％，3 个脏器衰竭死亡率为 75％，4 个以上脏器衰竭无一生存。

【检查与诊断】

多发伤是可以发生在机体任何部位的一种严重损伤，检查和诊断力求快速、准确。

（一）对危重伤情的初步观察与诊断

重危病人到达急诊室后，接诊医生首先应注意病人的神志、面色、呼吸、血压、脉搏、外出血、伤肢姿态、大小便失禁，以及衣服撕裂、血迹和呕吐物污染程度等明显情况。这些情况可提示应立即进行哪些紧急抢救措施，如心肺复苏术、抗休克、吸氧、气管插管、止血及输血等。

（二）对多发伤的早期检查与诊断

检查前勿忘简明扼要地问清受伤病史，包括受伤时间、受伤原因及方式、撞击部位、有无昏迷、处理经过等，这些对诊断极有帮助。多发伤早期诊断的目的主要是要判明有无致命伤。首先要检查呼吸道是否通畅、出血、休克 3 个方面。为了不致遗漏重要伤情，Freeland 等建议急诊医生应牢记 "CRASH PLAN" 二词，以指导检查，其意义是：C 为 cardiac（心脏），R 为 respiration（呼吸），A 为 abdomen（腹部），S 为 spine（脊髓），H 为 head（头颅），P 为 pelvis（骨盆），L 为 limb（四肢），A 为 arteries（动脉），N 为 nerves（神经）。如果能够熟记上述两词，在紧急情况下，可在几分钟内根据伤情，对呼吸、循环、消化、泌尿、脑、脊髓以及四肢骨骼各系统进行必要的检查，然后按各部位伤情轻重缓急，安排先后抢救顺序。

（三）全身各系统的检查与诊断

待病人心肺功能和血液动力学稳定以后，要对全身各系统做详细的全面检查，要点如下：

1. 颅脑外伤：在多发伤中，颅脑外伤发生率约为70%。对中枢神经系统的检查最主要的是意识水平、瞳孔反射及肢体运动。意识状态是反映颅脑损伤病情最客观的指标之一，意识障碍的程度常代表着脑损伤的严重程度。瞳孔的变化是诊断脑损伤后颅内压增高和脑疝形成的简单、迅速而可靠的指标之一。伤后立即出现的一侧肢体运动障碍是原发性脑损伤所致。如原来无，新出现运动障碍或在原有体征上进行性加重，则提示有继发性损害。颅脑外伤有时与颈椎骨折或脱位同时发生，检查时应予注意。如病人病情允许，宜及时做脑CT检查，对颅内血肿、脑挫伤、脑出血及脑水肿可以早期做出明确的诊断。

2. 胸部外伤：在多发伤中，胸部外伤发生率为30%～50%。检查重点是查看有无反常呼吸、胸廓塌陷、肋骨骨折、皮下气肿、气胸或血胸。有开放伤口时注意其部位和大小，判断有无张力性气胸或纵隔扑动。胸腔穿刺是迅速、简单、可靠的诊断血气胸的方法。在闭合性胸部创伤中，伴有胸骨骨折、连枷胸、左第4或第5肋骨骨折的病人应高度警惕心脏挫伤或心脏压塞。X线检查对肋骨骨折、血气胸、肺萎缩或不张、气管纵隔移位、膈肌破裂等，均有诊断价值。

3. 腹部外伤：多发伤中，腹部外伤发生率为29%～64%。腹内脏器损伤后导致腹腔内出血和腹膜炎，检查时可见昏迷、休克、腹胀和腹式呼吸受限、腹膜刺激征、肝浊音界消失、移动性浊音、肠鸣音减弱或消失等。腹腔穿刺或腹腔灌洗是诊断闭合性腹部外伤的有效方法。应做直肠指诊，检查直肠内有无出血及直肠损伤。腹部以外的严重损伤，如颅脑伤、胸部伤、脊柱骨折等常掩盖腹部脏器损伤，造成诊断延误，应警惕。B超、CT检查可显示腹内实质性器官破裂、血肿及腹膜后血肿。腹部X线检查可显示腹腔内游离气体，提示腹内空腔脏器破裂。

4. 泌尿系统损伤：多发伤合并泌尿系统损伤的发生率为60%～80%。血尿是诊断泌尿系统损伤的重要依据，约有80%病人出现不同程度的肉眼或显微镜下血尿。查体时应注意腰部瘀血斑、压痛及腰大肌刺激症状。膀胱破裂时多有下腹部压痛及腹膜刺激症状，直肠指检有广泛压痛。导尿试验是诊断泌尿系统损伤简单而实用的方法。对循环稳定的病人早期做静脉尿路造影、B超波或CT检查，可帮助及早判明伤情。

5. 骨盆骨折：多发伤中，骨盆骨折占40%～60%。骨盆骨折本身容易查出，主要表现为骨盆变形、耻骨联合及髂翼部压痛、骨盆分离试验与挤压试验阳性。如发现会阴部瘀血斑、血肿、撕脱伤或阴道出血，都要怀疑有骨盆骨折。骨盆骨折常伴有腹腔内脏损伤、膀胱破裂、尿道损伤、直肠和阴道损伤，检查时应注意。骨盆骨折的精确诊断主要靠X线摄片或CT检查，但一定要在病情稳定以后进行。

6. 四肢外伤：多发伤中，四肢伤是最多见的合并伤，占60%～90%。四肢骨折检查可见伤肢功能障碍、肿胀、压痛、伤肢畸形、骨的异常活动和骨摩擦音等。检查中同时要注意有无血管损伤和骨筋膜室综合征。X线检查可以得出骨折的明确诊断。

多发伤的伤情常是复杂多变的，有的在一定时间内症状和体征尚不显露，或者继发性损害和并发症还未出现，因此对病情的严密观察和多次重复的查体是十分必要的。通过反复检查，对最初的诊断进行再审定。

【急救原则和治疗措施】

（一）急救原则

急救原则为：①生命支持。②治疗休克。③控制出血。④维持重要脏器的生理功能，必要时紧急手术。⑤及时修复损伤组织。

（二）治疗措施

1. 急救措施：接诊多发伤病人后，抢救要争分夺秒，以下为急救处理顺序和措施。

（1）保持呼吸道通畅，充分给氧：在救治多发伤时，维持呼吸道畅通必须占最优先地位。基本方法为鼻管给氧、放置口咽导管、气管插管、气管切开和辅助呼吸。颌面部、喉部损伤宜做气管切开术或环甲膜切开术。气血胸、张力性气胸要先做胸腔穿刺，有需要时做闭式引流和气管插管。

（2）输液、输血，扩充血容量：多发伤休克的主要病理生理变化是有效血容量不足，微循环障碍。因此，迅速恢复血容量的重要性仅次于纠正缺氧。一般要求在第 1 个 30 分钟内输入平衡盐液 1500～2000mL，失血者尽快补充全血。

（3）监测心功能，防治心源性休克：多发伤病人亦可能存在心源性休克，特别是伴有胸部外伤的多发伤，可因张力性气胸、心肌挫伤、心脏压塞、心肌梗死或冠状动脉气栓而导致心力衰竭。在多发伤的抢救中要监测心脏搏动、心电图和血液动力学变化。病人有休克体征，血压下降，同时还有颈静脉怒张、中心静脉压正常或高于正常，要考虑心源性休克。低血容量性休克与心源性休克可同时并存。应查明心源性休克的原因，针对病因做出处理。

（4）紧急控制出血：多发伤出血可能是明显的，或是隐蔽的。止血办法包括伤口处敷料加压包扎、伤口清创缝合、骨折复位固定、手术探查止血、应用止血药物等。对隐蔽性出血采用各种诊断方法查明出血部位，紧急手术止血。

2. 紧急手术：伤情极为严重，立即威胁生命，经不起时间拖延，可进行紧急手术，一般用于下列危急状态：

（1）严重多发伤，突然心搏骤停，胸外心脏按压无效，需要开胸按压。

（2）心脏损伤后有急性心脏压塞，血压显著降低或不能测出，须先做心包腔穿刺减压，必要时立即剖胸止血。

（3）颅脑外伤，已出现脑疝症状和体征，双侧瞳孔散大，呼吸不规侧，四肢去大脑强直发作等，须立即做钻孔探查术，查明和清除血肿，去骨瓣减压。

（4）胸、腹腔内脏损伤大出血，经抢救后血压不升或升后复降，须及时剖胸、剖腹探查，止血。

（5）骨盆骨折伴有多发伤，腹膜后血肿增大，重度休克，必须紧急手术止血。

3. 手术治疗顺序：手术处理是治疗多发伤的根本措施。经过急救处理，立即威胁病人生命的紧急情况缓解之后，必须及时修复损伤组织，才能使伤情最后稳定。多发伤病人一般具有两个以上需要手术的部位，合理的手术处理顺序是抢救能否成功的关键。手术顺序的选择是根据损伤部位对病人生命威胁的程度而定，一般从以下几方面考虑：

（1）凡是严重影响呼吸、循环功能的创伤，如颅脑伤、颈部伤、胸部伤等，须立即处理；大量出血的创伤也要立即处理。

（2）两个部位严重损伤需要紧急手术，可分组同时进行。如颅脑伤为广泛的脑挫伤或颅内血肿，合并胸外伤、血气胸或腹腔内出血，均须立即手术，可分组同台进行。

（3）胸腹联合伤时，一般应先开胸解除呼吸循环障碍，然后施行剖腹探查术。若腹腔有大出血，则应在气管插管、呼吸支持条件下，先做剖腹手术止血。若胸腔内无大出血，但有肺组织损伤及气胸，可先做胸腔闭式引流，再行剖腹探查术。

（4）颅脑、胸、腹严重损伤伴四肢长骨骨折，一般先施行脑、胸、腹部手术，继之由第2手术组进行肢体手术。

4. 多发伤的手术后治疗：多发伤经过手术治疗后，从整个伤情的演变过程来看，不是治疗的结束而是全身治疗的开始。由于严重创伤，导致组织结构破坏、休克、失血、缺氧和代谢紊乱，再经多部位的手术，使病人机体功能遭受严重的伤害。如手术后不做严密的监测和积极支持各器官的功能，可使已稳定的伤情再度恶化。因此，严重多发伤手术处理之后，应送入 ICU，对呼吸、循环、肝肾功能等做系统连续的监测、分析和治疗。在整个治疗过程中，既要想到多发伤对每个创伤部位的影响，也要考虑到每个部位损伤对整个机体的影响。应特别注意可能发生的并发症，尤其是感染和多器官功能失常综合征，及时采取有效的预防和治疗措施。要给予营养支持，消化道功能正常者，口服或鼻饲为主，静脉补充为辅；不能从消化道进食者，可采用全胃肠外营养。

<h1 style="text-align:center">自 学 指 导</h1>

【重点难点】

1. 颅脑创伤：本节以颅脑创伤的临床表现和诊断为重点，颅脑创伤的诊断亦为难点。在我国，随着现代化工业、建筑业以及高速交通业等的发展，急性颅脑创伤的发生率不断升高。在交通事故中，因颅脑创伤而死亡的人数占首位。因此通过本节学习，应熟悉和掌握颅脑创伤的基本诊治要领。颅脑创伤可涉及头皮损伤、颅骨骨折和脑损伤，一般伤情严重的是后两者。

颅骨骨折的存在提示伤者受暴力较重，合并脑损伤概率较高。颅骨骨折按骨折部位分为颅盖骨折与颅底骨折。颅盖骨折约占颅骨骨折的 75%，又分为线形骨折与凹陷性骨折。成人凹陷性骨折多为粉碎性，易造成脑损伤。颅底骨折根据解剖部位又分为颅前窝骨折、颅中窝骨折和颅后窝骨折。靠近颅底骨的软组织瘀血肿胀、耳鼻口流血或脑脊液外漏、颅神经损伤是颅底骨折的 3 个基本临床表现特征；颅底不同部位骨折造成的脑组织损伤不同，引起的临床症状也不相同，以上对颅底骨折的诊断都有重要意义，应予掌握。颅盖部骨折主要靠颅骨 X 线摄片和 CT 检查确诊，同时可了解有无合并脑膜血管或脑损伤。颅底骨折的诊断及定位主要依靠外伤史和临床表现来确定。普通 X 线片可显示颅内积气，但仅 30%～50% 能显示骨折线。CT 检查可提高诊断率，并能了解脑损伤的情况。颅骨骨折损伤的严重性不在于骨折本身，而是骨折后引起的颅脑血管、脑组织及颅神经损伤，严重者可对生命造成威胁。颅骨骨折的治疗应根据伤情不同，采取相应的处理措施，须手术治疗者，及时手术，不能延误。

脑损伤分为开放性和闭合性两类。闭合性脑损伤临床常见有脑震荡和脑挫裂伤。脑挫裂伤病情较为严重，临床表现与受伤的程度和部位相关，一般在伤后立即出现意识障碍，并有明显的神经功能障碍，如瞳孔散大、偏瘫、抽搐等，以及锥体束征。颅内压增高，出现剧烈头痛、喷射性呕吐、血压升高、心率减慢、瞳孔不等大。脑挫裂伤还常合并外伤性蛛网膜下腔出血，出现脑膜刺激征，造成病人头痛加重、恶心、呕吐，出现颈项强直、Kernig 征阳性，脑脊液检查呈血性。颅内血肿形成并压迫脑组织可引起脑疝，后果严重。CT 检查可帮助确诊，不仅可了解脑挫裂伤的具体部位、范围，还同时显示周围脑水肿程度及脑室受压、中线结构移位等情况。脑挫裂伤治疗重点是防治脑水肿和其他各种并发症，促进神经功能恢复，若非手术方法治疗无效，须及早进行手术，清除血肿，去骨瓣减压。

颅内血肿是各种急性颅脑外伤常见的并发症，按发生部位分为硬脑膜外血肿、硬脑膜下血肿、脑内血肿。颅内血肿可导致颅内高压、脑移位、脑受压，进而引起脑血循环障碍、脑脊液循环障碍、脑水肿、脑疝形成，最终使脑干功能衰竭死亡。早期及时诊断和处理，可在很大程度上改善预后，因此应了解颅内血肿可引起的严重后果，掌握外伤性颅内血肿的分类、临床表现、诊断方法和治疗原则。硬脑膜外血肿与颅骨损伤有密切联系，特别是颅盖部骨折。硬脑膜下血肿、脑内血肿常同时合并脑挫裂伤。有头部外伤史、意识障碍变化、颅内压增高征象、神经系统损害定位体征，结合头颅 CT 检查结果，可确定颅内血肿诊断。应掌握非手术治疗和手术治疗指征，一部分颅内血肿病人在密切观察和监测的条件下，应用脱水等非手术治疗方法，可取得良好疗效。凡符合手术指征者皆应及时手术治疗，做开颅血肿清除术。

与闭合性颅脑损伤比较，开放性颅脑损伤有创口，有脑脊液和脑组织溢出，易导致颅内感染；伤口出血多，易发生失血性休克；脑水肿程度严重，持续时间长，故伤情更危重。根据外伤史和临床表现即可做出诊断。头颅 CT 检查有助于了解颅骨骨折情况及碎骨片的分布，了解脑损伤、脑水肿的程度和颅内血肿情况，为手术治疗提供依据。现场急救主要是控制伤口出血和防止伤口感染，昏迷病人应保持呼吸道畅通，防止发生窒息。手术治疗应尽早彻底清创，以减少感染机会，并修复硬脑膜及皮肤，变开放伤口为闭合。术后给予抗感染、抗脑水肿治疗，防治癫痫，注意全身营养支持等。

2. 胸部创伤：本节以肋骨骨折、气胸、血胸、心脏破裂的临床表现、诊断和急救治疗为重点，其中诊断和急救亦为难点。胸部创伤直接影响呼吸、循环功能，如救治不及时，可迅速导致死亡。

肋骨骨折可能造成的严重损伤主要有两方面，一是肋骨骨折时，如尖锐的断端向内移位，可刺破壁层胸膜和肺组织，引起气胸、血胸、皮下气肿、咯血；如断端刺破肋间血管则引起出血。二是前侧壁多根多处肋骨骨折时，胸壁可因失去完整肋骨的支持而造成胸壁软化，形成浮动胸壁，出现反常呼吸运动，可引起纵隔摆动、肺不张、低氧血症、高碳酸血症和分泌物积聚，并影响静脉血液回流，严重的可发生呼吸和循环衰竭。因此，诊断肋骨骨折时，对其可能引起的合并症及并发症应充分予以重视。除外伤史和症状、体征提示诊断外，胸部 X 线照片可显示肋骨骨折断裂线、断端错位，还可帮助判断有无气胸、血胸的存在。肋骨骨折处理根据闭合性单处肋骨骨折、闭合性多根多处肋骨骨折、开放性肋骨骨折三种不同伤情采取不同治疗措施。严重多根多处肋骨骨折导致的反常呼吸运动可迅速引起严重的低氧血症，常常需要紧急气管插管或气管切开，给予机械辅助呼吸。

创伤性气胸分为闭合性、开放性和张力性 3 类。开放性和张力性气胸均为创伤外科的严重情况，病人呼吸困难、发绀、烦躁不安，可导致呼吸、循环衰竭。应根据外伤史、症状、体征及 X 线检查迅速做出诊断。开放性气胸的急救是立即用大块无菌敷料封盖伤口，包扎固定，使开放性气胸转变为闭合性气胸，然后穿刺胸膜腔，抽气减压，暂时解除呼吸困难。张力性气胸的急救处理是立即排气，降低胸腔内压力，在危急状态下，用一粗的注射针头从伤侧第 2 肋间锁骨中线处刺入胸膜腔，抽出大量空气以缓解症状，然后用消毒橡皮管连接水封瓶并持续排气。紧急处理后，两者均做闭式胸膜腔引流术持续排气。此外根据伤情进行必要的手术治疗。

　　胸部外伤还常导致血胸。急性大量出血可导致失血性休克，严重时可很快死亡。胸膜腔大量积血可使肺受压而萎陷，并将纵隔推向健侧，严重地影响呼吸和循环功能。根据外伤史、症状和体征，胸膜腔穿刺抽出血液即可确定血胸诊断。需要注意的是，血胸确诊后还要密切观察胸膜腔内出血是否还在进行，如出血不止，则要立即采取措施。血胸的急救治疗是防治休克，对活动性出血进行止血，及早清除胸膜腔内积血，防治感染和处理血胸引起的并发症。中量或大量血胸一般应早期施行闭式胸膜腔引流术，使胸膜腔内积血尽快排出，促使肺及时膨胀，改善呼吸功能，防止凝固性血胸和脓胸的发生。对进行性血胸，须及时剖胸探查，寻找出血部位，给予止血处理。

　　外伤导致的心脏损伤常见为心脏挫伤和心脏破裂。心脏挫伤在心电监护下给予对症处理。心脏破裂，心脏出血从心包裂口外溢，病人一般迅速死亡。如心脏破裂而心包无裂口可形成心包积血，出现心脏压塞征。Beck 三联征，即：①静脉压升高。②心搏微弱，心音遥远。③动脉压降低。这是心脏压塞的三个典型体征。胸部损伤者出现 Beck 三联征即应考虑有心包积血的可能，可在剑突下左肋弓旁行心包腔穿刺，如抽出血液，即可确诊。二维超声心动图亦可确定心包腔内积液的诊断。急性心脏压塞往往病情危急，立即做心包腔穿刺减压缓解，同时输血补液，争取剖胸手术抢救时间。

　　3. 腹部创伤：腹部创伤分为开放性和闭合性两类。开放性腹部创伤一般都要做手术探查，诊断不困难。腹部创伤的重点和难点在于腹部闭合性创伤时的诊断。应熟悉和掌握腹内实质性器官和空腔脏器损伤后的临床表现特点，以及早做出初步诊断和及时采取进一步处理。腹部创伤后判断是否有内脏损伤及部位，有时较为困难。综合病史和体检结果，有下列情况之一者应考虑存在腹内脏器的损伤：①腹部持续性疼痛，并有进行性加重的趋势，伴有恶心、呕吐等消化道症状。②出现失血性休克表现。③出现明显的腹膜刺激征。④肝浊音界缩小或消失。⑤腹部明显胀气，肠鸣音减弱或消失。⑥腹部有移动性浊音。⑦有便血、呕血、尿血。⑧直肠指检发现直肠前壁有压痛或波动感，或指套有血迹。诊断时还要注意是否有多发性损伤的存在，如腹内多个脏器受到损伤、除腹部创伤外还有腹部以外器官的创伤等。诊断性腹腔穿刺术和腹腔灌洗术对腹部创伤的诊断有重要意义。实验室各项化验和 B 型超声、X 线、CT 等检查可帮助确诊。凡已确定有腹腔内脏器破裂者，应及时进行手术治疗。

　　4. 泌尿系统创伤：本节以肾、膀胱、尿道损伤的临床表现和诊断为重点。

　　肾损伤一般分为肾挫伤、肾部分裂伤、肾全层裂伤、肾蒂血管损伤四种类型。创伤后出现血尿、休克、腰腹部疼痛、腰腹部肿块及发热等表现，结合化验和 B 超、CT、排泄性尿路造影等检查，可做出肾损伤的诊断，并明确损伤的部位、性质、程度。必须指出的是，肾损伤的严重程度有时与症状不成比例，病人有严重的胸、腹部创伤时，往往容易忽视泌尿系统损伤的存在，应当尽早收集尿液标本，做尿常规检查，避免误诊。肾损伤的治疗根据损伤程度而定。肾挫伤、肾部分裂伤多数可用保守治疗，而开放性肾损伤或严重闭合性肾损伤常须尽早手术治疗。

膀胱损伤主要分膀胱挫伤和膀胱破裂，前者一般伤情不重，而后者的伤情较严重。膀胱破裂按损伤裂口部位不同，分为腹膜内型和腹膜外型两类，两者均可早期发生休克，并有腹痛、血尿、排尿困难或无尿等症状。腹膜内膀胱破裂有明显的急性腹膜炎症状与体征，腹膜外膀胱破裂的疼痛、压痛及肌紧张主要在下腹部。闭合性膀胱损伤常合并骨盆骨折，使症状更为严重。对膀胱损伤要及时确诊，导尿检查、逆行膀胱造影均为有价值的诊断方法。膀胱破裂应尽早进行手术治疗。

尿道损伤以闭合性损伤多见。会阴部骑跨伤常引起球部尿道（前尿道）损伤，骨盆骨折多导致后尿道损伤。尿道损伤的主要临床表现是：尿道出血、疼痛、排尿困难、尿潴留、会阴部肿胀及血肿、膀胱和直肠刺激症状，严重尿道损伤常因合并大出血而发生休克。导尿检查、逆行尿道造影可协助诊断。尿道挫伤和轻度裂伤可采用保守治疗，严重尿道裂伤和尿道断裂应及时手术治疗。

5. 脊柱骨折和脊髓损伤：本节以脊柱骨折和脊髓损伤的临床表现和诊断为重点，脊柱骨折的诊断亦为难点。

脊柱骨折是一种严重创伤，本节介绍了颈椎骨折和胸腰椎骨折。两者因暴力作用方向、部位的不同，有多种损伤类型，对此应熟悉和掌握。脊柱骨折后一般具有骨折病人所特有的局部剧烈疼痛，伤处被移动时更为明显，脊柱活动受限。检查脊柱可发现位于中线部位的局部肿胀和明显的局部压痛，或可摸到局部畸形，受伤椎体旁可触及肌紧张。如合并脊髓损伤则出现神经功能障碍症状。临床凡有脊柱遭受外力、怀疑脊柱损伤的病人均须做影像学检查，以明确诊断，确定损伤部位、类型和移位情况。脊柱骨折伤后搬运方式至关重要，如处理不当就可能引起或加重脊髓损伤，应该重视。及时复位固定是脊柱骨折的主要治疗原则。颈椎骨折或脱位一般进行颅骨牵引复位，辅以头颈胸石膏固定；有手术指征者采取手术治疗。胸腰椎骨折治疗根据病情进行非手术复位和固定，或做手术复位及内固定安装术。

脊髓损伤是脊柱骨折的严重并发症，其严重后果是导致神经功能障碍，发生截瘫或四肢瘫痪。脊髓损伤有脊髓震荡、脊髓受压、脊髓出血或血肿、脊髓挫伤、脊髓断裂、马尾神经损伤等不同类型。不同部位和不同程度的损伤可有不同的临床表现。各种较重的脊髓损伤后可立即发生损伤平面以下弛缓性瘫痪，这是突然失去高级中枢控制的一种病理生理现象，称为脊髓休克。脊髓休克现象可持续数日或数周后逐渐消失，损伤平面以下的脊髓功能恢复，但失去高级中枢的控制和调节，这时弛缓性瘫痪逐渐转变为痉挛性瘫痪，腱反射由消失变为亢进，出现病理性锥体束征。颈段脊髓损伤表现为四肢瘫痪。上颈椎损伤的四肢瘫均为痉挛性瘫痪。下颈椎损伤的四肢瘫由于脊髓颈膨大部位和神经根的毁损，上肢表现为弛缓性瘫痪，下肢仍为痉挛性瘫痪。严重者可导致肋间肌麻痹，故仅有腹式呼吸，出现呼吸困难。胸腰段脊髓损伤表现为截瘫。第1腰椎骨折可发生脊髓圆锥损伤，表现为会阴部皮肤鞍状感觉缺失，括约肌功能丧失导致大小便不能控制和性功能障碍，两下肢的感觉和运动仍保留正常。马尾神经损伤表现为损伤平面以下弛缓性瘫痪，有感觉及运动功能障碍，括约肌功能丧失，肌张力降低，腱反射消失，没有病理性锥体束征。根据外伤史、有脊柱损伤、出现肢体神经功能障碍的症状和体征，则脊髓损伤诊断可以确定，应进一步依据临床表现做出脊髓损伤的定位和损伤程度的诊断。CT 检查不能显示出脊髓受损情况。MRI 检查可显示出脊髓内出血和脊髓损伤，有助于明确诊断。脊髓损伤的治疗原则是稳定脊柱、脊髓减压和恢复椎管。有手术指征者应及早手术治疗，以减轻脊髓的继发性损伤，但目前还无法使已损伤的脊髓恢复功能。

6. 多发伤：本节以多发伤的临床特点、检查和诊断为重点。多发伤是指同一致伤因素造成两个以上解剖部位或脏器的严重损伤。多发伤伤势严重，应激反应剧烈，伤情变化快，其主要特点是：各部位创伤具有不同的表现和危险性，病情复杂，休克发生率高，感染发生率高，易发生器官功能衰竭，死亡率高。多发伤的临床检查和诊断力求快速准确。首先是对危重伤情做出初步判断，如有生命体征异常情况须立即抢救。对多发伤的早期诊断的目的主要是要判明有无致命伤。首先要检查呼吸道是否通畅、出血、休克 3 个方面。在紧急情况下可在几分钟内根据伤情，对呼吸、循环、消化、泌尿、脑、脊髓以及四肢骨骼各系统进行必要的检查，然后按各部位伤情轻重缓急，安排先后抢救顺序。若病人心肺功能和血液动力学已经稳定，要对全身各系统做详细的全面检查，要避免遗漏重要伤情。多发伤抢救要争分夺秒，保持呼吸道通畅、扩充血容量、维护心脏功能、紧急控制出血是急救时的重点。多发伤的根本治疗措施是手术处理损伤器官和组织。病人一般有两个以上需要手术的部位，合理的手术处理顺序是抢救能否成功的关键，由损伤部位对病人生命威胁的程度而定。严重多发伤手术处理之后，应送入 ICU，进行连续、系统的监测和治疗。

【学习思考题】

1. 脑挫裂伤的临床表现是什么？怎样诊断？

2. 外伤性颅内血肿的临床表现及手术指征是什么？

3. 外伤性气胸的诊断和治疗措施是什么？

4. 怎样诊断和治疗血胸？

5. 腹部创伤的常见临床表现有哪些？

6. 肾脏损伤的临床表现是什么？怎样诊断？

7. 脊柱骨折和脊髓损伤的临床表现是什么？

8. 多发伤的临床特点是什么？

第十一章　常见儿科急症

【目的要求】

1. 掌握小儿毛细支气管炎、急性感染性喉炎、小儿惊厥、中毒型细菌性痢疾的临床表现、诊断、急救原则与治疗措施。
2. 熟悉小儿毛细支气管炎、急性感染性喉炎、小儿惊厥、中毒型细菌性痢疾的鉴别诊断。
3. 了解小儿毛细支气管炎、急性感染性喉炎、小儿惊厥、中毒型细菌性痢疾的病因和发病机制。

【自学时数】

6 课时。

儿科急症具有发病急、变化快、病情严重、容易引起呼吸与循环衰竭而危及病人生命的共同特点。本章所论述的毛细支气管炎、急性感染性喉炎、小儿惊厥、中毒型细菌性痢疾均为儿科临床常见急症，应及时诊断，及时治疗。

第一节　毛细支气管炎

毛细支气管炎是婴幼儿时期常见的易危及病儿生命的下呼吸道感染性疾病。临床除发热、咳嗽等呼吸道症状外，喘憋为其突出表现。本病常见于 2 岁以内，尤以 2～6 个月婴儿为多。发病季节随地理区域而异，但以冬末春初多见，城市婴儿的发病率高于农村。

【病因和发病机制】

呼吸道合胞病毒是引起本病的最主要，也是使其流行的唯一病原，又可分为 A 亚型和 B 亚型，在同一地区可同时流行，但常以 B 亚型为主。B 亚型中又以 B_1 型检出率为高。在散发的病例中，还可发现其他病原，如腺病毒、副流感病毒、鼻病毒等。

小儿支气管腔较成人相对狭窄，管壁富有血管及淋巴组织，支气管纤毛发育差，清除分泌物能力弱。呼吸道合胞病毒首先感染上呼吸道黏膜细胞，进一步的病变损害主要累及直径为 $75～300\mu m$ 的毛细支气管，引起管壁水肿、淋巴细胞浸润、黏液分泌增多，分泌物中的纤维蛋白与坏死脱落的上皮细胞碎片、炎症细胞可聚集而形成痰栓，排出困难，导致毛细支气管不同程度地阻塞，出现通气功能障碍；肺泡壁因充血、水肿而增厚，肺泡腔内充满炎症渗出物，引起换气功能障碍。严重的通气和换气障碍可导致呼吸功能衰竭、心血管系统功能障碍、神经系统损害、胃肠道功能改变以及酸碱平衡紊乱等一系列变化。

【临床表现】

（一）症状

常在上呼吸道感染症状出现2～3天后出现持续性干咳和发作性呼吸困难。症状轻重不等，重者呼吸困难发展甚快，咳嗽略似百日咳，初起时呼吸困难症状远较全身中毒症状严重，出现发作性喘憋。体温高低不一，低热（或者无热）、中等度发热及高热各占1/3。病人常伴有不太严重的呕吐与腹泻。由于肺气肿及胸腔膨胀压迫腹部，常影响吮奶及饮食。较严重者，可出现呼吸性碱中毒、代谢性酸中毒或呼吸性酸中毒。少数特别严重病例，可并发急性呼吸衰竭、心力衰竭、脑水肿、心肌炎、休克、中毒性肠麻痹、消化道大出血、阵发性呼吸暂停和窒息等。

（二）体征

喘憋发作时呼吸快而浅，常伴有呼气性喘鸣，呼吸60～80次/min，甚至100次/min以上。脉搏快而细，常达160～200次/min。有明显鼻翼扇动及三凹征。重症病人面色苍白，口唇发绀，有明显的梗阻性肺气肿，叩诊可呈过清音，当毛细支气管接近于完全梗阻时，呼吸音明显减低，甚至听不见。在喘憋发作时，往往听不到湿啰音；当喘憋稍缓解时，可有弥散性细湿啰音或中湿啰音，喘鸣音往往很明显。发作时可见肋间增宽，肋骨横位，肝、脾可因肺气肿而下移。

（三）辅助检查

1.实验室检查：

（1）血常规：白细胞总数及分类大都在正常范围。

（2）血气分析检查：pH降低者不足半数，绝大多数病人动脉血氧分压降低，有轻度至中度缺氧。

（3）咽拭子可能分离出呼吸道合胞病毒等。鼻咽分泌物脱落细胞的免疫荧光检查（间接法）呼吸道合胞病毒可为阳性，鼻咽细菌培养常与正常儿无明显不同（也可有带菌情况）。

2.X线检查：可见全肺有不同程度的梗阻性肺气肿，X线片可显现支气管周围炎影像，或有肺纹理增粗。不少病例肺泡亦明显受累，有小的点片状阴影。少部分病例有肺叶或肺段不张。

【诊断和鉴别诊断】

（一）诊断要点

1.多发病于婴幼儿时期，一般在2岁之内，尤以6个月以内婴儿多见。

2.有一定的流行季节，以冬末春初多见。

3.在上呼吸道感染症状后出现明显的发作性喘憋，肺部听诊呼吸音减低，闻及明显喘鸣音及弥散性湿啰音。

4.X线检查出现明显肺气肿及支气管周围炎征象。

5.病毒病原学检查可分离出呼吸道合胞病毒。

（二）鉴别诊断

1. 支气管哮喘：婴儿时期虽很少见，但在个别情况下，毛细支气管炎可能是支气管哮喘的第一次发作。家庭史中有免疫性疾病者，病人反复发生喘憋而无发热，以及皮下注射小量肾上腺素后迅速见效，都支持支气管哮喘的诊断，应做进一步临床观察。

2. 粟粒性结核：有时呈发作性喘憋，但一般听不到啰音。病人还有其他结核病症状，结核菌素试验阳性，X线片见两侧肺野分布均匀的粟粒状阴影，均有助于结核的诊断。

此外，还应与腺病毒肺炎、百日咳、吸入性肺炎、先天性喉喘鸣等疾病鉴别。

【急救原则和治疗措施】

（一）急救原则

急救原则为：①保持呼吸道通畅。②平喘解痉。③积极控制病毒感染，预防继发感染以及并发症。④纠正缺氧与水、电解质紊乱。

（二）治疗措施

1. 一般治疗：增加空气内的湿度很重要，一般可采用室内洒冷水、火炉上置水壶和空气加湿等办法，最好保持室温在 23.0℃左右，相对湿度在 55％左右。重症病人可辅助雾化治疗，一般采用加湿加温雾化；超声波雾化只在呼吸道有痰堵时应用，可将 α-糜蛋白酶 2000U、地塞米松 3mg 加入生理盐水 10～20mL 中雾化吸入，吸入后要拍背排痰。对喘憋重者，首先要抬高头部与胸部，以减少呼吸困难；缺氧明显时，应采用头罩或面罩给氧，氧流量为 5～8L/min；对轻度缺氧病人，可用鼻管给氧。

2. 平喘解痉：喘憋发作期间，可给予异丙嗪 1mg/kg，口服 1 次；或用异丙嗪与氯丙嗪各 1mg/kg，肌内注射，以缓解支气管痉挛。如效果仍不明显，可用醋酸氢化可的松或琥珀酸氢化可的松 5～10mg/kg 加入液体中静脉滴注。如喘憋非常严重，一般方法难以控制时，可试行缓慢静脉注射 5％碳酸氢钠 3～5mL/kg，有时可见显著效果。

3. 抗病毒治疗：

（1）利巴韦林是一种广谱抗病毒制剂，全身应用毒性较大，与口服法相比，雾化吸入治疗呼吸道合胞病毒感染具有用药剂量小、作用部位直接、起效时间快、副作用少等优点。超声雾化的剂量为：2 岁以下每次 10mg，2 岁以上每次 20～30mg，溶于蒸馏水 10mL 内，雾化吸入完为止，1 天 2 次，连续 5～7 天。

（2）干扰素是一种比较安全的抗病毒制剂，给药途径以肌内注射为好，·20 万～100 万 U/d，1 天 1 次，连续注射 6 次，可明显缩短病程。本病多系病毒引起，故临床一般无须应用抗生素；但如合并细菌感染，可适当选用抗生素治疗。

4. 中医药治疗：

（1）注射用双黄连粉针剂经实验证明具有抑制呼吸道合胞病毒的作用，临床应用剂量为 60mg/(kg·d)，配制成 1.2％浓度的溶液，静脉滴注，连用 1 周，有一定疗效。

（2）鱼腥草注射剂对毛细支气管炎有很好的化痰止咳作用，临床常用剂量为 0.5～1mL/(kg·d)，加入 5％葡萄糖注射液中，静脉滴注，连用 5～7 天。

（3）复方丹参注射液，0.5～1mL/(kg·d)，静脉滴注，用于双肺湿啰音固定不消失者，可有效促进炎症的吸收。

（4）服用中药汤剂：毛细支气管炎中医辨证多属痰热闭肺证，治宜清热解毒，豁痰平喘，可用麻杏石甘汤加减治疗：炙麻黄 3～6g，炒杏仁 3～6g，生石膏 15～24g，射干 6g，炙紫菀 6～9g，浙贝 9g，桔梗 6g，甘草 3g，水煎服。喘重者，加炒地龙 6～9g，炒紫苏子、炒葶苈子各 9g；大便秘结者，加全瓜蒌 12～15g，炒莱菔子 9～12g；伴腹泻者，去石膏、炒葶苈子，加薏苡仁 12～15g，车前子 9～12g。

5. 并发症的处理：

（1）心力衰竭：如合并心衰，应及时使用洋地黄类药物，首选地高辛，口服饱和量为：2 岁以下，0.04～0.06mg/kg；2 岁以上，0.03～0.04mg/kg。首次量为 1/3～1/2 饱和量，以后每 6～8 小时 1 次，每次给 1/4 饱和量。维持量为 1/4 饱和量，分为 1 天 2 次口服，于洋地黄化后 12 小时开始给予。静脉剂量为 3/4 口服量。利尿剂可给呋塞米，每次 0.5～1mg/kg，12 小时 1 次，以减轻心脏前负荷；可用酚妥拉明以减轻心脏后负荷，每次 0.3～0.5mg/kg，静脉滴注，4～6 小时 1 次。

（2）胃肠功能障碍：严重缺氧，心力衰竭，氧自由基等一系列损害，可导致个别病人胃黏膜渗血，呕吐咖啡样物，可将 8mg 去甲肾上腺素加入生理盐水 100mL 中，每次口服 15～20mL，4～6 小时 1 次。腹胀者加用胃肠动力药物。

第二节　急性感染性喉炎

急性感染性喉炎为喉部黏膜急性弥散性炎症，临床以犬吠样咳嗽、声嘶、喉鸣、吸气性呼吸困难为特征。可发生于任何季节，以冬春季为多，常见于婴幼儿。

【病因和发病机制】

本病常为急性上呼吸道病毒或细菌感染的一部分，亦可并发于麻疹、流行性感冒或其他急性传染病。常见的病因有副流感病毒、腺病毒及金黄色葡萄球菌、肺炎链球菌、链球菌等。

急性喉炎主要病变常在声门下区，病变可波及气管、支气管。炎症时黏膜呈弥散性充血，有炎性渗出，黏膜下水肿，腺体分泌增加。小儿喉腔狭小，软骨柔软，黏膜血管丰富，黏膜下组织疏松，炎症时易充血、水肿。声门下区为呼吸道最狭窄处，炎性水肿将使声门下区更狭窄，所以感染性喉炎发生时可出现严重喉梗阻。

【临床表现】

（一）症状和体征

发病前常有上呼吸道感染的普遍症状，如不同程度的发热、咳嗽等，但咳嗽呈犬吠样，声嘶，可伴吸气性喉鸣和三凹征。部分病人起病急骤，严重者可迅速出现缺氧所致的青紫、烦躁不安、吸气性呼吸困难、心率加速等。症状一般白天较轻，夜间加剧。喉梗阻若不及时抢救，可因吸气困难而窒息致死。咽部充血，间接喉镜检查可见喉部、声带有轻度或明显的充血、水肿，声门裂隙变窄，声门下黏膜呈梭形肿胀。为了便于观察病情，掌握气管切开时机，按吸气性呼吸困难的轻重，将喉梗阻分为四度：Ⅰ度，病人仅于活动后出现吸气性喉鸣及呼吸困难，肺呼吸音清晰，心率无改变。Ⅱ度，病人于安静时亦出现喉鸣和吸气性呼吸困难，肺部听诊可闻喉传导音或管状呼吸音，心率较快。Ⅲ度，除上述喉梗阻症状外，病人因缺氧而出现阵发性烦躁不安，口唇及指趾发绀，双眼圆睁，惊恐万状，头面出汗，肺部听诊呼吸音明显降低，心音较钝，心率快。Ⅳ度，病人渐显衰竭，处于昏睡状态，由于无力呼吸，三凹征可不明显，面色苍白发灰，肺部听诊呼吸音几乎消失，仅有气管传导音，心音钝弱，心律不齐。

（二）血常规

白细胞可增高至 $20\times10^9\sim30\times10^9/L$ 或更高，有时有中毒颗粒及核左移。

【诊断和鉴别诊断】

（一）诊断要点

1. 起病急骤，常伴有程度不同的发热。

2. 咳嗽呈犬吠样，声嘶，喉鸣，可伴吸气性呼吸困难，可见三凹征。

3. 咽部程度不同的充血水肿，间接喉镜检查可见喉部、声带有程度不同的充血、水肿。肺部听诊可闻喉传导音或管状呼吸音，可闻及哮鸣音。

4. 实验室检查：白细胞总数可增高。咽拭子培养有助于明确病原及指导用药。

（二）鉴别诊断

1. 咽白喉：现较少见，早期与急性喉炎较难区分，但热度较高，发病有一定季节性，有白喉接触史，大多数由咽白喉蔓延而来，查体可见扁桃体高度肿大，咽喉部覆盖灰白色伪膜，下颌角淋巴结肿大，白喉棒状杆菌细菌培养及毒性实验呈阳性反应。

2. 喉痉挛：多见于幼婴儿，有佝偻病史，注射钙剂数小时后即可不发作。

此外，急性喉炎还应与急性喉气管支气管炎、支气管异物等所致喉梗阻相鉴别。

【急救原则和治疗措施】

（一）急救原则

急救原则为：①保持呼吸道通畅。②控制感染。③应用肾上腺皮质激素。④适时行气管切开术。

（二）治疗措施

1. 控制感染：及时静脉给予广谱抗生素，常用抗生素为青霉素类、大环内酯类或头孢菌素类。一般病人只用 1 种抗生素即可，病情严重者可 2 种以上抗生素合用，必要时可做咽拭子培养及药敏试验，以便参考而选用适当抗生素。

2. 肾上腺皮质激素：有抗炎、抗毒及控制变态反应等作用，与抗生素合并使用能及时减轻喉头水肿，缓解喉梗阻。常用泼尼松 $1mg/(kg \cdot d)$，$4\sim6$ 小时口服 1 次，一般服药 $6\sim8$ 次后，喉鸣及呼吸困难多可缓解或消失；重症可用地塞米松每次 $2\sim5mg$，静脉注射，继之 $1mg/(kg \cdot d)$ 静脉滴注，$2\sim3$ 天后症状缓解即停用。

3. 适当镇静：病人因呼吸困难，多烦躁不安，宜用镇静剂。异丙嗪不但有镇静作用，还可减轻喉水肿及喉痉挛，一般每次用 $1mg/kg$，口服，不宜过量。此外，也可口服水合氯醛或肌内注射苯巴比妥钠等。但应避免使用可引起呼吸抑制的药物，如吗啡、哌替啶（度冷丁）等。如用镇静剂后病人仍不安静，表明缺氧严重，应及早考虑行气管切开术。

4. 对症治疗：应保持呼吸道通畅，吸氧。复方安息香酊薰气吸入有利于分泌物排出。采用超声雾化吸入疗法，局部抗炎，稀释痰液，减轻喉头水肿，雾化液可用生理盐水20mL、α-糜蛋白酶2000～4000U、地塞米松2～3mg，以及适量抗生素。体温高者，应用物理或药物降温。中毒症状重者，可输全血或血浆。

5. 气管切开术：经上述处理后仍缺氧严重，或有Ⅲ度以上喉梗阻者，应及时做气管切开。

6. 中医药治疗：本病属中医"喉痹"范畴，服用中药汤剂有较好疗效，治宜清热解毒，利咽消肿。轻者可用银翘散加减：金银花、连翘9～12g，桔梗、炒牵牛子、大青叶6～9g，杏仁、前胡6～9g，浙贝、瓜蒌9～12g，玄参、生地黄9g。水煎服。便秘者，加大黄、玄明粉；声嘶者，加蝉蜕、僵蚕。重者可用黄连解毒汤加味治疗：黄芩、黄柏、炒栀子6～9g，黄连3～6g，桔梗、板蓝根9～12g，生石膏15～30g。水煎服。同时，可配合冰硼散、西瓜霜等吹喉。可口服中成药六神丸、喉症丸等。

第三节　小 儿 惊 厥

惊厥为小儿时期常见的神经系统器质或功能异常的紧急症状，临床表现为全身或局部肌群突然发生的一过性不随意收缩，常伴有程度不等的意识障碍。由于小儿大脑皮质发育尚不成熟，受刺激后易兴奋，故发生惊厥的机会较多，4‰～5‰的小儿至少发生过一次惊厥，2～3岁内尤为多见。

【病因和发病机制】

惊厥是大脑神经元兴奋性过高，阵发性大量异常放电所致，故凡能造成神经元异常放电的因素，如高热、脑缺血、缺氧、炎症、水肿、中毒、坏死、变性等，均可导致惊厥的发生。临床常根据有无发热，对惊厥进行分类。

1. 伴有发热的惊厥：多由于感染所致，颅内及颅外感染均可导致惊厥。颅内感染如细菌、病毒、寄生虫所致的脑炎、脑膜炎、脑膜脑炎、脑脓肿等可直接引发惊厥；颅外感染如败血症、中毒型菌痢、中毒性肺炎等，可因高热及其所引起的中毒性脑病而发生惊厥。此外，上呼吸道感染或遗传性疾病高热所致惊厥，也属此类。

2. 无热惊厥：多为非感染性疾病，如癫痫，颅脑外伤，缺血缺氧性脑病，颅内出血，脑血管畸形，脑遗传性疾病，脑占位性病变，高血压，水、电解质失衡，低血糖，维生素缺乏、中毒等。

【临床表现】

惊厥发作的典型临床表现是意识突然丧失，同时伴有全身性或局限性、强直性或阵挛性肌肉抽搐，多发生于面部和四肢肌肉，常伴有双眼上翻、凝视或斜视，甚至可发生喉痉挛，气道不畅而屏气，面唇发绀。部分病人可有大小便失禁。发作时间可由数秒至数分钟，严重者反复多次发作，甚至呈持续状态。惊厥止后多精神疲惫而入睡。

（一）小儿常见的惊厥发作形式

1. 强直-阵挛发作：发作时突然意识丧失，肌肉呈剧烈的强直收缩，摔倒，呼吸暂停，可出现发绀，有时由于咀嚼肌剧烈收缩，唇或舌被牙咬伤。这段时期称为强直期，持续1～2分钟转入阵挛期，出现肢体有节律性地抽动，呼吸也逐渐恢复，口腔中积存的唾液被反复急促的呼吸搅成泡沫流出口外，有时有尿失禁。数分钟抽动逐渐减慢后停止。

2. 强直性发作：发作时意识丧失，肌肉强烈收缩，使躯体固定于某种姿势，持续数秒，可伴发绀，有时表现为躯体中轴的强直，则头、颈、躯干向背后仰而呈角弓反张姿势。

3. 阵挛性发作：发作时意识丧失，面部或肢体肌肉有节律地反复抽动，肢体屈及伸的动作幅度及速度可能不一致。

4. 肌阵挛发作：发作时意识丧失，全身、某组或某块肌肉突然发生快速有力的收缩，表现为突然有力的低头、弯腰、摔倒或后仰，两上臂突然抬起，下肢伸直或屈曲。

5. 失张力发作：又称站立不能发作。意识丧失极为短暂，为肌张力突然减低，不能维持姿势。站立时则表现为低头、垂肩、伸肘、两手张开，下肢表现为屈髋、屈膝以致跌倒。

6. 局部性运动发作：意识不丧失，可表现为躯体某个部位抽动，如一侧面部、某肢体、手指或足趾抽动，也可表现为单侧上肢、下肢抽动，常可泛化为全身强直-阵挛发作。

（二）小儿时期特有的几种惊厥

1. 新生儿惊厥：发生率为1.5‰～3.5‰，多发生于生后3天内和1～2周，围生期窒息占60%～75%。新生儿由于神经髓鞘发育不完善，神经冲动传递较差，惊厥发作时，症状表现不充分，常为轻微而局限性的抽搐，如仅一侧肢体抽搐、面部抽搐，或眼球偏斜、眼睑颤动等，甚至出现不易察觉的发作，仅表现为屏气状。

2. 高热惊厥：是婴幼期最常见的惊厥原因，主要发生于6个月至3岁小儿，5岁以后少见，高热惊厥约占各类惊厥的30%。发作多与体温骤升密切相关，体温常高达39～40℃以上，70%是感染所致。多数病人在发热过程中只出现一次惊厥，很少有两次以上者。初次发作后，约有40%病例以后高热时再次复发的可能。根据其发作时的表现分为：①简单型高热惊厥，一般惊厥时间较短暂，仅数秒钟至数分钟，很少超过15分钟，24小时内无反复发作，惊厥后亦无神经系统异常症状。②复杂型高热惊厥，常呈局部性发作，持续时间较长，往往大于15分钟，24小时内可有反复发作。发作后可出现暂时性的神经麻痹症状。高热惊厥一般预后良好，一般病人不需长期用药预防，但有40%左右病人有复发，复发较频者须用药物预防。

3. 佝偻病性低钙惊厥：此又称佝偻病性手足搐搦症、婴儿手足搐搦症。多见于4个月至3岁的婴幼儿，主要因缺乏维生素D引起血中钙离子降低，神经肌肉兴奋性增高所致，常发生于冬末春初。也可发生在血钙低的情况下开始用维生素D治疗时，此时骨骼加速钙化，钙沉积于骨，使血钙降低而诱发本病。感染发热时也容易促使本病发生。小婴儿常表现为突然发生的四肢阵挛，两眼上翻，面部肌肉颤动，意识丧失，发作时间长者面色发绀。发作停止后，意识恢复，精神萎靡入睡，醒后一切如常。惊厥持续时间长短不等，发作次数可1天数次或数天1次。较大婴儿或幼儿常表现为手足搐搦，上肢肘关节伸直，腕关节屈曲，手指伸直，拇指向掌心内收，足踝部跖屈，足趾跖屈。少数婴儿还可表现为喉痉挛发作，影响呼吸。体格检查在不发作时可引出面神经征（chvostek征）、腓反射及Trousseau征阳性。

4. 惊厥持续状态：此是指惊厥持续时间达30分钟以上，或间歇期间意识仍未恢复，由于惊厥持续时间过长，脑缺血缺氧严重，可引起脑损害。病死率为 5%～15%，致残率为 30%～59%。

【诊断和鉴别诊断】

（一）诊断要点

惊厥发作时出现全身或局部肌群突然发生的一过性不随意收缩，或伴有程度不等的意识障碍，即可确定诊断。要及时做出病因诊断，可根据病史、发作时的临床表现、体格检查和有关化验结果综合分析判断。

1. 采集病史要注意年龄、发热史、产伤史、颅部外伤史、家族史、生长发育史等。

（1）新生儿期：引发惊厥的非感染性疾病以产伤、窒息、颅内出血引起的缺血缺氧性脑病多见，低钙、低镁血症、低血糖者也常有发生。感染性疾病则以败血症、化脓性脑膜炎、新生儿破伤风等为多。

（2）婴幼儿期：伴发热者，以上呼吸道感染所致高热惊厥最多见。此外如中毒型菌痢、中毒性肺炎、化脓性脑膜炎、病毒性脑炎等急性感染性疾病所致者也较多见。不伴有发热者有佝偻病性低钙婴幼儿手足搐搦症、婴儿痉挛症、苯丙酮尿症、维生素 B_6 依赖症等。

（3）学龄前及学龄期：伴发热者常见于各种颅内感染；不伴发热者有癫痫、高血压脑病、尿毒症、中毒性脑病、颅内肿瘤、中毒等。

2. 应了解发作时的全身状况、发作次数、每次发作的时间，以及既往有无类似发作等。体格检查除要注意神经系统外，全面体格检查也很重要，包括有无特殊面容、有无皮疹及皮肤异常色素斑、肢体关节有无畸形等。

3. 实验室检查可根据需要有选择地做血培养、血液生化、脑脊液等检查，必要时做脑电图、脑超声波、X 线摄片、CT、MRI 检查。

4. 发病季节，对惊厥的诊断也有一定帮助。高热惊厥四季均见，春季所见的惊厥要考虑流行性脑脊髓膜炎的可能；夏季惊厥常见有中毒性菌痢、流行性乙型脑炎等；冬季常见的是低钙惊厥；癫痫及中毒引起的惊厥无季节特点。

（二）鉴别诊断

1. 晕厥：为暂时性脑缺血缺氧所致的短暂意识丧失，站立时间过久、剧痛、劳累、空腹或在闷热的环境中可诱发，晕厥前可有不安、面色苍白、出汗、眼前发黑或肢体发软等症状，随之意识丧失，一般持续时间较短。让病人平卧，神志很快便可恢复。神经系统检查正常。

2. 屏气发作：多见于婴幼儿，当受刺激而啼哭时，哭喊一声后，随即呼吸暂停、面唇青紫，严重者全身强直或抽动，持续 1～3 分钟后呼吸恢复，全身松软，发绀消失，继续啼哭，然后入睡。脑电图正常，发作频率不定，多于 4～5 岁后发作消失。

3. 习惯性擦腿动作：女孩多见，婴幼儿时期均可发生，多在入睡前或醒后发生，两腿交叉内收，上下擦动，伴面红、双眼凝视、出汗，不愿别人打断，但神志始终清楚。此时可因变换体位或转移其注意力而终止发作，脑电图正常。

【急救原则和治疗措施】

（一）急救原则

急救原则为：①尽快控制惊厥发作。②维持生命功能。③病因治疗。④预防复发。

（二）治疗措施

1. 一般急救治疗：

（1）保持呼吸道通畅：及时清除呼吸道分泌物，将病人平置床上，头部转向一侧，以防误吸与窒息。

（2）对症处理：吸氧；有高热者给予物理或药物降温；建立静脉通道，维持营养及体液平衡；持续惊厥者多有脑水肿，对含钠溶液应适当控制；密切观察心肺功能及神志改变，对有呼吸衰竭、心力衰竭或反复惊厥且有昏迷者，进行急救处理。

2. 抗惊厥药物：由于惊厥时中枢神经系统处于高度兴奋状态，故抗惊厥药的剂量必须大于一般安眠剂量。临床多选用安全有效、作用快的药物，有时一种药物不易奏效，可联合交替用药，但用药剂量应酌减，也不宜多次连续使用同一药品，以免出现中毒而产生过度抑制。有些轻症惊厥病人，就诊时症状已缓解，可不必应用抗惊厥药物，仅密切观察即可；但对惊厥持续状态者，必须立即给予抗惊厥药物治疗，积极控制惊厥症状，防止脑缺血缺氧性损害。

（1）地西泮：每次 0.25～0.5mg/kg，10 岁以内小儿 1 次用量可按每岁 1mg 计算，总量不超过 10mg，静脉缓慢推注（＜1mg/min），惊厥停止即可停止注射。该药特点为脂溶性高，易通过血脑屏障；起效快，注射后 1～3 分钟即可生效，有时在注射数秒钟后即可控制惊厥；疗效持续时间短，必要时，20 分钟后可重复应用 1 次，在 24 小时内可重复应用 2～4 次。

地西泮副作用有抑制呼吸和血压，可导致呕吐和共济失调，故用时应密切观察呼吸、心率、血压。如用过苯巴比妥或水合氯醛等药物，更要注意呼吸抑制的发生。地西泮肌内注射吸收较口服和灌肠更慢，故止惊时不宜采用。

（2）氯硝西泮：每次 0.02～0.1mg/kg，最大剂量不超过 10mg，静脉或肌内注射，静脉注射时可用原液或溶于 0.9％盐水中，速度不超过 0.1mg/s。本药应用后有肌弛缓或嗜睡等副作用，对心脏及呼吸抑制较地西泮强，须注意。

（3）咪达唑仑：静脉注射每次 0.05～0.2mg/kg，肌内注射每次 0.2mg/kg。本品为水溶性的苯二氮䓬类药物，作用迅速，1.5～5 分钟即能控制惊厥发作；半衰期短，仅 40 余分钟；苏醒快，约 4 小时后完全清醒；副作用少，安全范围广，对组织刺激轻微，可肌内注射。

（4）苯巴比妥钠：每次 5～10mg/kg，肌内注射。起效较慢，注射后 15～60 分钟后才能在脑内达到药物浓度高峰，所以不能立即止惊，但作用时间可维持 6～8 小时。

（5）苯妥英钠：须在血压和心电图监护下进行静脉注射，总量为 25mg/(kg·d)，开始先给 10mg/kg，以每分钟 0.5～1mg/kg 静脉注射，1 小时后用加强量 5mg/kg，剩余的 10mg/kg 在 24 小时内分次给予。本药脂溶性较强，静脉给药后 15 分钟即可在脑内达高峰浓度。因其与葡萄糖液相混可能形成沉淀，故应使用 0.9％盐水稀释药物。苯妥英钠对意识无影响，多用于地西泮止惊后维持用药和难治性癫痫持续状态，有导致心律失常、传导阻滞和低血压等副作用。

（6）水合氯醛：用 10％溶液，每次 50mg/kg，胃管给药或用 3％溶液保留灌肠。必要时 30～60 分钟重复 1 次，止惊作用快，为 10～15 分钟，维持时间约 5 小时，副作用较少。

3. 病因治疗：在积极抗惊厥治疗的同时，应尽早查明病因，给予针对病因治疗。对一时弄不清病因的新生儿惊厥，在抽取血糖、血钙标本后，可先静脉注射葡萄糖以纠正可能存在的低血糖症，无效时再缓慢静脉注射10％葡萄糖酸钙1～2mL/kg。

4. 中医药治疗：小儿惊厥属中医急惊风的范畴，中医中药对其有良好的治疗作用。

（1）针刺治疗：病人发生惊厥可采用针刺疗法，常用穴位有：人中、合谷、少商、十宣、太冲、涌泉、百会、印堂等；伴高热者可合用曲池、大椎、十宣放血；若无速效，可在针刺的同时应用抗惊厥药物。亦可采用耳针：耳穴取神门、皮质下、心、交感，强刺激。

（2）推拿：惊厥欲发作时，急拿大敦穴；惊厥发作时如身向前曲，即将委中穴向下掐住；如身向后仰，即将膝上眼穴向下掐住。

（3）中成药：小儿回春丹、紫雪丹、新雪丹、牛黄镇惊丸、羚羊角粉等有清热解毒、镇静安神作用，适用于高热惊厥并伴有口渴、咽疼、大便秘结者。安宫牛黄丸清热解毒、开窍醒神力强，适用于感染所致惊厥不已、神志昏迷者。玉枢丹辟秽降浊力强，适用于热惊厥中热势不高、神志昏蒙、伴呕恶胸闷、舌苔垢腻者。

此外，高热惊厥者，可静脉滴注清开灵注射液，每次0.5～1.5mL/kg，有较好的退热醒神功能。昏迷不醒者，可静脉滴注醒脑静注射液，0.3～0.5mL/（kg·d），有较好的开窍醒神功效。

5. 预防惊厥复发：主要用于高热惊厥且有家族史者及原有癫痫等病史者，当惊厥被控制后，除继续病因治疗外，还应在短期内继续服用苯巴比妥，剂量为4～6mg/（kg·d），预防惊厥复发。如原有癫痫的病人仍应口服抗癫痫药物2～4年。

第四节　中毒型细菌性痢疾

中毒型细菌性痢疾，简称中毒型菌痢，是细菌性痢疾的中毒型，由志贺菌属引起。其临床特点为往往在消化道症状出现前就有全身毒血症状，起病急骤，出现高热、昏迷、抽搐，甚至出现循环或呼吸衰竭等症状，可在发病1～2天内死亡。2～7岁小儿多见，是危害小儿健康的危急重症，必须及早诊断，积极治疗。近年来由于防治工作广泛开展，治疗水平不断提高，中毒型菌痢的发病率及病死率已显著下降。

【病因和发病机制】

中毒型菌痢是感染痢疾杆菌所致。该菌为肠杆菌志贺菌属，是革兰阴性杆菌，致病力较强，在湿冷环境下，有顽强的生存力，但用一般消毒剂及加热至56℃～60℃，10分钟即可以杀灭。本菌易出现耐药变异株。根据菌体抗原的不同，可分为志贺菌、福氏菌、鲍氏菌和宋内菌4大菌群。除宋内菌外，其他各群又可分为若干血清型。各群、型之间无交叉免疫，都能产生内毒素，志贺菌还能产生外毒素，从而引起全身严重毒血症症状。我国目前最常见的菌群，依次为福氏菌、宋内菌、志贺菌、鲍氏菌等。

上述致病菌进入小肠后，侵入肠黏膜上皮，进入固有层，迅速繁殖、大量裂解，产生大量内毒素与少量外毒素。内毒素经肠吸收后，通过血行，引起全身毒血症症状，并引发机体的应激反应，促使交感神经兴奋，产生大量血管活性物质，如儿茶酚胺、乙酰胆碱等，造成微血管舒缩功能紊乱，导致微循环障碍。首先是皮肤、黏膜、胃肠道，其次是肝、肾、肺、脑、骨骼肌等组织供血供氧不足，处于缺血缺氧状态。血管通透性增加，血浆外渗，组织水肿，同时代谢过程亦发生障碍、氧化不全，导致代谢性酸中毒。如未能及时救治，有效血液循环不能恢复，不仅可致休克或脑水肿，甚至可引起全身多器官功能衰竭，是急骤死亡的主要原因。因本病多见于平素体格健壮、营养状况好的小儿，故发病可能还与特异体质和反应性有关。

【临床表现】

(一) 症状和体征

潜伏期多数为1～2天，短者数小时。表现为起病急骤，病情严重，发展迅猛，有过高热现象，体温可高达41℃以上，有反复惊厥，甚至发生循环或呼吸衰竭、脑水肿等症状。可全身中毒症状显著，而痢疾症状不明显，此时可尚无腹痛腹泻，亦无脓血便。有部分病人先出现典型痢疾症状，2～3天后出现中毒型菌痢表现。根据临床症状不同，中毒型菌痢可分为3种类型。

1. 休克型：以皮肤、内脏、微循环障碍为主，有周围循环衰竭征象，表现为面色苍白、唇周发绀、四肢厥冷、尿量减少、脉搏细数、呼吸加快、血压下降等。根据休克的病情可分为轻、重两型。轻型休克，神志尚清，血压正常或下降不明显。重型休克，多数神志不清或昏迷，血压明显降低或测不出，无尿，口吐咖啡色样物，有出血倾向等，常伴有重要脏器功能不全，如呼吸衰竭、心功能不全等。

2. 脑型：因脑缺氧、水肿而发生反复惊厥、昏迷和呼吸衰竭。早期表现为烦躁、嗜睡、呕吐、头痛、血压偏高。随病情进展可呈现呼吸节律不齐、暂停、叹息样呼吸等；瞳孔两侧不等大或忽大忽小，对光反应迟钝或消失；意识由烦躁、谵妄而进入昏迷；提示脑疝形成，可突然呼吸停止而死亡。

3. 混合型：兼有休克型与脑型临床表现，病情最为严重，预后较差。

(二) 实验室检查

1. 血常规：多数病人白细胞总数升高至 $10 \times 10^9 \sim 20 \times 10^9$/L 以上，分类中以中性粒细胞为主，有核左移现象，当DIC现象出现时可见血小板明显减少。

2. 大便检验：如为黏液脓血便，显微镜检查可见脓细胞成堆和大量红细胞，并有巨噬细胞。如病人当时尚未排便，可用凉开水或冷盐水灌肠，取粪便送检验；有时须多次反复灌肠取标本检查，才有阳性结果。

3. 细菌培养：大便细菌培养可检出致病菌。

【诊断和鉴别诊断】

(一) 诊断要点

1. 流行病学特点：虽本病不分季节全年均有发生，但夏秋季节，对2～7岁小儿突起高热，并伴有明显感染中毒者，应高度警惕本病的可能。

2. 典型临床表现：突然高热，面色苍白，四肢厥冷，精神萎靡，很快出现周围循环衰竭征象和休克，或昏迷、反复惊厥等神经系统症状。一般病人24小时内即可有典型痢疾粪便出现，很少有延迟至2～3天后才出现脓血便者。若病人就诊时无大便，应用灌肠方法，取粪便标本送检验。

3. 实验室检查：大便涂片显微镜检查可见大量脓细胞、红细胞以及巨噬细胞。细菌培养检出致病菌。血白细胞总数及中性粒细胞升高。

（二）鉴别诊断

1. 流行性乙型脑炎：流行季节与本病相同，但体温多逐渐上升，头痛，神经系统症状逐渐加重，昏迷惊厥多在发病 1~2 天后出现，脑积液检查有典型改变。

2. 出血性小肠炎：急性发作，有呕吐、腹痛、腹胀、便血。后期常出现休克。大便呈暗红色血水便，显微镜检查有大量红细胞，大便培养阴性。

3. 高热惊厥：多因上呼吸道感染引起，在体温骤然上升时发生惊厥，惊厥发作时间短暂，一般仅发作 1 次，发作停止后一般情况良好，意识恢复，多无感染中毒表现，多兼有上呼吸道感染表现，大便检验正常。

【急救原则和治疗措施】

（一）急救原则

急救原则为：①降温止惊。②防治脑水肿和呼吸衰竭。③控制休克，防治循环衰竭。④控制感染。

（二）治疗措施

1. 降温止惊：高热易引起惊厥，加重脑缺氧和脑水肿，应积极采取降温措施，可综合使用物理、药物降温或亚冬眠疗法。用冷盐水灌肠，既可降温，又能获取粪便送检；或用 50%乙醇擦浴，冰袋置于枕部、颈侧、腋窝、腹股沟等处。常用降温药物有复方阿司匹林、对乙酰氨基酚。或用氯丙嗪、异丙嗪各 1~2mg/kg，肌内注射，尽快将体温降至 36℃~37℃。合并惊厥病人的治疗可参照本章第三节。

2. 防治脑水肿和呼吸衰竭：保持呼吸道通畅，吸氧。脑水肿伴有颅内压增高症状者，应积极脱水治疗。常用 20%甘露醇 0.5~1g/kg，在 30 分钟内快速静脉滴注或推注，4~6 小时后可重复给药，或与利尿剂交替给药。严重病例合用大剂量肾上腺皮质激素短程疗法，有减轻脑水肿的作用，临床常用地塞米松 0.1~0.25mg/（kg·d），静脉注射。有呼吸衰竭表现者应及早使用呼吸机。

3. 控制休克，防治循环衰竭：

（1）扩充血容量，纠正酸中毒：由于大量血液淤滞于微循环中，水与电解质向组织外渗出，引起有效循环血容量不足，因此补充血容量、纠正酸中毒是休克型治疗的基本措施，可用生理盐水、右旋糖酐 40 等。较晚的病例还应补充血浆及白蛋白。纠正酸中毒可用 1.5%碳酸氢钠溶液。及时纠正电解质紊乱。

（2）调整血管舒缩功能：在充分扩容的基础上，应用血管活性药物以改善微循环，维持血压，常用药物有山莨菪碱、东莨菪碱、多巴胺、酚妥拉明、间羟胺等。

（3）其他药物：如早期、短程、大剂量应用肾上腺皮质激素，常用地塞米松 3mg/（kg·d），静脉滴注；纳洛酮能有效地提高血压和加强心肌收缩力，剂量为每次 0.01~0.02mg/kg，肌内注射或静脉滴注，必要时可重复使用。

4. 抗感染治疗：及时做药敏试验，合理使用抗生素，可 2~3 种有效抗生素联合使用。目前多选用第三代头孢菌素如头孢噻肟钠、头孢曲松钠等静脉滴注。中毒型痢疾出现休克时，由于微循环障碍，肾血流量减少，肾功能不全，因此具有肾毒性药物，如庆大霉素、多黏菌素等应慎用。

5. 其他治疗

（1）增强心肌收缩力：病人有心功能不全时，在大量输液或使用甘露醇等渗透性脱水剂时，可用去乙酰毛花苷静脉注射，饱和量：2 岁以下 0.04mg/kg，2 岁以上 0.03mg/kg，首次给予半量，余量分为 2～3 份，视病情 4～6 小时 1 次。

（2）防治弥散性血管内凝血（DIC）：中毒性菌痢如突然病情恶化，伴有出血倾向，应怀疑有 DIC 发生，其发生率占 10％～20％，诊断要点参照第十章第二节。确诊后应在综合治疗基础上采用抗凝疗法，立即给予肝素治疗，剂量为每次 62.5～125U/kg，加入 0.9％氯化钠或 10％葡萄糖液 50～100mL 中，静脉滴注，约 1 小时滴完，4～6 小时 1 次。在用肝素治疗时应监测凝血时间。

6. 中医药治疗：中毒型细菌性痢疾在中医归属为疫毒痢的范畴，中药治疗有良好的效果。根据辨证，大致将其分为两型。

（1）毒邪内闭证：症见突然高热，恶心呕吐，烦躁谵妄，甚则反复惊厥，神志昏迷，或下痢脓血，小便黄赤，舌苔黄厚或灰糙，舌质红，脉数有力。治宜清肠解毒，泄热开窍，方选黄连解毒汤合白头翁汤加减：黄连 3～6g，黄芩、黄柏、栀子各 6～9g，白头翁 15g，秦皮、石菖蒲各 9～12g，水煎服。若壮热反复惊厥，加服紫雪丹或安宫牛黄丸清热解毒开窍，或加蜈蚣、全蝎、僵蚕镇静止惊；恶心呕吐加服玉枢丹芳香辟秽，和胃降逆；大便量少，或无粪便，肚腹作胀者，可加大黄、枳实荡涤腑气，导毒下行。

（2）内闭外脱证：在毒邪内闭的同时，突然出现面色苍白或青灰，四肢厥冷，或冷汗出，脉微细，舌苔黄腻。严重者气息微弱，并见神昏，抽搐等内闭外脱危象。治疗宜扶正固脱，镇静开窍息风。方选参附汤合安宫牛黄丸：人参 10g，熟附子 6g，水煎送服安宫牛黄丸 1 粒。若汗出肢冷较重，加龙骨、牡蛎敛汗潜阳，固脱；若下痢脓血，肛门灼热等，可合用白头翁汤或黄连解毒汤。如病人服药困难，可采用中药煎剂肛门滴注或保留灌肠，或鼻饲等方法。

自 学 指 导

【重点难点】

1. 毛细支气管炎：毛细支气管炎是发生于较小婴幼儿的较为严重并易危及病人生命的肺部疾患，因发病年龄小而喘憋症状重，易引发心力衰竭及呼吸衰竭等并发症。本病的诊断与治疗是学习的重点。

本病的临床特点是发病年龄小，以 2～6 个月婴幼儿多见，初起为上呼吸道症状，在 2～3 天内出现持续性的干咳和发作性呼吸困难，呼吸系统症状重于全身中毒症状，喘憋发生时有明显的鼻煽及三凹征。重症病人有肺气肿、苍白及发绀。肺部听诊在喘憋发作时以哮鸣音为主，喘憋稍缓时可有弥散性细湿啰音。X 线可见全肺有不同程度的梗阻性肺气肿。结合病人年龄、症状、体征，可确诊本病。

应掌握本病的治疗原则和主要治疗方法。毛细支气管炎的急救治疗原则为保持呼吸道通畅，平喘解痉，积极控制病毒感染和预防继发感染，纠正缺氧与水、电解质紊乱。由于本病发作时以喘憋为主，所以平喘解痉是其治疗重点。可用具有解痉平喘的异丙嗪，或与氯丙嗪合用，当症状严重时，应用肾上腺皮质激素。中药和中成药对本病有较好疗效。当心衰等并发症出现时，注意小儿用药特点。

2. 急性感染性喉炎：本病是婴幼儿较常见的上呼吸道感染性疾病，由于小儿特殊的呼吸道结构特点，当喉炎发生时，可因严重的喉梗阻而导致呼吸困难，甚至危害到病人的生命安全。急性感染性喉炎的诊断和治疗是本节学习的重点。

本病的临床特点为犬吠样咳嗽、声嘶、喉鸣、吸气性呼吸困难等。严重者可迅速出现缺氧所致的面唇青紫、指趾发绀、烦躁不安以及心率加速等。症状一般白天较轻，夜间加剧。间接喉镜检查可见喉部、声带有轻度到明显的充血、水肿，声门裂隙变窄，声门下黏膜呈梭形肿胀。喉梗阻若不及时抢救，可因吸气困难而窒息致死。为了便于观察病情，掌握气管切开时机，按吸气性呼吸困难的轻重，将喉梗阻分为四度，对此应掌握。

本病因病情进展快，应尽早诊断和治疗，及时控制炎症进展。治疗要点包括给予广谱抗生素，合理应用肾上腺皮质激素及镇静剂异丙嗪，保持呼吸道通畅，应用超声雾化吸入疗法和中药等。当喉梗阻在三级以上时，应行气管切开术。

3. 惊厥：惊厥是小儿时期常见的由神经系统器质性或功能性异常所导致的紧急症状，是由多种原因引起的脑神经异常放电的结果。由于小儿大脑皮质发育尚不完善，被刺激后易兴奋而发生惊厥。据统计，有 4%～5% 的儿童至少发生过 1 次惊厥。由于惊厥起病急骤，症状严重，惊厥时间长短与大脑所受损害程度呈正相关，所以临床必须迅速止惊。惊厥的诊断是本节学习的重点，其急救治疗是难点。

要掌握惊厥的诊断，首先应当了解易引发惊厥的常见病因和发病特点。根据有无发热，临床上将可引起惊厥的诸多因素进行分类，伴有发热的惊厥多由感染所致，而无热惊厥多见于非感染性疾病。应熟悉小儿惊厥的常见发作形式，掌握小儿时期特有的几种惊厥，如高热惊厥、佝偻病性低钙惊厥等的临床表现特点。惊厥的诊断本身不难，关键是应及时做出引发惊厥的病因诊断，以利于病因治疗。要掌握病人惊厥发生时的基本情况，仔细查体，结合年龄及发病季节等因素，综合分析，才能得出正确病因诊断。

惊厥的急救治疗原则是：尽快控制惊厥发作，维持生命功能，积极寻找病因并及时针对病因治疗，预防惊厥复发。惊厥治疗的要点是止惊治疗。由于惊厥时中枢神经系统处于高度兴奋状态，故镇静药物的剂量必须大于一般安眠剂量。有时一种镇静剂不能奏效，可联合使用两种药物。单独使用一种药物时剂量应较大，联合使用时宜稍减其剂量。必须掌握常用镇静药物的用法及使用剂量。在止痉的同时要注意保持病人呼吸道通畅，及时清除呼吸道分泌物，注意全身功能状况，特别是心肺功能及神志改变，对有呼吸衰竭、心力衰竭或反复惊厥且有昏迷者，进行急救处理。应及时查明惊厥病因，进行病因治疗。

4. 中毒型细菌性痢疾：本病是急性细菌性痢疾的危重型。因其起病急骤，突发高热，病情严重，迅速恶化，并出现反复惊厥、昏迷和休克等症，临床病死率高，必须积极抢救。中毒型细菌性痢疾的诊断和急救治疗是本节学习的重点，亦是难点。

中毒性菌痢的临床特点为起病急骤，突然高热，体温甚至超过 41℃，反复惊厥，或有昏迷，迅速发生周围循环衰竭和休克，全身中毒症状远较肠道症状明显。按其症状临床又将其分为休克型、脑型和混合型。2～7 岁小儿，夏秋季节出现以上症状表现者，均要考虑中毒型菌痢诊断，应及时取粪便标本送检，若有大量脓细胞和红细胞可初步确诊，并做细菌培养确定并明确菌型。

中毒性菌痢病情危重，必须积极迅速进行抢救。治疗重点包括降温止惊，尽快使体温降至36℃～37℃；采取一切措施防治脑水肿、呼吸衰竭和循环衰竭，维持血压；选用强有力的广谱抗生素抗感染治疗，也可采用中西医结合治疗。治疗过程中不可忽视对病人支持疗法，维持水与电解质平衡，警惕发生弥散性血管内凝血。

【学习思考题】

1. 小儿毛细支气管炎的临床表现是什么？怎样治疗？
2. 试述急性感染性喉炎的临床表现及并发喉梗阻的临床分度。
3. 试述感染性喉炎的治疗方法。
4. 试述小儿时期特有的几种惊厥临床表现。
5. 惊厥的急救原则和主要治疗措施有哪些？
6. 试述中毒型细菌性痢疾的诊断和鉴别诊断。
7. 中毒型细菌性痢疾的主要治疗措施有哪些？

第十二章　重症临床监测

【目的要求】

1. 熟悉血气分析主要项目的正常值及临床意义。
2. 了解呼吸功能监测、心血管功能监测、肾功能监测的主要内容及其临床意义。

【自学时数】

4 学时。

对危重病人或施行外科大手术后病人的重要器官功能和机体代谢进行临床监测，掌握各项生理指标情况，可及时了解病情变化，指导诊断和治疗。内、外、妇、儿等各科的各种危重病有不同的监测重点，本章主要介绍基本的血气分析、呼吸功能、心血管功能和肾功能监测内容。

第一节　血　气　分　析

血气分析是危重病人病情观察的基本监测项目，对使用呼吸机的病人，血气分析监测指标更是必不可少。通过血气分析可以了解病人的呼吸功能和血液氧合状况，还可分析判断机体的酸碱平衡状态，对指导危重病人的诊断和抢救具有重要作用。一般临床上主要测动脉血气分析，必要时可测混合静脉血气分析。本节介绍动脉血气分析的主要内容。

一、血气分析监测项目及临床意义

（一）pH 值

pH 值指溶液中氢离子浓度的负对数值，是表示血液酸碱度的指标。

1. 正常值：动脉血 pH 值 7.35～7.45；静脉血比动脉血低 0.05。

2. 临床意义：pH 值＜7.35 为失代偿性酸中毒；pH 值＞7.45 为失代偿性碱中毒。pH 值 7.35～7.45 可有 3 种情况：无酸碱失衡，代偿性酸碱失衡，复合性酸碱失衡。体温对 pH 值有一定影响，以 37℃为基值，体温每升高 1℃，pH 值下降 0.0147；体温每下降 1℃，pH 值升高 0.0147。

（二）动脉血氧分压（PaO_2）

PaO_2 指动脉血液中物理状态下溶解的氧分子所产生的压力。

1. 正常值：10.67~13.0kPa（80~100mmHg）。

2. 临床意义：PaO_2 为反映机体氧合状态的重要指标，对缺氧的诊断和程度的判断有重要意义。PaO_2 降至 8.0kPa（60mmHg）以下，机体已濒临失代偿边缘，也是诊断呼吸衰竭的标准。PaO_2 低于 5.33kPa（40mmHg）为重度缺氧。PaO_2 在 2.67kPa（20mmHg）以下，脑细胞不能再从血液中摄取氧，生命不能维持。

（三）动脉血氧饱和度（SaO_2）

SaO_2 指单位血液中血红蛋白（Hb）实际结合氧量（氧含量）与应结合氧量（氧容量）之比。

1. 正常值：SaO_2 为 91%~99%；静脉血氧饱和度（SvO_2）为 64%~88%。

2. 临床意义：SaO_2 反映了血的氧合情况，但不及 PaO_2 敏感，SaO_2 和 SvO_2 可用于肺内分流量的计算。

（四）动脉血氧含量（CaO_2）

CaO_2 指动脉全血含氧总量，是红细胞和血浆中含氧量的总和。

1. 正常值：19~21mL/dL。

2. 临床意义：CaO_2 用于计算血液的携氧能力。

（五）动脉血二氧化碳分压（$PaCO_2$）

$PaCO_2$ 指动脉血中物理溶解的 CO_2 分子所产生的压力。

1. 正常值：4.67~6.0kPa（35~45mmHg）。

2. 临床意义：

（1）结合 PaO_2 判断呼吸衰竭的类型：$PaO_2 < 8.0$kPa（60mmHg），$PaCO_2 < 4.67$kPa（35mmHg）或在正常范围，为 I 型呼吸衰竭；$PaO_2 < 8.0$kPa（60mmHg），$PaCO_2 > 6.67$kPa（50mmHg），为 II 型呼吸衰竭。

（2）判断有否呼吸性酸碱平衡失调：$PaCO_2 > 6.67$kPa（50mmHg），提示呼吸性酸中毒，$PaCO_2 < 4.67$kPa（35mmHg）提示呼吸性碱中毒。

（3）判断代谢性酸碱平衡失调的代偿反应：代谢性酸中毒经肺代偿后 $PaCO_2$ 降低，最大代偿 $PaCO_2$ 可降至 1.33kPa（10mmHg）；代谢性碱中毒经肺代偿后 $PaCO_2$ 升高，最大代偿 $PaCO_2$ 可升至 7.33kPa（55mmHg）。

（4）判断肺泡通气状态：$PaCO_2$ 升高，提示肺泡通气不足；$PaCO_2$ 降低，提示肺泡通气过度。

（六）碳酸氢（HCO_3^-）

HCO_3^- 是反映机体酸碱代谢状况的指标，包括实际碳酸氢（AB）和标准碳酸氢（SB）。AB 是指隔绝空气的动脉血标本，在实际条件下测得的血浆 HCO_3^- 实际含量。SB 指隔绝空气的动脉血，在 38℃、血氧饱和度 100%、$PaCO_2$ 5.33kPa（40mmHg）的条件下，所测得的血浆 HCO_3^- 含量。

1. 正常值：AB 和 SB 两者无差异，为 22~27mmol/L，平均 24mmol/L。

2. 临床意义：SB 检测将 $PaCO_2$ 固定在正常范围，一般不受呼吸因素的影响，为血液碱储备，受肾调节，是反映代谢性酸碱平衡的指标。SB 降低见于代谢性酸中毒，SB 升高提示代谢性碱中毒。AB 则受呼吸性和代谢性双重因素的影响，AB 升高既可能是代谢性碱中毒，也可能是呼吸性酸中毒时肾的代偿调节反映；反之，AB 降低可能是代谢性酸中毒，也可能是呼吸性碱中毒时肾的代偿调节表现。

将 SB 和 AB 结合起来分析，两者之差值反映了呼吸因素对酸碱平衡的影响程度。AB>SB，提示体内 CO_2 潴留，为呼吸性酸中毒的指征；AB<SB，提示体内 CO_2 排出过多，是呼吸性碱中毒的指征；AB=SB，并均低于正常值，提示代谢性酸中毒；AB=SB，且均高于正常值，提示代谢性碱中毒。

（七）缓冲碱（BB）

BB 指血液中一切具有缓冲作用的碱的总合，包括 HCO_3^-、血浆蛋白、血红蛋白、一价磷酸根和二价磷酸根等。

1. 正常值：45～50mmol/L。

2. 临床意义：BB 反映出机体对酸碱平衡失调时总的缓冲能力。代谢性酸中毒时 BB 减少，代谢性碱中毒时 BB 增加。若 BB 降低而 SB 正常，提示病人存在 HCO_3^- 以外的碱储备不足，如血浆蛋白或血红蛋白降低，而补充 HCO_3^- 是不适宜的。

（八）剩余碱（BE）

BE 指在标准条件下，即血温 38℃、$PaCO_2$ 5.33kPa（40mmHg）、血氧饱和度 100％情况下，将血液标本滴定至 pH7.40 时所需酸或碱的量。需加酸者为正值，需加碱者为负值。

1. 正常值：±2.3mmol/L。

2. 临床意义：由于在标准条件下测定，排除了呼吸因素的影响，故 BE 反映出体内总的缓冲碱变化，是测定代谢性酸碱紊乱的指标。BE 正值超过正常，说明代谢性碱中毒；BE 负值超过正常，说明代谢性酸中毒。

（九）阴离子间隙（AG）

AG 为血清中测得的阳离子总数与阴离子总数之差，其计算公式一般用 $AG=Na^+-(Cl^-+HCO_3^-)$。AG 是协助判断代谢性酸中毒和各种混合性酸碱失衡的重要指标。

1. 正常值：8～16mmol/L。

2. 临床意义：AG 反映了未测定阴离子（蛋白质、PO_4^{3-} 与 SO_4^{2-}、乳酸等）的浓度。AG>17mmol/L，提示代谢性酸中毒。

二、血气分析与酸碱平衡失调的判定

（一）单纯型酸碱平衡失调

1. 呼吸性酸中毒：任何原因所致通气不足，均可引起二氧化碳潴留，造成呼吸性酸中毒。血气分析特点：①$PaCO_2$>6.67kPa（50mmHg）。②AB 升高，且>SB。③已代偿者 pH 值在正常范围，失代偿者 pH<7.35。④血钾可升高。

2. 呼吸性碱中毒：任何原因所致通气过度均可引起呼吸性碱中毒。血气分析特点：①$PaCO_2$<4.67kPa（35mmHg）。②AB<SB。③失代偿时 pH>7.45。

3. 代谢性酸中毒：机体酸性物质增多，HCO_3^- 减少，主要由于机体产酸过多、排酸障碍和碱性物质损失过多所致。血气分析特点：①pH<7.35。②HCO_3^- 降低，AB 下降值=SB 下降值。③BE 负值增大。④AG 正常或升高。⑤血钾可升高。

4. 代谢性碱中毒：体液 HCO_3^- 增加和 H^+ 减少，常见于持续胃肠减压或呕吐、不恰当地应用脱水利尿剂、低钾低氯等。血气分析特点：①pH>7.45。②HCO_3^- 升高，AB 升高值=SB 升高值。③BE 负值增大。④$PaCO_2$ 可代偿性升高。⑤AG 升高。⑥血钾可降低。

（二）复合型酸碱平衡失调

1. 代谢性酸中毒合并呼吸性酸中毒：两者结合使酸中毒的程度加重。如糖尿病或肾脏病病人合并肺部广泛性感染，或伴发阻塞性肺病等。血气分析特点：①pH<7.35。②BB降低。③BE负值增大。④$PaCO_2$升高。⑤AG升高。

2. 代谢性碱中毒合并呼吸性碱中毒：两者结合使碱中毒的程度加重。如肾病综合征病人长期使用噻嗪类利尿剂，发生低钾、低氯性代谢性碱中毒，又并发癔症而过度换气；或心力衰竭病人进食低钠饮食并反复使用噻嗪类利尿剂，发生代谢性碱中毒而又因心衰时过度换气并发呼吸性碱中毒等。血气分析特点：①pH>7.45且明显增高。②BB增加。③BE正值增大。④$PaCO_2$降低。

3. 代谢性酸中毒合并呼吸性碱中毒：两者酸碱失衡的结果可在一定程度上互相抵消，使血pH保持在大致正常的范围内。如糖尿病酮症酸中毒或肾功能不全病人已有代谢性酸中毒合并感染高热换气过度等。血气分析特点：①pH可在正常范围内。②SB明显降低。③BE负值增大。④$PaCO_2$明显降低。⑤AG升高。

4. 代谢性碱中毒合并呼吸性酸中毒：两者酸碱失衡的结果在一定程度上互相抵消。如慢性阻塞性肺病的病人长期使用利尿剂等。血气分析特点：①pH基本正常。②$PaCO_2$明显升高。③AB和SB均升高。④BE正值增大。⑤血钾、血氯降低。

第二节　呼吸功能监测

监测重症病人的呼吸功能对临床治疗具有重要的指导意义。随着各种监测技术和仪器的发展，现已能在床边实施连续、准确、方便的呼吸功能监测。通过监测可对病人的呼吸功能状态做出评价，对呼吸功能障碍的类型和严重程度做出诊断，评价呼吸治疗的效果。呼吸监测的项目很多，并非每一个重症病人都需要全面监测，应根据病情需要，结合已有条件，选择对临床诊断治疗最有指导价值的项目进行。

一、通气功能监测

（一）潮气量（V_T）

V_T指在平静呼吸时，一次吸入或呼出的气量。

1. 测定方法：用肺功能监测仪或肺量计直接测定，现代呼吸机可直接显示。

2. 正常值：男性略大于女性，平均约为500mL。

3. 临床意义：V_T降低反映通气不足，常见于肺实质病变、胸廓或呼吸肌病变、呼吸中枢抑制、气道梗阻等。V_T增高见于过度通气，常见于发热、代谢亢进性疾病、代谢性酸中毒等。

（二）每分钟通气量（V_E）

V_E指静息状态下，每分钟吸入或呼出的气量。

1. 测定方法：V_T×呼吸频率（RR)/min，用肺功能监测仪测定，呼吸机可直接显示。

2. 正常值：男性约6663±200mL/min，女性约4217±160mL/min。

3. 临床意义：正常人通气储备较大，一般情况下不易出现改变。若 $V_E > 10L/min$，表示通气过度；$V_E < 3L/min$，反映通气不足。

（三）每分钟肺泡通气量（$\dot{V}_A$）

$\dot{V}_A$ 指安静状态下，每分钟吸入气量中进入肺泡参与气体交换的有效通气量。

1. 测定方法：$\dot{V}_A =$（潮气量－无效腔量）×呼吸频率/分钟，成人无效腔量约为 150mL。

2. 正常值：$\dot{V}_A$ 约为 5.25L/min。

3. 临床意义：$\dot{V}_A$ 下降将导致缺氧和二氧化碳潴留。$\dot{V}_A$ 增加可导致呼吸性碱中毒。

（四）动脉血二氧化碳分压（$PaCO_2$）

$PaCO_2$ 指动脉血中所含的二氧化碳产生的分压力。

1. 测定方法：取动脉血，由血气分析仪测定。

2. 正常值：4.7～6.0kPa（35～45mmHg）

3. 临床意义：$PaCO_2$ 直接反映通气功能状态。通气不足或气道梗阻时升高，过度通气时下降。

二、缺氧监测

（一）动脉血氧分压（PaO_2）

PaO_2 指动脉血中物理状态下溶解的氧分子所产生的压力。

1. 测定方法：取动脉血由血气分析仪测定。

2. 正常值：10.67～13.3kPa（80～100mmHg）。

3. 临床意义：PaO_2 低于正常，提示存在低氧血症，可由多种因素引起，如通气不足、肺泡气体交换障碍、通气/血流比率失调和肺内分流增加等。

（二）氧合指数

氧合指数是由 PaO_2 与吸入氧浓度（FiO_2）计算出的一项反映肺氧合效率的指数。

1. 测定方法：氧合指数＝PaO_2/FiO_2

2. 正常值：氧合指数 > 40.0kPa（300mmHg）。

3. 临床意义：氧合指数 < 40.0kPa（300mmHg），提示肺换气功能障碍；如氧合指数 ≤ 26.66kPa（200mmHg）是急性呼吸窘迫综合征的诊断标准之一。

（三）脉搏血氧饱和度（SpO_2）

SpO_2 是用脉搏血氧仪经皮测得的血氧饱和度值，为临床常用的评价氧合功能的指标。

1. 测定方法：用脉搏血氧仪直接测定。

2. 正常值：94%～99%。

3. 临床意义：SpO_2 反映血液的氧合情况，它与 PaO_2 关系密切，当 $PaO_2 > 9.33kPa$（70mmHg）时，SpO_2 均可达 90% 以上。$SpO_2 < 90\%$，提示有低氧血症。

三、呼吸功能监测仪器

（一）通气监测仪

测定病人自主呼吸或机械通气的潮气量、呼吸频率和每分钟通气量，以便对通气做粗略的估计，亦可为调整呼吸机工作参数提供依据。

（二）CO₂ 浓度测定仪

采用红外光谱测定法对呼气末 CO₂ 浓度（Fet CO₂）进行监测，将 FetCO₂ 换算成呼气末 CO₂ 分压（Pet CO₂），其值一般可反映 PaCO₂，可作为肺泡通气的非创伤性定量指标。严重通气不足和气体分布不匀的浅速呼吸病人，其 Pet CO₂ 与 PaCO₂ 会有较大差异，但用自身对照动态观察能反映有效通气量变化的趋向。

（三）血氧仪

根据氧合血红蛋白与还原血红蛋白的色泽光谱不同的原理设计。将换能器夹在耳垂或指端，即可反映毛细血管血氧饱和度以及脉搏。血氧饱和度能灵敏地反映氧分压，在呼吸功能监测中可随时帮助评价缺氧程度，以调整吸氧浓度和考核治疗效果。但应注意，血氧饱和度读数受局部血液循环的影响。

（四）经皮氧分压（tcPO₂）和二氧化碳分压（tcPCO₂）监测仪

为一种简便无创伤性检查方法。采用极谱电极测定氧分压；用 pH 电极测定 H⁺，再推算 CO₂ 分压。因易受局部血液循环的影响，此检查方法不如动脉血气分析检查可靠，但应用方便，在自身对照中如发现明显改变时再抽动脉血做血气分析，可减少对病人动脉穿刺的次数。

第三节　心血管功能监测

心血管功能监测对各种危重病症，尤其心血管疾病，是必不可少的重要监测内容。通过监测能够动态了解病人心血管系统的病理生理变化，及时发现心脏和血流动力学的异常改变，指导诊断和治疗。常用监测指标包括心率、心律、心电图 ST-T 波、血压、中心静脉压、肺小动脉楔压等。

一、心电图监测

心电图主要反映心脏的电活动，对各种心律失常和传导障碍的诊断分析具有肯定价值，目前尚无任何其他方法能替代心电图在这方面的作用。心肌梗死、心肌受损、供血不足、药物作用和体内电解质紊乱都可引起不同的心电图改变。因此，心电图是危重病人及手术期间的常规监测项目。

（一）心电图监测仪器

心电图监测仪器分为床边心电监测仪和心电监测系统。床边心电监测仪置于病人床边，心电监测系统由一台中心监测仪通过导线或遥控连接多台床边心电监测仪。中心或床边心电监测仪具有以下功能：①显示、记录和打印心电图波形和心率数字。②有心率上下限报警功能；具有心律失常分析的监测仪，当室性早搏每分钟超过 5 次，即发出报警。③冻结图像，使心电图波形停留在显示屏上，以供仔细观察、分析和记录。④显示数小时到 24 小时的各种趋势图，如配有电子计算机，可对多种心律失常作出分析。

（二）心电图监测的意义

危重病人做心电图连续监测的目的和意义有以下几方面：①持续显示心电活动，可即刻发现心搏骤停，立即开始心肺复苏。②持续监测心率变化。当心率出现过快（＞120 次/

min）、过慢（<50 次/min）或变化幅度太大时，常提示有影响心率的某种病因存在，应分析原因，及时处理。③持续观察心律，及时诊断心律失常，尤其是致命性与潜在致命性心律失常。致命性心律失常中最严重的如心室颤动、心室扑动，要立即用直流电除颤，中止发作。潜在致命性心律失常如持续室性心动过速、R 波落在 T 波上的室性过早搏动，均可引起心室颤动或扑动，应紧急处理。④观察 ST 段和 T 波变化，判断心肌损害与缺血以及电解质紊乱的存在，及时进行病因治疗。⑤监测药物治疗对心脏的影响，作为用药选择和剂量的参考依据。

二、血压监测

血压是最基本的心血管功能监测项目。准确和及时地测定血压，对于了解病情、指导治疗、保障重危病人生命安全具有重要意义。

（一）测量方法

血压的监测方法可分为两大类，即无创伤性测量法和有创伤性测量法。

1. 无创伤性测量法：根据袖套充气方式不同，分为手动测压法和自动测压法。手动测压法即临床通常使用的手动将袖套充气和放气，所用血压计有汞柱式和弹簧式。其缺点是费时费力，不能连续监测，不能自动报警，束缚操作者做其他工作。在危重病监测中广泛使用的是自动测压法，有多种技术和方法。最常用的是采用震荡技术测定血压，即充气泵可定时地使袖套自动充气和排气，自动定时显示收缩压、舒张压、平均动脉压，同时有自动报警装置。其优点是无创伤性，操作简单，省时省力，监测及时。

2. 有创伤性测量法：是随着心血管外科和重症监护发展的需要而应用于临床的血压监测手段。有创伤性测量法，经动脉置管后，在动脉内直接测量血压。动脉穿刺插管常用桡动脉，也可选用肱动脉、足背动脉、股动脉。有创伤性血压监测的特点在于能够提供准确可靠和连续的动脉血压数值，适合用于血管痉挛、休克、体外循环手术等病人；缺点是若操作不当会引起血肿、血栓形成等并发症。其应用适应证为：①各类危重病人和复杂的大手术及有大出血的手术。②体外循环心内直视手术。③需行低温和控制性降压的手术。④严重低血压、休克等需反复测量血压的手术。⑤需反复采取动脉血样做血气等测量的病人。⑥呼吸心跳停止后复苏的病人。

（二）临床意义

血压主要与心排血量、血容量、周围血管阻力、血管壁弹性和血液黏度五方面因素有关，反映心脏后负荷、心肌耗氧与做功及周围组织和器官血流灌注，是判断心血管功能的重要指标，但不是惟一指标。因组织器官的血流灌注除取决于血压外，还取决于周围血管阻力。若周围血管收缩，阻力增高，虽血压不低，但组织血流仍不足。因此应正确认识血压变化对机体的影响。收缩压主要由心肌收缩力和心排血量决定，其重要性在于克服各脏器的临界关闭压，以维持脏器血流供应。如肾脏的临界关闭压为 9.33kPa（70mmHg），低于此值，肾小球滤过率减少，发生少尿。舒张压的高低主要反映外周阻力的大小，与冠状动脉的血流有密切关系，舒张压低使冠状动脉灌注压减少。收缩压与舒张压的差值称为脉压，一般情况下，脉压大小主要受心脏每搏输出量和血容量的影响。一个心动周期中每一瞬间动脉血压的平均值称为平均动脉压，大约等于舒张压加 1/3 脉压，其高低与心排血量和体循环血管阻力有关。平均动脉压对脑血流灌注有明显影响，低于 8.0kPa（60mmHg）时，脑血流量显著减少。正常人的血压还与性别、年龄、体位、运动和精神状态等因素相关。

三、中心静脉压监测

中心静脉压（CVP）是指腔静脉与右心房交界处压力，由 4 部分组成：①右心室充盈压。②静脉内壁压即静脉内血容量。③静脉外壁压，即静脉收缩压和张力。④静脉毛细血管压。CVP 的高低与血容量、静脉张力和右心功能有关，是反映右心前负荷的指标。

（一）测压方法

经皮穿刺深静脉，常选用右颈内静脉、锁骨下静脉、颈外静脉，插管至上腔静脉或下腔静脉，通过三路接头与静脉输液和多功能生理监测仪（或充满生理盐水的直立压力计）连接。

（二）临床意义

中心静脉压监测常用于脱水、失血、重症休克、心力衰竭、心脏颅脑等大手术及其他重危病人，以评估血容量、右心前负荷以及右心功能，指导低血容量病人的扩容治疗。CVP 的正常值为 $5\sim12cmH_2O$。如果 $CVP<2\sim5cmH_2O$，提示右心房充盈欠佳或血容量不足。$CVP>15\sim20cmH_2O$，提示右心功能不全或血容量超负荷。CVP 不能反映左心功能。

四、肺小动脉楔压监测

由静脉插入飘浮导管（Swan-Ganz 导管），经上腔静脉或下腔静脉，通过右房、右室、肺动脉主干和左或右肺动脉分支，直至肺小动脉。在肺动脉主干测得的压力称为肺动脉压（PAP）；飘浮导管在肺小动脉的楔入部位所测得的压力称为肺小动脉楔压（PAWP），又名肺毛细血管楔压（PCWP）。PAWP 是反映左心前负荷的重要指标。

（一）测压方法

经皮穿刺深静脉，首选途径是右颈内动脉，亦可选左贵要静脉。插管经腔静脉通过右心房、右心室进入肺动脉及其分支。飘浮导管常用四腔管（Swan-Ganz）导管。导管的顶端开口供插管时测量压力；距顶端 30cm 的近段开口测 CVP，并可注射冷盐水供测心排血量（CO）；第 3 个腔开口于近导管顶端的气囊内，气囊充气后便于导管随血流向前推进；距导管顶端近测 4cm 处有热敏电阻，用于测量 CO。导管插入后根据压力监测仪所示波形特征和压力大小判断其位置。

（二）临床意义

PAWP 与左心室舒张末压密切相关，是反映左心室功能的有效指标，可为临床评估心脏功能状态和指导治疗提供较准确的客观依据。PAWP 正常值为 $0.80\sim1.6kPa$（$6\sim12mmHg$），PAWP $<0.67kPa$（$5mmHg$），提示血容量不足；PAWP $>2.4kPa$（$18mmHg$），提示左心衰或肺水肿。临床主要用于休克的病因鉴别及扩容监测，指导左心衰、急性心肌梗死等严重心脏疾病的诊断和治疗，也可用以评价血管活性药物的治疗效果。飘浮导管同时还可直接测定中心静脉压、右房压、右室压、肺动脉压和心排血量等多项血流动力学指标。

第四节　肾脏功能监测

发生各种危重疾病时，肾脏是最易受累的脏器之一。轻度肾损害多为可逆的功能性改变，及时纠正致病因素，即可恢复。重者可引起器质性改变，肾功能损害后难以恢复而最终导致急性肾衰竭。对危重病人，应在掌握病史、临床症状和体征的基础上，通过尿液和血液检查，及时了解肾功能情况，进行动态观察。

一、尿液检查

（一）尿量

正常肾脏 1 天需排出溶质 30～40g，每 1g 溶质最少要 15mL 尿液，因此每天尿量应在 400～500mL 以上。尿量是肾衰竭的重要指标之一。尿量<400mL/24h 称少尿，尿量<100mL/24h 称无尿。大部分肾前性因素所致肾损害和急性肾衰竭病人出现少尿，但前者经补液和利尿药治疗，尿量即可明显增多。无尿常见于完全性尿路梗阻、双侧肾皮质坏死、严重的急性肾小管坏死和肾小球肾炎等。发生急性肾损害时，尿量变化迅速，应密切观察。

（二）尿液沉渣显微镜检查

急性肾小管坏死常有大量颗粒管型和肾小管上皮细胞。红细胞管型提示肾小球肾炎和血管炎。大量红细胞尚见于结石、肿瘤和尿路感染。嗜酸性粒细胞尿（尿嗜酸性粒细胞占白细胞的 5％以上）常提示间质性肾炎，尤其是药物所致者。尿中性粒细胞增多提示感染。尿酸结晶提示肿瘤坏死和横纹肌裂解症等。

（三）蛋白尿

出现蛋白尿应考虑肾损害。大量蛋白尿提示肾小球疾病，偶见于甾体类消炎药引起的急性间质性肾炎。血红蛋白尿表明存在急性血管内溶血。挤压综合征、横纹肌溶解综合征释放出大量肌红蛋白，出现肌红蛋白尿。

（四）滤过钠排泄分数

代表尿钠排量占肾小球滤过钠量的比例，反映肾小管的重吸收功能，是早期诊断和鉴别诊断急性肾衰竭的重要指标。计算公式为：

$$滤过钠排泄分数 = \frac{尿钠/血钠}{尿肌酐/血肌酐} \times 100\%$$

正常值为 1％。肾前性肾衰竭<1％，急性肾小管坏死>1％。

（五）肾衰竭指数

临床意义与滤过钠排泄分数相同，计算公式为：

$$肾衰竭指数 = \frac{尿钠}{尿肌酐/血肌酐}$$

肾前性肾衰竭<1，急性肾小管坏死>2。

（六）自由水清除率

反映肾小管浓缩稀释功能，常在发生急性肾小管坏死前数天即可有反映，可作为急性肾衰竭的早期诊断指标。计算公式为：

$$自由水清除率＝尿量(mL/h) \times \left(1-\frac{尿渗量}{血渗量}\right)$$

正常值为$-25 \sim -120mL/h$。急性肾小管坏死$> -1mL/h$。

二、肾小球功能检查

(一) 血肌酐

肌酐是肌肉内磷酸肌酸代谢产物，由肾小球滤过而排出体外，肾小管基本不重吸收且排泌量也较少。当肾实质损害，肾小球滤过率降低到临界点后（下降至正常的1/3时），血液肌酐浓度就会急剧上升。血肌酐正常值为$53 \sim 106\mu mol/L$，其浓度升高提示肾小球滤过功能减退。急性肾衰竭时，血肌酐呈明显的进行性升高，是重要的诊断指标。

(二) 内生肌酐清除率 (Ccr)

在严格控制饮食条件和肌肉活动相对稳定情况下，血肌酐的生成量和尿肌酐的排出量较恒定，其含量的变化主要受内源性肌酐的影响。肾脏在单位时间内排出的肌酐量，相当于多少毫升血液中的内生肌酐被完全清除，称为内生肌酐清除率，反映了肾小球的滤过功能。计算公式为：

$$Ccr(mL/min)＝\frac{尿肌酐浓度(\mu mol/L) \times 每分钟尿量(mL/min)}{血肌酐浓度(\mu mol/L)}$$

为排除个体的差异性，计算所得数值要以体表面积进行校正。校正公式为：

$$Ccr 校正值＝清除率计算值 \times 标准体表面积(1.73m^2)/受试者的体表面积$$

成人Ccr正常值为$80 \sim 120mL/min$。Ccr的敏感性和特异性均较血肌酐高，可较早反映肾小球滤过率的受损。此外，肾衰竭时凡由肾代谢和排出的药物也根据Ccr降低的程度来调节用药剂量。

(三) 血尿素氮 (BUN)

BUN是人体蛋白质代谢的终末产物，主要经肾小球滤过随尿排出。成人BUN的正常值为$3.2 \sim 7.1mmol/L$。血中尿素氮的测定可反映肾小球的滤过功能，但肾小球滤过功能下降至正常的50%以下时，BUN才见升高，故不是敏感反映肾小球滤过功能的指标。但对慢性肾衰竭失代偿期，其增高的程度一般与病情严重性一致，血BUN也可作为肾衰竭透析充分性指标。血BUN增高也可因感染、高热、脱水、消化道出血、进食高蛋白饮食等因素所致，但血肌酐一般不升高，且祛除增高因素后，血BUN即可下降。

(四) 血 β_2-微球蛋白

β_2-微球蛋白 (β_2-MG) 是体内有核细胞包括淋巴细胞、血小板、多形核白细胞产生的一种小分子球蛋白，分子量为11800，由99个氨基酸组成单链多肽。正常情况下，其产生量和血浓度十分恒定，很容易由肾小球滤过，99.9%以上被近端肾小管经胞饮作用而重吸收并降解。正常成人血清β_2-MG为$0.8 \sim 2.4mg/L$。在肾小球滤过功能损害而导致排泄减少时，血清β_2-MG升高，其敏感性和特异性均高于血肌酐和尿素氮测定，可作为肾小球滤过功能减退的一个指标。当体内有炎症或肿瘤时，血中β_2-MG亦增高。

自 学 指 导

【重点难点】

1. 血气分析：血气分析是危重病人病情观察的基本监测项目，对使用呼吸机的病人，血气分析监测指标更是必不可少的。根据血气分析结果可以判断病人呼吸衰竭和酸碱平衡紊乱的类型、程度以及血液的氧合状态等，对指导治疗有重要意义。血气分析的各项主要指标及临床意义是本节学习的重点。

血气分析中动脉血氧分压（PaO_2）、动脉血氧饱和度（SaO_2）、动脉血氧含量（CaO_2）、动脉血二氧化碳分压（$PaCO_2$）是反映机体呼吸功能和氧供给的指标，其中 PaO_2 和 $PaCO_2$ 是主要指标。PaO_2 测定的重要临床意义是判断机体有否缺氧及其程度，正常值为 $10.67 \sim 13.3kPa$（$80 \sim 100mmHg$）。PaO_2 降至 $8.0kPa$（$60mmHg$）以下时，机体已濒临失代偿边缘，也是诊断呼吸衰竭的标准。PaO_2 低于 $5.3kPa$（$40mmHg$）为重度缺氧，须立即纠正。PaO_2 在 $2.67kPa$（$20mmHg$）以下，脑细胞不能再从血液中摄取氧，生命不能维持。$PaCO_2$ 指动脉血中物理溶解的 CO_2 分子所产生的压力。由于 CO_2 弥散力很强，所以动脉血与肺泡气中的 CO_2 基本平衡，$PaCO_2$ 正常值为 $4.67 \sim 6.0kPa$（$35 \sim 45mmHg$），其测定值是衡量肺通气和判断呼吸性酸碱失衡的重要指标。$PaCO_2 < 4.67kPa$（$35mmHg$），反映通气过度，可引起呼吸性碱中毒；$PaCO_2 > 6.67kPa$（$50mmHg$），提示肺泡通气不足，可引起呼吸性酸中毒。$PaCO_2$ 还用以判断呼吸衰竭的类型。若 $PaO_2 < 8.0kPa$（$60mmHg$），$PaCO_2 < 4.67kPa$（$35mmHg$）或在正常范围，为 I 型呼吸衰竭；若 $PaO_2 < 8.0kPa$（$60mmHg$），$PaCO_2 > 6.67kPa$（$50mmHg$），为 II 型呼吸衰竭。$PaCO_2$ 也是机体血气内环境与代谢性酸碱平衡发生代偿联系的重要环节，可用于判断代谢性酸碱平衡失调的代偿反应。代谢性酸中毒经肺代偿后 $PaCO_2$ 降低，最大代偿 $PaCO_2$ 可降至 $1.33kPa$（$10mmHg$）；代谢性碱中毒经肺代偿后 $PaCO_2$ 升高，最大代偿 $PaCO_2$ 可升至 $7.33kPa$（$55mmHg$）。

pH 值、碳酸氢（HCO_3^-）、缓冲碱（BB）、剩余碱（BE）、阴离子间隙（AG）是反映体内血液酸碱平衡状态的指标。pH 值是判断酸碱平衡调节中机体代偿程度最重要的指标，它反映体内呼吸性和代谢性因素综合作用的结果，$pH < 7.35$ 是失代偿性酸中毒，$pH > 7.45$ 为失代偿性碱中毒。pH $7.35 \sim 7.45$ 可有 3 种情况：无酸碱失衡，代偿性酸碱失衡，复合性酸碱失衡。后两者由于存在机体调节和酸碱中和作用，要区别是呼吸性、代谢性或复合性酸碱失衡，要结合其他相关指标进行综合判断。HCO_3^- 是反映机体酸碱代谢状况的指标，正常时 AB 值与 SB 值无差异，AB 与 SB 的差可反映呼吸因素对酸碱平衡的影响程度。AB > SB 时，提示呼吸性酸中毒；而 AB < SB 时，提示呼吸性碱中毒。AB = SB，并均低于正常值，提示代谢性酸中毒；AB = SB，且均高于正常值，提示代谢性碱中毒。BB 和 BE 均不受呼吸性因素的影响，只反映代谢因素的改变。BB 反映机体对酸碱紊乱时总的缓冲能力，BE 则是表示全血中碱储备增加或减少的情况。阴离子间隙（AG）为血清中测得的阳离子总数与阴离子总数之差，是协助判断代谢性酸中毒和各种混合性酸碱失衡的重要指标。临床上遇到混合性酸碱平衡失调的危重病人，应结合病史、临床表现和血气分析的结果进行综合分析判断，方可做出正确的诊断，以指导治疗。

2. 呼吸功能监测：监测重症病人的呼吸功能对临床治疗具有重要的指导意义，是成功抢救呼吸衰竭和防治多器官功能衰竭的重要环节。通气功能监测和缺氧监测的主要项目及临床意义是本节学习的重点。

通气功能监测主要包括潮气量（V_T）、每分钟通气量（V_E）、每分钟肺泡通气量（$\dot{V}_A$）和 $PaCO_2$。V_T 和 V_E 降低示通气不足，两者增高示通气过度。$\dot{V}_A$ 是指安静状态下每分钟吸入气量中进入肺泡参与气体交换的有效通气量，其与 V_T 的关系为：$\dot{V}_A = (V_T - $无效腔量$) \times$呼吸频率/分钟，正常时成人无效腔量约为 150mL。在病理情况下，肺局部血流障碍时，进入肺泡的气体由于缺乏充足的血流与之进行气体交换，则使无效腔量增加，通气效率降低。由于 CO_2 弥散力很强，所以动脉血与肺泡气中的 CO_2 基本平衡，$PaCO_2$ 测定值可直接反映肺的通气功能状态，通气不足或气道梗阻时 $PaCO_2$ 升高，过度通气时 $PaCO_2$ 下降。

缺氧监测主要包括 PaO_2、脉搏血氧饱和度（SpO_2）、氧合指数。PaO_2 低于正常，提示存在低氧血症，可由多种因素引起，如通气不足、肺泡气体交换障碍、通气/血流比率失调和肺内分流增加等。SpO_2 是用脉搏血氧仪经皮测得的血氧饱和度值，临床应用方便，为评价体内氧合功能的指标，与 PaO_2 关系密切，当 $PaO_2 > 9.33kPa$（70mmHg）时，SpO_2 均可达 90% 以上。$SpO_2 < 90\%$ 提示有低氧血症。氧合指数是由 PaO_2 与吸入氧浓度（FiO_2）计算出的一项反映肺氧合效率的指数。氧合指数 $< 40.0kPa$（300mmHg）提示肺换气功能障碍，如氧合指数 $\leq 26.66kPa$（200mmHg）是急性呼吸窘迫综合征的诊断标准之一。

3. 心血管功能监测：心血管功能监测对各种危重病症，尤其心血管疾病，是必不可少的重要监测内容。心电图、血压、中心静脉压、肺小动脉楔压监测的临床意义是本节学习的重点。

心电图是危重病人及手术期间的常规监测项目。进行心电图连续监测的主要意义有：①持续显示心电活动，可即刻发现心搏骤停，立即开始心肺复苏。②持续监测心率变化。当心率出现过快（>120 次/min）、过慢（<50 次/min）或变化幅度太大时，常提示有影响心率的某种病因存在，应分析原因，及时处理。③持续观察心律，及时诊断心律失常，尤其是致命性与潜在致命性心律失常，以便紧急处理。④观察 ST 段和 T 波变化，判断心肌损害与缺血以及电解质紊乱的存在，及时进行病因治疗。⑤监测药物治疗对心脏的影响，作为用药选择和剂量的参考依据。

血压属于生命征象的监测项目之一。准确和及时地测定血压，对于了解病情、指导治疗、保障危重病人生命安全具有重要意义。血压主要与心排血量、血容量、周围血管阻力、血管壁弹性和血液黏度五方面因素有关，其反映心脏后负荷、心肌耗氧与做功及周围组织和器官血流灌注，是判断心血管功能的重要指标。收缩压主要由心肌收缩力和心排血量决定，其重要性在于克服各脏器的临界关闭压，以维持脏器血流供应。

中心静脉压（CVP）监测的目的是用以评估血容量、右心前负荷以及右心功能状态，主要用于脱水、失血、重症休克、心力衰竭、心脏颅脑等大手术及其他危重病人，指导低血容量病人的扩容治疗。CVP 的正常值为 $5 \sim 12cmH_2O$。如果 $CVP < 2 \sim 5cmH_2O$，提示右心房充盈欠佳或血容量不足；$CVP > 15 \sim 20cmH_2O$，提示右心功能不全或血容量超负荷。CVP 不能反映左心功能。

应用飘浮导管（Swan-Ganz 导管）在肺小动脉的楔入部位所测得的压力称为肺小动脉楔压［PAWP，又称肺毛细血管楔压（PCWP）］。PAWP 与左心室舒张末压密切相关，是反映左心前负荷与左心室功能的有效指标，可为临床评估心脏功能状态和指导治疗提供较准确的客观依据。PAWP 正常值为 $0.80\sim1.6kPa(6\sim12mmHg)$。$PAWP<0.67kPa(5mmHg)$ 提示血容量不足，$PAWP>2.4kPa(18mmHg)$ 提示左心衰或肺水肿。临床主要用于休克的病因鉴别及扩容监测，指导左心衰、急性心肌梗死等严重心脏疾病的诊断和治疗，也可用以评价血管活性药物的治疗效果。

4. 肾功能监测：各种危重疾病时肾脏是最易受累的脏器之一。进行肾功能监测可及时了解肾功能变化，防治肾脏损害。尿液检查和肾小球功能检查的主要项目及临床意义是本节学习的重点。

尿液检查包括尿量、尿液沉渣显微镜检查、蛋白尿、滤过钠排泄分数、肾衰竭指数、自由水清除率等监测项目。尿量是肾衰竭的重要指标之一，尿量 $<400mL/24h$ 称为少尿，尿量 $<100mL/24h$ 称为无尿。大部分肾前性因素所致肾损害和急性肾衰竭病人出现少尿，前者经补液和利尿药治疗，尿量即可明显增多。但肾前性因素所致肾损害若不能及时发现和治疗，可很快发展为急性肾衰竭。尿液沉渣显微镜检查可发现肾及尿路损伤后的各种异常尿液变化。急性肾小管坏死常有大量颗粒管型和肾小管上皮细胞，红细胞管型提示肾小球肾炎和血管炎，嗜酸性粒细胞尿（尿嗜酸性粒细胞占白细胞的 5％ 以上）常提示间质性肾炎尤其是药物所致者，尿中性粒细胞增多提示感染，尿酸结晶提示肿瘤坏死和横纹肌裂解症等。尿液检查出现蛋白尿应考虑肾损害。血红蛋白尿表明存在急性血管内溶血。挤压综合征、横纹肌溶解综合征释放出大量肌红蛋白，出现肌红蛋白尿。滤过钠排泄分数和肾衰指数反映尿钠排量占肾小球滤过钠量的比例，反映肾小管的重吸收功能，是早期诊断和鉴别诊断急性肾衰竭的重要指标。自由水清除率反映肾小管浓缩稀释功能，常在发生急性肾小管坏死前数天即可有反映，可作为急性肾衰竭的早期诊断指标。

关于肾小球功能检查主要介绍了血肌酐、内生肌酐清除率（Ccr）、血尿素氮（BUN）、血 β_2-微球蛋白（β_2-MG）等项。血肌酐在肾实质损害并肾小球滤过率降低到临界点后（下降至正常的 1/3 时），其浓度就会明显上升。急性肾衰竭时，血肌酐呈进行性升高，是重要的诊断指标。Ccr 反映了肾小球的滤过功能，其敏感性和特异性均较血肌酐高，可较早反映肾小球滤过率的受损。此外，肾衰竭时，凡由肾代谢和排出的药物也应根据 Ccr 降低的程度来调节用药剂量。BUN 测定值可反映肾小球的滤过功能，但不是反映肾小球滤过功能的敏感指标。对慢性肾衰竭失代偿期，其增高程度一般与病情严重性一致，血 BUN 也可作为肾衰竭透析充分性指标。血 β_2-MG 是体内有核细胞包括淋巴细胞、血小板、多形核白细胞产生的一种小分子球蛋白，正常情况下其产生量和血浓度十分恒定，很容易由肾小球滤过，99.9％ 以上被近端肾小管经胞饮作用而重吸收并降解。在肾小球滤过功能损害而导致排泄减少时，血清 β_2-MG 升高，其敏感性和特异性均高于血肌酐和尿素氮测定，可作为肾小球滤过功能减退的一个指标。

【学习思考题】

1. 血气分析的常用检测项目有哪些？其临床意义是什么？
2. 呼吸功能监测主要有哪些项目？其临床意义是什么？
3. 心血管功能监测常用哪些项目？其临床意义是什么？
4. 尿液检查对肾功能监测有何意义？肾小球功能检查的主要项目及临床意义是什么？

附录 重症监护治疗病房（ICU）

重症监护治疗病房（intensive care unit，简称 ICU）是集中收治危重病人，进行全面系统检查、监护、观察和治疗，以最大限度保证病人生命安全并有效地提高抢救成功率的医疗单元，是大中型医院不可缺少的重点科室。

一、ICU 在医院中的作用和地位

ICU 是近 40 年来随着危重病医学的发展而建立起来的涉及各医学专科领域的综合性医疗体系。ICU 的任务是根据现代危重病医学理论，运用最好的医疗设备、最先进的医疗技术和最完善的医疗服务来抢救和治疗危重病人，中断疾病的颓势进展，维护全身器官的正常功能和机体内环境的稳定，赢得治疗基础伤病的时机，从而显著提高危重病人急救的成功率，降低伤残和死亡率。目前 ICU 的临床使用和管理已建立了一套较完整的理论体系，在医学高度专业化发展的今天，它已成为独立于传统专科之外的一个新的专业科室，各专科的危重病人在 ICU 内度过其最危险的阶段。国内外的实践和经验证明，ICU 是抢救危重病人、提高医护水平最有效的组织形式。

鉴于 ICU 在医院工作中的重要作用和所代表的现代危重病医学的发展标志，我国卫生部在 1989 年颁布的医院等级评审标准中明确地把 ICU 建设作为评级的标准之一。ICU 的存在与否以及水平如何已被普遍用来衡量一个现代化综合性医院的整体医疗水平。

二、ICU 的组建

ICU 是一个医院集现代先进医疗设备、特殊诊断和治疗技术的医疗科室，资金和人员投入巨大，专门为病情危重的病人而设置。ICU 应建在医院适当的位置，最好是靠近手术室，并且与急诊室之间有便于危重病人转运的通道。大中型医院通常建立面向各科危重病人的综合性 ICU，这样可以充分发挥医务人员和设备仪器的作用，符合医学专业分工发展的方向，提高 ICU 的技术水平。在一些大型医院或专科医院，根据专业发展和临床工作的需要，还设有专科 ICU，如外科重症监护治疗病房（SICU）、烧伤重症监护治疗病房（BICU）、神经科重症监护治疗病房（NICU）、心脏病监护治疗病房（CCU）、呼吸病监护治疗病房（RCU）、小儿监护治疗病房（PCU）等。ICU 的大小或专业设置取决于各医院的具体情况，如医院的级别、规模、性质、接受急诊的病种及数量等，一般认为 200 张病床以上的医院应开设 ICU，以 4~10 张病床较为适合。

ICU 的工作结构由 3 个主体组成：①训练有素的医师和护士，能够承担对生命器官（多系统脏器）功能进行紧急抢救和延续性支持的医护工作。②具有先进的监测设备和技术，对危重病人进行持续、定量的观察和记录，动态地指导临床抢救与治疗。③应用医疗高技术和新疗法（含中医药），对各重要脏器功能进行救治和保护，挽救病人的生命。急救医学是一门综合性边缘学科，因此 ICU 与临床各科间有着相互交叉、相互渗透、相互支持的密切协作关系。

鉴于 ICU 的工作特点，因此对其医护人员有较高的要求。专业从事 ICU 工作的医师一般都要在接受广泛系统的医学教育基础上，进行加强医疗知识的专业培训，具备对各种危重病、严重创伤、生命器官功能衰竭紧急诊治抢救的能力，熟练掌握各脏器系统生理、病理状况下的功能监测和支持管理，同时全面掌握与了解对全身各系统的常见病、征的诊断治疗和相关操作技能。在 ICU 工作的护理人员也要经过专业培训方可上岗。此外，ICU 内还应配有护理员、卫生员和对设备仪器进行管理的专业技师。

三、ICU 的主要仪器设备

ICU 以严密的生理监测和先进的治疗技术为特点，因此需要配备各种必不可少的监测和治疗仪器设备。ICU 医师应该熟悉和掌握这些设备的性能、使用适应证和方法、各种参数的临床意义、故障的识别和简单的排除方法。ICU 除要有急诊室和普通病房的常规诊疗设施外，还应配备以下主要仪器设备。

1. 呼吸机：呼吸机是 ICU 的必备设备，机型应是能够提供各种呼吸模式和监测功能的多功能呼吸机。呼吸机用于中枢性、动力性和肺脏本身疾病引起的呼吸功能不全，其主要功能是维持通气、改善气体交换，从而保证组织氧供和二氧化碳排出，以满足基本生命活动的需要。

2. 血气分析仪：ICU 应自备血气分析仪，因在诊疗过程中血气检测不分昼夜非常频繁。对危重病人要随时了解呼吸功能的变化和体液酸碱平衡状况，而在应用呼吸机过程中要通过血气检测判断呼吸机治疗的效果。新型的血气分析仪器除检测常规血气项目外，还可同时检测电解质、血细胞比容、乳酸、尿素氮、血糖等项临床需要的重要指标。

3. 生命监护仪：用于连续监测危重病人生命体征的变化，是 ICU 的基本监测内容之一。生命监护仪除进行心电、心率、心律、无创血压等循环功能监测外，还同时监测动脉血氧饱和度、体温等生理参数。

4. 心电监测仪：用于对心电图的连续监测。心电监测仪包括床边监护仪、遥测监护仪和中央信息处理中心。一台中央信息处理微机可与 6～8 床边监护仪和 1～4 台遥测监护仪连接，进行心律失常分析及数据储存。中央信息处理中心与床边监护仪通过电线连接，与遥测监护仪之间通过无线电波通讯连接。

5. 气囊漂浮导管（Swan-Ganz 导管）：用气囊漂浮导管能够迅速地进行各种血液动力学监测。导管从静脉插入，经右房、右室、肺动脉主干和肺动脉分支，嵌顿在肺动脉较小分支内，可测定右心房压（相当于中心静脉压）、右心室压、肺动脉压、肺小动脉楔压（又名肺毛细血管楔压）多项指标，以判断病人血液动力功能状态，对休克、心力衰竭、肺水肿、急性呼吸窘迫综合征等危重病症的治疗有重要指导意义。

6. 颅内压监测仪：颅内压监测仪一般是将一压力传感器置于颅骨内板和硬脑膜之间，连续地对颅内压进行测定，最常用于重型闭合性颅脑损伤病人。

7. 护理及其他设备：ICU 的治疗要求常常需要高度的量化，故要配备容量注射泵、微量注射泵和加压输血泵。此外要常规准备深静脉穿刺三（双）腔管、低压气囊气管套管、胸腔闭式引流装置等。如有条件，ICU 内最好能配备小型 B 超机和 X 线机。

四、ICU 病人的收治

ICU 专门收治需要抢救、监护和治疗的危重病人。收治病种范围广是其特点，可概括为两大类：①各种危重的急性可逆性疾病，如休克、急性心力衰竭、呼吸衰竭、心跳呼吸骤停、昏迷、各种代谢性疾病危象、急性中毒、多器官功能衰竭综合征（MODS）等。②各种重大手术后需要密切监护和复苏的病人，如心脏手术后、多发伤术后等。以下病种不属ICU 的收治范围：急性传染病、癌症晚期、无急性症状的慢性疾病以及脑死亡者。

病人收入 ICU 后应立即进行急救。首先检查生命体征的变化，给予相应的处理，同时进行各项监测，包括体温、脉搏、呼吸、血压、心电图、血气分析、血常规、尿常规、血液生化、呼吸循环监护等。然后采集病史，详细查体，结合各项检查结果尽快做出诊断和拟定抢救治疗措施。治疗顺序为首先维持生命体征的稳定，对主要脏器功能障碍或衰竭进行支持治疗，其次是针对病因治疗，同时维护好其他器官的功能。ICU 的病人大多不能进食或要求禁食，因此从治疗开始就要注意病人的水、电解质和酸碱平衡紊乱的纠正，给予足够的营养支持，对热量、热/氮比值、必需氨基酸、维生素、微量元素及电解质等供应要全面考虑，精确计算。

五、ICU 的管理

（一）行政管理

主要是指医院行政决策和管理层对 ICU 的组织管理。医院行政主管应对 ICU 在医院危重病抢救工作中的重要性有足够的认识，制定宏观规划，包括本院 ICU 的工作性质、建设规模、人员配备及培训和经费投入等。医疗行政主管部门如医务处、护理部、人事处等，具体负责 ICU 发展规划的落实、各项规章制度的制定、物质与人员的保障和对 ICU 的工作进行指导与检查。此外，ICU 需要全院各相关临床科室的支持和协助，医务处要及时进行协调。

（二）业务管理

ICU 的具体业务管理由 ICU 主任和护士长负责，主要有三方面：①制订阶段发展计划、年度计划、人员进修计划、仪器设备购置和更新计划等，使 ICU 工作井然有序地不断发展。②管理 ICU 日常的医疗、教学、科研、护理工作。③组织实施对危重病人的具体救护工作，如主持抢救、拟定抢救和监护方案、组织会诊等。

（三）工作考核

ICU 主要考核指标应包括：①ICU 工作总量，危重病人的抢救成功率、死亡率，各种严重并发症的发生率，院内感染率，床位使用率和周转率等。②ICU 的社会效益和经济效益。ICU 是否在重大抢救工作中做出突出成绩，树立了医院的良好的形象和声誉，同时用较少的资金投入获得较好的经济效益。③科研创新和新技术、新方法在 ICU 的推广应用。④人才培养和医护人员素质的提高。

附篇：模拟试题及参考答案

模拟试题（一）

一、单项选择题 （在备选答案中选择1个最佳答案，并把它的标号写在题后的括号内。每题1分,共12分）

1. 急性左心衰的治疗，下列哪项是最主要的（　　　）
   A. 强心利尿扩血管药物　　　B. 吸氧　　　C. 平喘药物　　　D. 应用氯化钾　　　E. 卧床休息

2. 重症支气管哮喘发作，首选治疗药物是（　　　）
   A. 茶碱类　　　B. β受体激动剂　　　C. 抗胆碱能类　　　D. 肾上腺皮质激素　　　E. 抗组胺药

3. Ⅱ型慢性呼吸衰竭急性发作适宜的吸氧浓度为（　　　）
   A. 25%～30%　　　B. 35%～40%　　　C. 45%～50%　　　D. 55%～60%　　　E. ＞60%

4. 急性心肌梗死早期最具特征性的实验室检查改变是（　　　）
   A. 血清 LDH 上升　　　B. 血清 AST 上升　　　C. 血清 ALT 上升　　　D. 血清 CK-MB 上升　　　E. 血清肌红蛋白下降

5. 以下哪项不是急性呼吸窘迫综合征的临床表现特点（　　　）
   A. 有休克、创伤等病史　　　B. 突发性进行性呼吸困难　　　C. 发绀　　　D. 发病早期肺部听到大量干、湿啰音　　　E. 呼吸频率＞28 次/min

6. 男，36 岁，突然呕血 2000mL，伴柏油样大便。体检：休克状态，血压 60/30mmHg，心率 120 次/min。此时最急需的治疗措施为（　　　）
   A. 应用止血药物　　　B. 立即补充血容量　　　C. 急诊胃镜检查　　　D. 应用抗酸药物　　　E. 严格卧床休息

7. 下列哪项对出血坏死型胰腺炎最具诊断价值（　　　）
   A. 血清脂肪酶增高　　　B. 血清淀粉酶增高　　　C. 血钙降低　　　D. 血胆红素增高　　　E. B超或CT检查胰腺增大，轮廓边界模糊不清

8. 抢救糖尿病酮症酸中毒昏迷病人时，胰岛素最佳使用方案为（　　　）
   A. 大剂量胰岛素静脉注射＋肌内注射　　　B. 大剂量胰岛素静脉滴注　　　C. 大剂量胰岛素皮下注射　　　D. 小剂量胰岛素静脉滴注　　　E. 小剂量胰岛素静脉注射

9. 在腹部闭合性损伤实质性脏器出血的诊断中，下列哪项最重要（　　　）
   A. 季肋部外伤史　　　B. 腹部压痛、反跳痛及肌紧张　　　C. 血压低于 60/40mmHg　　　D. 血红蛋白值逐渐减少　　　E. 腹腔穿刺抽出不凝固血液

10. 小儿惊厥急救治疗不包括以下哪项（　　　）
    A. 吸氧　　　B. 应用抗惊厥药物　　　C. 应用肾上腺皮质激素　　　D. 治疗原发疾病　　　E. 针灸治疗

11. 胸外心脏按压时手掌的正确部位是（　　　）

A. 左锁骨中线第 4 肋间　　B. 剑突与胸骨交界处　　C. 胸骨中、下 1/3 交界处　　D. 胸骨左旁第 4 肋间　　E. 心脏前方的胸壁

12. 容易引起急性肾衰竭的外伤是（　　）

　　A. 严重挤压伤　　B. 关节扭伤　　C. 创伤性窒息　　D. 严重头皮撕脱伤　　E. 脑震荡

二、多项选择题（在备选答案中有 2～5 个是正确的，将其全部选出并将他们的标号写在题后的括号内，错选或漏选均不给分。每题 2.5 分，共 20 分）

1. 急性前壁心肌梗死时，下列哪些心律失常是发生心室颤动的先兆（　　）

　　A. 室早落在前一心搏的易损期（R 在 T 波上）　　B. 短阵室性心动过速　　C. 频发室性早搏
　　D. 偶发室性早搏　　E. 频发房性早搏

2. 下列哪些为急性出血坏死型胰腺炎的主要并发症（　　）

　　A. 消化道出血　　B. 急性呼吸窘迫综合征　　C. 急性肾衰竭　　D. 休克　　E. 低钙血症

3. 下列哪些是有机磷杀虫药中毒的毒蕈碱样症状（　　）

　　A. 肌肉纤维束抽动　　B. 瞳孔缩小　　C. 肺水肿　　D. 小便失禁　　E. 多汗

4. 急性肾衰竭常发生于（　　）

　　A. 误输入异型血　　B. 挤压综合征　　C. 感染性休克　　D. 右侧输尿管急性梗阻　　E. 肾毒性药物

5. 心搏骤停时的立即处理是（　　）

　　A. 应用起搏器　　B. 口对口呼吸　　C. 立即做心电图　　D. 胸外心脏按压　　E. 立即测量血压

6. 一病人今日晨起发现口角向左歪斜，不能讲话，右侧肢体偏瘫，检查时可发现（　　）

　　A. 右鼻唇沟变浅　　B. 皱额不能　　C. 右眼闭合不能　　D. 右下肢 Babinski 征阳性　　E. 右侧肢体感觉障碍

7. 下列哪些疾病易继发多脏器功能失常综合征（　　）

　　A. 多发伤　　B. 败血症　　C. 急性出血坏死型胰腺炎　　D. 大面积烧伤　　E. 休克

8. 关于休克的诊断及治疗，下列哪些项是正确的（　　）

　　A. 诊断休克时应将动脉压测定与全身检查所见综合考虑　　B. 应注意病因诊断及查找各种并发症
　　C. 血压低及心排血量低者应及时使用较大剂量血管收缩药　　D. 迅速恢复心搏出量与组织灌注
　　E. 注意纠正酸中毒

三、填空题（每题 2 分，共 10 分）

1. 急性左心衰主要出现_____的表现。

2. 糖尿病酮症酸中毒最具特征性的症状是_____。

3. 诊断有机磷中毒的最重要检验指标为_____。

4. 创伤性气胸根据胸膜不同的破裂情况及胸腔内压力的变化，一般分为_____、_____和_____三类。

5. 急性胰腺炎通常分为_____和_____两型。

四、名词解释（每题 4 分，共 20 分）

1. 脊髓休克　　2. 弥散性血管内凝血　　3. 反常呼吸　　4. 心房颤动　　5. 糖尿病酮症酸中毒

五、简答题（每题 6 分，共 18 分）

1. 感染性休克的急救原则是什么？
2. 简述糖尿病酮症酸中毒的诊断要点。
3. 心搏骤停的常见原因是什么？

六、论述题（每题 10 分，共 20 分）

1. 试述脑出血的主要治疗措施。

2. 急性肾衰竭发生高钾血症的原因、临床表现及急救治疗措施是什么？

模拟试题（二）

一、单项选择题（在各选答案中选择 1 个最佳答案，并把它的标号写在题后的括号内。每题 1 分，共 12 分）

1. 重症支气管哮喘发作，应用肾上腺皮质激素应选用（　　）

　　A. 短程大剂量口服　　B. 短程大剂量吸入　　C. 小剂量逐渐递增　　D. 小剂量长疗程　　E. 短程大剂量静脉用

2. Ⅱ 型呼吸衰竭是指（　　）

　　A. $PaO_2 < 6.67kPa$（50mmHg），$PaCO_2 > 8.0kPa$（60mmHg）　　B. $PaO_2 > 8.0kPa$（60mmHg），$PaCO_2 < 6.67kPa$（50mmHg）　　C. $PaO_2 < 8.0kPa$（60mmHg），$PaCO_2 > 6.67kPa$（50mmHg）　　D. $PaO_2 < 7.33kPa$（55mmHg），$PaCO_2 > 6.67kPa$（50mmHg）　　E. $PaO_2 < 8.0kPa$（60mmHg），$PaCO_2 < 6.67kPa$（50mmHg）

3. 以下哪项不是急性肠梗阻的典型症状（　　）

　　A. 腹痛　　B. 发热　　C. 呕吐　　D. 腹胀　　E. 停止排便、排气

4. 男，60 岁。患急性下壁心肌梗死 2 天，昏厥 2 次，心室率 40 次/min，律齐，心电图为三度房室阻滞，首选治疗是（　　）

　　A. 麻黄碱　　B. 阿托品　　C. 异丙肾上腺素　　D. 人工心脏起搏器　　E. 溴丙胺太林（普鲁本辛）

5. 为控制心房颤动的心室率，首选下列哪种药物（　　）

　　A. 维拉帕米　　B. 洋地黄　　C. 普萘洛尔　　D. 奎尼丁　　E. 普鲁卡因胺

6. 男，45 岁。心前区剧痛 2 小时，心电图检查结论为广泛前壁心肌梗死，梗死图形应出现在下列哪组导联（　　）

　　A. $V_1 \sim V_3$　　B. $V_4 \sim V_6$　　C. Ⅰ、aVL　　D. $V_7 \sim V_8$　　E. $V_1 \sim V_5$

7. 上消化道出血的临床观察方面，最早出现变化的是（　　）

　　A. 血红蛋白　　B. 血细胞比容　　C. 末梢循环改变及心率加快　　D. 网织红细胞计数　　E. 血尿素氮的测定

8. 急性胰腺炎病人出现下列何种症状为重症和预后不佳的征兆（　　）

　　A. 代谢性酸中毒　　B. 代谢性碱中毒　　C. 低钾血症　　D. 低镁血症　　E. 低钙血症

9. 糖尿病病人出现呕吐、无法进食伴腹泻 1 天，神志昏迷，呼吸深大，血糖 26.0mmol/L，血钠 140mmol/L，血 pH7.2，诊断应考虑（　　）

　　A. 酮症酸中毒　　B. 高渗性非酮症性糖尿病昏迷　　C. 低血糖　　D. 乳酸性酸中毒　　E. 水中毒

10. 急性肾衰竭少尿期，血钾 7.0mmol/L，紧急处理中以下哪项措施疗效最差（　　）

　　A. 血液透析　　B. 5%碳酸氢钠 150mL 静脉滴注　　C. 10%葡萄糖酸钙 10mL 静脉注射　　D. 25%葡萄糖液 200mL 加胰岛素 16U 静脉滴注　　E. 口服钠型阳离子交换树脂

11. 下列哪项不是张力性气胸的临床表现（　　）

　　A. 胸部广泛皮下气肿　　B. 胸壁反常呼吸运动　　C. 气管向健侧移位　　D. 极度呼吸困难　　E. 伤侧叩诊呈鼓音

12. 病人因煤气中毒，昏迷不醒，到达医院后最有效的抢救措施是（　　）

　　A. 鼻导管吸氧　　B. 血液透析　　C. 20%甘露醇静脉滴注　　D. 冬眠疗法　　E. 高压氧治疗

二、多项选择题（在备选答案中有2~5个是正确的，将其全部选出并将他们的标号写在题后的括号内，错选或漏选均不给分。每题2.5分，共20分）

1. 血管扩张剂应用于左心衰的作用机制包括（　　）
   A. 减少血容量　　B. 减轻心脏前后负荷　　C. 增加心肌收缩力　　D. 增加心排血量　　E. 扩张支气管改善通气

2. 导致急性重症支气管哮喘的可能原因是（　　）
   A. 过敏原未消除　　B. 精神紧张　　C. 感染未控制　　D. 痰液黏稠阻塞小支气管　　E. 治疗过程中用药不当

3. 休克早期的临床表现是（　　）
   A. 呼吸深快　　B. 收缩压正常，舒张压升高，脉搏快　　C. 尿量正常或减少　　D. 烦躁，皮肤湿冷苍白　　E. 昏迷

4. 在治疗酮症酸中毒时，目前被广泛采用小剂量胰岛素疗法，较之于以往胰岛素疗法的优点有（　　）
   A. 较少发生低血糖　　B. 较少发生低钾血症　　C. 较少发生脑水肿　　D. 可减少补液量　　E. 简便，有效

5. 右侧大脑中动脉分支阻塞可出现（　　）
   A. 左侧肢体瘫痪　　B. 左侧肢体感觉障碍　　C. 伸舌右偏　　D. 左侧鼻唇沟变浅　　E. 同向偏盲

6. 呼吸衰竭（缺氧和二氧化碳潴留）的发病原理主要有（　　）
   A. 酸碱平衡失调　　B. 肺泡通气不足　　C. 弥散功能减退　　D. 通气/血流比例失调　　E. 氧耗量增加

7. 肾结石符合以下哪几项可采取保守治疗（　　）
   A. 结石直径小于0.5cm　　B. 肾盂输尿管交界处狭窄　　C. 无感染的结石　　D. 结石表面光滑　　E. 肾功能良好

8. 关于高血压危象的诊断，下列哪几项是正确的（　　）
   A. 血压显著升高　　B. 发病迅速　　C. 可有脑水肿或高血压脑病的表现　　D. 可见于恶性高血压　　E. 与内分泌失调无关

三、填空题（每题2分，共10分）

1. 急性中毒的治疗原则为_____、_____、_____、_____。
2. 根据临床症状不同，小儿中毒型菌痢可分为_____、_____、_____三种类型。
3. 病人突然_____、_____，凭这两点即可肯定心搏骤停的诊断。
4. 有机磷杀虫药对人体的毒性作用主要是抑制_____所致。
5. 颅骨骨折分类按骨折部位分为_____、_____两种类型。

四、名词解释（每题4分，共20分）

1. 急性胰腺炎　　2. 毒蕈碱样症状　　3. 急性呼吸窘迫综合征　　4. 休克　　5. 急性肾衰竭

五、简答题（每题6分，共18分）

1. 小儿毛细支气管炎的诊断要点是什么？
2. 高渗性非酮症糖尿病昏迷的临床特点是什么？
3. 急性肠梗阻的手术适应证是什么？

六、论述题（每题10分，共20分）

1. 怎样治疗感染性休克？
2. 试述典型急性心肌梗死的诊断要点和主要鉴别诊断。

模拟试题（三）

一、单项选择题（在备选答案中选择1个最佳答案，并把它的标号写在题后的括号内。每题1分，共12分）

1. 对急性肺水肿诊断最特异的是（　　　）
   A. 气促、发绀、烦躁不安　　B. 肺动脉瓣第二心音亢进　　C. 心尖区有奔马律，心率增快　　D. 咳粉红色泡沫痰　　E. 肺部有哮鸣音

2. 下列哪些情况需要用洋地黄制剂（　　　）
   A. 房扑4：1传导　　B. 房颤，心室率60次/min　　C. 室上性心动过速呈2：1房室传导　　D. 窦性心动过速，心率120次/min　　E. 室上性心动过速伴差异传导，心室率180次/min

3. 重症支气管哮喘伴心动过速，哪项治疗是错误的（　　　）
   A. 鼻导管吸氧　　B. 普萘洛尔口服　　C. 沙丁胺醇气雾剂吸入　　D. 异丙托溴铵气雾剂吸入
   E. 琥珀酸钠氢化可的松静脉滴注

4. 女；65岁，冠心病心绞痛史8年，无高血压史，夜间突发心前区疼痛8小时入院，入院时血压150/90mmHg，诊断急性前壁心肌梗死，心电图的定位诊断是（　　　）
   A. Ⅱ、Ⅲ、aVF导联出现异常Q波，伴ST段弓背型向上抬高　　B. $V_1 \sim V_4$导联出现异常Q波，伴ST段弓背型向上抬高　　C. Ⅰ、aVL导联出现异常Q波，伴ST段弓背型向上抬高　　D. $V_1 \sim V_4$导联出现冠状T波　　E. $V_5 \sim V_6$导联出现异常Q波，伴ST段弓背型向上抬高

5. 女，63岁，有慢性阻塞性肺病史10年。近1周咳嗽加重，痰多，为黏稠脓痰，3天来常胡言乱语，狂躁不安，1天前开始昏睡。血气分析：pH 7.28、PaO_2 6.67kPa、$PaCO_2$ 11.33kPa，应诊断为（　　　）
   A. Ⅰ型呼吸衰竭　　B. Ⅱ型呼吸衰竭　　C. 躁狂症　　D. 急性肺炎　　E. 急性呼吸窘迫综合征

6. 上消化道出血急诊时下列哪项能早期最敏感地反映消化道的出血量（　　　）
   A. 血红蛋白浓度　　B. 血细胞比容　　C. 血压　　D. 心率改变　　E. 尿量

7. 糖尿病酮症酸中毒昏迷治疗时，以下列哪项为主（　　　）
   A. 补充液体和电解质，积极纠正酸中毒　　B. 小剂量胰岛素治疗，积极纠正酸中毒　　C. 小剂量胰岛素治疗，补充液体和平衡电解质　　D. 小剂量胰岛素治疗，中枢兴奋剂　　E. 积极纠正酸中毒，中枢兴奋剂

8. 女，65岁，2天前突然右眼黑蒙，左侧肢体无力，约10分钟后恢复，今日又有类似发作1次，体检未见异常，血压125/80mmHg，诊断考虑为（　　　）
   A. 脑栓塞　　B. 脑血栓形成　　C. 多发性脑梗死　　D. 脑出血　　E. 短暂脑缺血发作

9. 诊断腹腔内实质性脏器破裂出血最有价值的方法是（　　　）
   A. 超声波检查　　B. 放射性核素扫描　　C. X线检查　　D. 腹腔穿刺、腹腔灌洗　　E. 腹部压痛

10. 心肌坏死的心电图特征是（　　　）
    A. ST段弓背向上抬高　　B. 病理性Q波　　C. T波高耸　　D. ST段弓背向下抬高　　E. ST段水平样压低

11. 有机磷中毒应用阿托品治疗时，下列哪项是错误的（　　　）
    A. 用量应根据中毒程度适当掌握　　B. 重度中毒时必须早期给予足量　　C. 重度中毒时应静脉给药
    D. 达到阿托品化后应立即停药　　E. 与胆碱酯酶复能剂合并用药时应减少阿托品的用量

12. 成人心肺复苏时，胸外心脏按压的频率应为（　　　）
    A. 50～60次/min　　B. 60～80次/min　　C. 80～100次/min　　D. 100～120次/min　　E. 120～

140 次/min

二、多项选择题 (在备选答案中有 2~5 个是正确的，将其全部选出并将他们的标号写在题后的括号内，错选或漏选均不给分。每题 2.5 分，共 20 分)

1. 室性心动过速伴有下列情况时须立即进行电复律 (　　)
   A. 经利多卡因治疗无效　　B. 心肌梗死　　C. 休克　　D. 洋地黄中毒　　E. 晕厥

2. 以下哪些情况可出现心电图 ST 段抬高 (　　)
   A. 急性心肌梗死　　B. 急性心包炎　　C. 左心室壁瘤　　D. 变异性心绞痛　　E. 高血压心脏病

3. 高渗性非酮症糖尿病昏迷的临床特点有 (　　)
   A. 好发年龄为 50~70 岁　　B. 血糖显著升高　　C. 血浆渗透压显著增高　　D. 血钠水平正常
   E. 常有明显脱水和神经精神症状

4. 男，28 岁，时有阵发性夜间呼吸困难发作 2 周，气急、咳粉红色泡沫痰 1 小时来急诊。体检：端坐呼吸，两肺湿啰音，心率 130 次/min，律齐，心尖部闻舒张期隆隆样杂音。宜选用以下哪几种治疗措施 (　　)
   A. 高流量吸氧　　B. 静脉注射速尿　　C. 静脉滴注硝酸甘油　　D. 静脉注射吗啡　　E. 静脉注射去乙酰毛花苷

5. 右侧脑内囊出血可出现 (　　)
   A. 意识障碍　　B. 呕吐　　C. 左半身感觉障碍　　D. 左侧偏瘫　　E. 左鼻唇沟变浅

6. Ⅱ型呼吸衰竭的治疗措施应包括 (　　)
   A. 高流量吸氧和改善通气　　B. 控制感染　　C. 纠正酸碱平衡失调和电解质紊乱　　D. 解除支气管痉挛　　E. 控制心力衰竭

7. 急性呼吸窘迫综合征的治疗措施以下哪几项是恰当的 (　　)
   A. 应用呼吸机作呼吸治疗，以纠正低氧血症　　B. 积极治疗原发疾病　　C. 应用抗生素控制感染
   D. 疾病初期用肾上腺皮质激素以减轻炎症性渗出　　E. 输入大量胶体液以维持正常血容量

8. 老年人突然发生以下哪些情况应作心电图检查以鉴别排除急性心肌梗死 (　　)
   A. 休克　　B. 胸痛　　C. 心力衰竭　　D. 严重心律失常　　E. 不明原因的上腹痛

三、填空题 (每题 2 分，共 10 分)

1. 中暑按发病机制一般分为＿＿＿＿、＿＿＿＿、＿＿＿＿三类。

2. 急性硬脑膜外血肿是指＿＿＿＿所形成的血肿。

3. 心房纤颤的心电图特点是＿＿＿＿。

4. Ⅱ型呼吸衰竭时动脉血氧分压小于＿＿＿＿，动脉血二氧化碳分压大于＿＿＿＿。

5. 颅底骨折根据损伤部位分为＿＿＿＿、＿＿＿＿、＿＿＿＿三种类型。

四、名词解释 (每题 4 分，共 20 分)

1. 急性心力衰竭　　2. 骑跨伤　　3. 感染性休克　　4. 室性心动过速　　5. 肠源性氮质血症

五、简答题 (每题 6 分，共 18 分)

1. 简述多发伤临床特点。

2. 简述糖尿病酮症酸中毒补碱注意事项。

3. 小儿中毒型细菌性痢疾根据临床症状分哪几种类型？

六、论述题 (每题 10 分，共 20 分)

1. 试叙述过敏性休克的急救治疗措施。

2. 试叙述上消化道大出血的治疗方法。

参 考 答 案

模拟试题（一）

一、单项选择题

1. A   2. D   3. A   4. D   5. D   6. B   7. C   8. D   9. E   10. C   11. C   12. A

二、多项选择题

1. ABC   2. ABCDE   3. BCDE   4. ABCE   5. BD   6. ADE   7. ABCDE   8. ABDE

三、填空题

1. 急性肺水肿

2. 呼气有烂苹果味

3. 全血胆碱酯酶活力降低

4. 闭合性　开放性　张力性

5. 水肿型　出血坏死型

四、名词解释

1. 脊髓休克：各种较重的脊髓损伤后可立即发生损伤平面以下弛缓性瘫痪，这是突然失去高级中枢控制的一种病理生理现象，称为脊髓休克。表现为自损伤平面以下躯干和肢体的感觉、运动、反射及括约肌功能均完全丧失，有感觉缺失平面，大小便失去控制。脊髓休克现象可持续数天或数周后逐渐消失，损伤平面以下的脊髓功能恢复，但失去高级中枢的控制和调节，这时弛缓性瘫痪逐渐转变为痉挛性瘫痪。

2. 弥散性血管内凝血：是一种发生在许多疾病过程中，由致病因素激活凝血系统，导致全身微血栓形成，凝血因子被大量消耗并继发纤溶亢进，引起全身出血的综合征。

3. 反常呼吸：是因前侧壁多根多处肋骨骨折，胸壁失去完整肋骨的支撑，造成胸壁软化而形成浮动胸壁时出现的反常呼吸运动。表现为吸气时软化区的胸壁内陷，而不随同其余胸廓向外扩展；呼气时则相反，软化区向外鼓出。反常呼吸可引起纵隔摆动、肺不张、低氧血症、高碳酸血症和分泌物积聚，并影响静脉血液回流，严重的可发生呼吸和循环衰竭。

4. 心房颤动：是指心房丧失了正常、规则和协调的收缩，而发生了 $350 \sim 600$ 次/min 不规则的冲动，引起不协调的心房乱颤。极不规则而很快的心房冲动以随机的间期通过房室交界区，因不同程度的隐匿性房室传导（或阻滞），形成绝对不规则的心室律和频率不一的心室率。

5. 糖尿病酮症酸中毒：是由于体内胰岛素缺乏引起的以高血糖、高血酮和代谢性酸中毒为主要改变的临床综合征。

五、简答题

1. 感染性休克的急救原则：①控制感染。②补充血容量。③纠正酸中毒。④维持血压。⑤防治并发症。

2. 糖尿病酮症酸中毒的诊断要点为：

（1）多数病人有糖尿病史，或可找到诱发病因。

（2）临床表现多有近期糖尿病本身症状加重，随后出现食欲不振、恶心、呕吐、嗜睡甚至昏迷，呼吸深快，呼气中有烂苹果味。病情进一步发展出现严重脱水，周围循环衰竭。

（3）实验室检查：①尿糖、尿酮强阳性。②血糖明显增高，多高达 $16.7 \sim 33.3 \mathrm{mmol/L}$。血酮体增高，多超过 4.9mmol/L。$CO_2$ 结合力降低，轻者为 13.5～18.0mmol/L，重者在 9.0mmol/L 以下。③血气分析：代偿期 pH 值可在正常范围，碳酸氢盐降低；失代偿期 pH<7.35，碳酸氢盐进一步下降，碱剩余负值增大（大于−2.3mmol/L）。

3. 心搏骤停的常见原因为：

(1) 心源性心搏骤停：主要由心血管疾病引起，以冠心病最为常见，尤其是易发生于急性心肌梗死的早期。其他可见于先天性心血管病、心肌病、心瓣膜病、充血性心力衰竭、心脏传导系统病变等。

(2) 非心源性心搏骤停：①体内严重电解质紊乱和酸碱平衡失调。②严重创伤、中毒、药物过量、脑卒中等导致呼吸衰竭，甚至呼吸停止。③各种原因引起的休克、药物过敏反应。④手术及其他临床诊疗技术操作中的意外事件。⑤突发意外事件如电击伤、溺水、自缢等。

六、论述题

1. 脑出血的主要治疗措施有：

(1) 一般急救处理：绝对卧床，保持安静。严密观察体温、脉搏、呼吸和血压等生命体征，注意瞳孔和意识变化。保持呼吸道通畅。加强护理，防止发生压疮。头部物理降温。

(2) 控制脑水肿：①甘露醇：用 20%甘露醇 125～250mL 静脉滴注，30 分钟左右滴完，6～8 小时 1 次，可连用 5～15 天。冠心病、心力衰竭和肾功能不全者宜慎用。②呋塞米 20～60mg，静脉注射，6～8 小时 1 次，应用时间长短视病情而定。③肾上腺皮质激素：病情危重者可早期短时间应用，地塞米松 10～20mg/d，静脉滴注。④上述脱水治疗效果不佳时，或有低蛋白血症病人，用人血白蛋白 5～10g，溶于生理盐水 100～250mL 液体中，静脉滴注，1 天 1～2 次。连用 5～10 天。

(3) 控制高血压：若收缩压高于 180mmHg 或舒张压高于 105mmHg，宜采用适当的措施降低血压，使血压稳定在安全水平 160/90mmHg 左右。可口服卡托普利、美托洛尔、硝苯吡啶等降压药。若不能口服，可用 25%硫酸镁 10mL，肌内注射；或利血平 0.5～1mg，肌内注射。如血压显著升高，可谨慎应用拉贝洛尔或酚妥拉明，静脉滴注。

(4) 维持营养和水、电解质平衡：有意识障碍、消化道出血宜禁食 24～48 小时，然后酌情安放胃管。禁食期间，静脉补充基本的营养和代谢需要物质。每天入液量可按尿量加 500mL 计算，如有高热、呕吐或腹泻时，酌情增加入液量，同时注意补充电解质，维持电解质平衡。

(5) 防治并发症：①感染：严重瘫痪、意识障碍和球麻痹者，易并发肺部、尿道感染，应及早给予抗生素，积极防治。行气管切开术者应做好气道护理，留置尿管者应定时进行膀胱冲洗。②应激性溃疡：预防可用 H_2 受体阻滞剂，如西咪替丁、法莫替丁。一旦发生出血，按上消化道出血常规处理。③癫痫样发作：可表现为强直性发作或痉挛性抽搐，立即给予地西泮 10mg，静脉注射，同时积极治疗脑水肿，改善脑血液循环，充足供氧。

(6) 外科治疗：手术目的是清除血肿，解除脑受压，改善脑循环及血流量，防止脑疝形成。有手术适应证的病人及时手术治疗。手术方式包括：①锥孔穿刺血肿吸除术。②钻孔扩大骨窗血肿清除术。③开颅血肿清除术。④立体定向血肿引流术。⑤脑室引流术，用于脑室出血。

(7) 中医药治疗：可选用中药静脉针剂清开灵注射液：每次 40mL，用生理盐水 250mL 稀释后静脉滴注，1 天 2 次；或醒脑静注射液：每次 20mL，加入生理盐水中静脉滴注，1 天 1 次，7～10 天为一疗程。还可应用中医辨证施治方法服用中药汤剂。

2. 高钾血症是急性肾衰竭最严重的并发症。高血钾症发生的原因主要是肾排泄过少、酸中毒和组织分解过快。当血钾>6.0mmol/L 时，可阻止神经肌肉的除极过程而导致冲动传导障碍，临床主要表现为心脏和神经肌肉系统症状，包括心率减慢、心律失常、传导阻滞、心搏骤停，以及四肢乏力、感觉异常、腱反射消失和骨骼肌弛缓性麻痹等。高钾血症的处理：急性肾衰竭时，血钾一般应控制在 6mmol/L 以下，限制钾摄入量（食物、药物）、纠正酸中毒、不输库存血、控制感染、彻底清创、防止消化道出血均为防治高钾血症的重要措施。对轻度的高钾血症病人可口服钠型阳离子交换树脂 15～20g，1 天 3 次。若血钾>6.5mmol/L 时，应紧急处理：①10%葡萄糖酸钙 10mL 缓慢静脉注射，以拮抗钾离子对心肌的毒性作用。②5％碳酸氢钠液100～200mL静脉滴注，以提高pH值，使钾离子向细胞内移动，从而降低血钾。③25％葡萄糖液200mL加普通胰岛素16～20U静脉滴注，或50％葡萄糖液50mL加普通胰岛素10U静脉注射，能在促进糖原生成的过程中将钾离子转入细胞内。治疗高钾血症最有效、最彻底的措施是尽早做血液透析。

模拟试题（二）

一、单项选择题

1.E 　 2.C 　 3.B 　 4.D 　 5.B 　 6.E 　 7.C 　 8.E 　 9.A 　 10.E 　 11.B 　 12.E

二、多项选择题

1.BD 　 2.ABCDE 　 3.BCD 　 4.ABCE 　 5.ABDE 　 6.ABCDE 　 7.ACDE 　 8.ABCD

三、填空题

1. 立即终止接触毒物　清除近入体内毒物　使用特殊解毒药　对症治疗
2. 休克型　脑型　混合型
3. 意识丧失　颈动脉搏动消失
4. 乙酰胆碱酯酶
5. 颅盖骨折　颅底骨折

四、名词解释

1. 急性胰腺炎：是指胰腺消化酶被各种致病因素激活后，对胰腺组织自身消化所引起的急性化学性炎症。临床以急性上腹痛、恶心、呕吐、发热、血与尿淀粉酶增高为特点。

2. 毒蕈碱样症状：为有机磷农药中毒后的主要症状，为副交感神经末梢兴奋所致的平滑肌痉挛和腺体分泌增加所致，类似毒蕈碱样作用，故称为"毒蕈碱样症状"。临床表现为恶心呕吐、腹痛腹泻、多汗、流泪、流涎、流涕、尿频、二便失禁、心跳减慢和瞳孔缩小。支气管痉挛和分泌物增加可出现咳嗽、胸闷、气急等。严重时有呼吸困难、发绀、肺水肿等。

3. 急性呼吸窘迫综合征：是由休克、创伤、严重感染等心源性以外的各种肺内外致病因素导致的急性、进行性、缺氧性呼吸衰竭（Ⅰ型呼衰）。属于急性肺损伤的严重阶段。基本病理变化为肺毛细血管内皮和肺泡上皮的损伤。临床特征主要为呼吸频速和窘迫，发生进行性低氧血症。

4. 休克：是多种病因引起，但最终共同以有效循环血容量减少、组织灌注不足、细胞代谢紊乱、器官功能受损为主要病理生理改变的综合征。休克发生后，体内重要器官微循环处于低灌注状态，组织缺氧，细胞损害，如不能及时纠正恢复，可危及生命。

5. 急性肾衰竭：是指由于各种病因引起肾功能急骤、进行性减退而出现的临床综合征。临床主要表现为其血肌酐平均每天增加≥44.2μmol/L，氮质潴留，水、电解质和酸碱平衡失调。

五、简答题

1. 小儿毛细支气管炎诊断要点：

   （1）多发病于婴幼儿时期，一般在2岁之内，尤以6个月以内婴儿多见。

   （2）有一定的流行季节，以冬末春初多见。

   （3）在上呼吸道感染症状后出现明显的发作性喘憋，肺部听诊呼吸音减低，闻及明显喘鸣音及弥散性湿啰音。

   （4）X线检查出现明显肺气肿及支气管周围炎征象。

   （5）病毒病原学检查可分离出呼吸道合胞病毒。

2. 高渗性非酮症糖尿病昏迷多见于老年人，2/3病人发病前无糖尿病史或不知有糖尿病，多有诱发因素，如感染、腹泻、呕吐等。临床主要表现为严重的脱水和神经系统两组症状和体征，脱水表现为皮肤干燥和弹性减退、眼球凹陷、唇舌干裂、脉搏快而弱，严重者出现休克；神经系统症状为意识障碍、癫痫样发作、偏盲、偏瘫、幻觉等。血糖明显升高，常大于 33.3mmol/L，血浆渗透压＞330mOsm/(kg·H_2O)。血钠＞145mmol/L。

3. 急性肠梗阻手术适应证为：①绞窄性肠梗阻。②单纯性机械性肠梗阻在非手术治疗过程中出现绞窄征象者。③单纯性机械性肠梗阻经非手术治疗无好转或好转后又复发者。④完全性结肠梗阻。⑤须行手术祛除病因者，如肠道肿瘤、结石及先天性肠道闭锁、畸形。

六、论述题

1. 感染性休克的治疗措施 (1) 控制感染：有效地控制感染是救治感染性休克的重要环节，主要措施为应用抗感染药物和处理原发感染灶。对病原菌尚未确定的病人可根据临床判断选用广谱抗生素，如第三代头孢菌素类、广谱青霉素类、喹诺酮类、氨基苷类、β-内酰胺酶抑制剂等。应警惕厌氧菌感染，可选用甲硝唑、替硝唑。抗生素应用要按早期、足量、联合、静脉原则。对创伤或感染灶要彻底清创引流，消除感染源。对创伤或手术后不明原因的发热，要查明原因，积极治疗。

(2) 补充血容量：感染性休克时均有血容量不足，开始以输注平衡盐溶液为主，配合适当的胶体液、血浆，恢复足够的血容量。如病人贫血（Hct＜30％，Hb＜100g/L）可补充适量全血。一般应做中心静脉压（CVP）监测，调节输液量和输液速度。

(3) 纠正酸中毒：感染性休克病人常伴有严重酸中毒，且发生较早，须及时纠正。一般每次以 5％碳酸氢钠 150～250mL 静脉滴注，根据血气分析结果指导应用。

(4) 血管活性药物的应用：目的是调整血管舒缩功能，改善微循环淤滞，维持血流动力学的稳定，应在补充血容量、纠正酸中毒的基础上使用。可根据病情选用多巴胺、山莨菪碱、酚妥拉明、间羟胺、去甲肾上腺素等。为兼顾各重要器官的灌注水平，抵消相应的副作用，常将血管扩张剂与收缩剂联合应用，如多巴胺与间羟胺合用、去甲肾上腺素与酚妥拉明合用等。还可应用纳洛酮。

(5) 肾上腺皮质激素：具有抗炎、抗毒素、抗休克等作用。在有效抗生素治疗下，采用短期（2～3 天）、大剂量疗法，可用地塞米松 0.5～1mg/(kg·d)，分次静脉滴注。

(6) 营养支持：感染性休克时机体处于高分解代谢状态，要提高蛋白质及氨基酸的摄入量以保持体内代谢正氮平衡，并提高支链氨基酸的比例。控制糖的摄入，非蛋白质能量的 40％由脂肪提供，以防糖代谢紊乱，热/氮比值宜维持在 418kJ（100kcal）∶1gN 左右。

(7) 防治并发症：感染性休克常可导致各脏器损害，如心功能不全、心律失常、消化道出血、肝功能损害、急性肾衰竭、急性呼吸窘迫综合征、DIC 等，都应严密观察，及早发现，及时治疗。

2. (1) 典型急性心肌梗死症的诊断要点：急性心肌梗死的诊断主要依据为以下 3 项：①持续性胸痛。②心电图呈心肌缺血和坏死的动态变化图形。③心肌酶谱升高且有动态变化。对老年病人，突然发生严重心律失常、休克、心力衰竭而原因未明，或突然发生较重而持续较久的胸闷或胸痛者，都应考虑本病的可能。宜先按急性心肌梗死来处理，并进行心电图和血清心肌酶测定，短期内动态观察其变化以确定诊断。无病理性 Q 波的心内膜下心肌梗死和小的透壁性心肌梗死，血清心肌酶的诊断作用更大。

(2) 鉴别诊断：

1) 心绞痛：与急性心肌梗死疼痛部位相似，但心绞痛疼痛没有急性心肌梗死剧烈，发作持续时间一般在 15 分钟以内，不伴恶心、呕吐、休克、心力衰竭和严重心律失常，也不伴血清酶增高，心电图无单向曲线型 ST 抬高，无病理性 Q 波。

2) 急性心包炎：急性心包炎可有较剧烈而持久的心前区疼痛，但疼痛同时或以前已有发热，疼痛于深呼吸和咳嗽时加重，早期即有心包摩擦音，全身症状一般不如心肌梗死严重，心电图除 aVR 导联外，各导联均有 ST 段弓背向下的抬高，无异常 Q 波出现。

3) 肺动脉栓塞：肺动脉栓塞常突然胸痛、气急、咯血和休克，并有右心负荷增加的表现，如发绀、肺动脉瓣区第二心音亢进、颈静脉充盈、肝大、下肢水肿等。心电图示 I 导联 S 波加深，III 导联 Q 波显著，胸导联过渡区左移，右胸导联 T 波倒置等改变。

4）急腹症：急性上腹部疼痛常与急性心肌梗死混淆，不典型的急性心肌梗死可上腹部剧痛，须与急性胰腺炎、消化性溃疡穿孔、急性胆囊炎、胆石症等相鉴别。通过仔细询问病史、体格检查、心电图检查和血清心肌酶测定可协助鉴别。

模拟试题（三）

一、单项选择题

1. D　2. E　3. B　4. B　5. B　6. D　7. C　8. E　9. D　10. B　11. D　12. C

二、多项选择题

1. ABCE　2. ABCD　3. ABCE　4. ABCD　5. ABCDE　6. BCDE　7. ABCD

8. ABCDE

三、填空题

1. 热射病　热痉挛　热衰竭
2. 脑外伤后出血积聚在硬脑膜与颅骨之间
3. 窦性 P 波消失，代之以快速而不规则的 f 波
4. 8.0kPa（60mmHg）　6.67kPa（50mmHg）
5. 颅前窝骨折　颅中窝骨折　颅后窝骨折

四、名词解释

1. 急性左心衰竭：是指致病因素侵害左心房室，导致心脏收缩力明显降低和（或）心脏负荷显著增加、心排血量急剧减少和急性肺淤血的临床综合征。

2. 骑跨伤：是指当会阴部遭到撞击时，如从高处坠下并骑在硬物上，尿道被挤压在硬物与耻骨联合下缘之间而造成的损伤，绝大多数伤于球部尿道。

3. 感染性休克：是指各种病原微生物及其毒素导致机体免疫抑制和失调、微循环障碍、细胞损伤、代谢紊乱、器官功能损害的综合征。

4. 室性心动过速：简称室速，为异位激动起源于希氏束分叉以下，由连续 3 个或 3 个以上的室性早搏组成，频率大于 100 次/min 的快速性心律失常。其虽非临床十分常见的心律失常，但可导致严重血流动力学障碍，甚至引起室颤而猝死。

5. 上消化道大量出血后，大量血液进入肠道，其蛋白质消化产物被吸收，代谢后使血中尿素氮浓度增高，称为肠源性氮致血症。

五、简答题

1. 多发伤是危及生命的严重创伤，主要临床特点为：①身体各部位的创伤具有不同表现和危险性，如头部创伤出现意识障碍，胸部创伤引起血气胸和肺挫伤，腹部创伤常见实质性脏器破裂而引起出血和休克等。②多发伤损伤严重，出血量大，休克发生率高。③创伤后机体免疫功能受到抑制，伤口污染，肠道细菌移位，感染发生率高。④由于休克、感染及高代谢反应，多发伤易并发多器官功能衰竭。

2. 糖尿病酮症酸中毒病人补碱治疗应注意：轻症病人经输液和注射胰岛素后，酸中毒可逐渐纠正，不必补碱。重症酸中毒使外周血管扩张和降低心肌收缩力，导致低体温和低血压，并降低胰岛素敏感性，抑制呼吸中枢和中枢神经功能，应给予补碱治疗，但要慎重，因为补充碳酸氢钠过多过快会引起脑细胞酸中毒和脑水肿，导致低血钾等。糖尿病酮症酸中毒应以胰岛素治疗为主，如 pH<7.1，给予 5%NaHCO₃ 84mL，稀释成 1.25%溶液，静脉滴注。

3. 根据临床症状不同，小儿中毒型菌痢可分为休克型、脑型、混合型三种类型。

（1）休克型：以皮肤、内脏、微循环障碍为主，有周围循环衰竭征象，表现为面色苍白、唇周发绀、四肢厥冷、尿量减少、脉搏细数、呼吸加快、血压下降等。常伴有重要脏器功能不全，如呼吸衰竭、心功

能不全等。

(2) 脑型：脑水肿症状突出，主要表现有头痛、反复惊厥、昏迷和呼吸衰竭等症状。轻者表现有烦躁、嗜睡、肌张力增加、惊厥、呼吸增快、呕吐等；重者惊厥反复发作，或持续不止，瞳孔不等大，或忽大忽小，光反射消失、呼吸节律不整、深浅不匀、快慢不一，有双吸气、叹息样呼吸等，提示脑疝形成，可突然呼吸停止而死亡。

(3) 混合型：兼有休克型与脑型临床表现，病情最为严重，预后较差。

六、论述题

1. 过敏性休克的急救治疗措施如下：

(1) 一旦发生过敏性休克应立即就地抢救，使病人取平卧位，松解衣领，保持呼吸道通畅，及时清除分泌物，吸氧。立即停止药物注射，移去可疑的变应原，脱离过敏环境。

(2) 立即皮下或肌内注射 0.1% 肾上腺素 0.5~1.0mL，严重者可用 0.1% 肾上腺素 0.5mL 加入 50% 葡萄糖液 40mL 中静脉注射。开放静脉通道（最好两条）。如第 1 次注射肾上腺素后未见好转，可酌情重复应用数次。

(3) 应用肾上腺皮质激素，静脉注射地塞米松 10~20mg。

(4) 因严重支气管痉挛导致呼吸困难者，可用氨茶碱 0.25g 加入 50% 葡萄糖液 20mL 中缓慢静脉注射。严重而用药后未能缓解的支气管痉挛，有时需气管插管和辅助呼吸。

(5) 积极补充血容量，可选用平衡盐液、5% 葡萄糖液，一般先输入 500~1000mL，以后酌情补液。

(6) 应用抗组胺药物，常用异丙嗪 25~50mg，肌内注射。

(7) 经以上处理，血压仍低时可适当应用升压药物，如间羟胺、多巴胺等。

(8) 严重过敏性休克可并发肺水肿、脑水肿、呼吸心搏骤停等，应立即进行紧急抢救和治疗。

2. 上消化道大出血主要治疗方法如下：

(1) 一般急救措施：病人应卧床休息，保持呼吸道通畅，必要时吸氧。注意保温。保持安静，如有烦躁不安者，可慎用镇静剂，但肝病病人则忌用吗啡及巴比妥类药物。活动性出血期间禁食。严密观察体温、脉搏、呼吸、血压、尿量、呕血与便血情况及神志变化。定期复查红细胞计数、血红蛋白、血细胞比容、网织红细胞、血尿素氮。必要时进行中心静脉压测定。老年病人常需心电监护。

(2) 积极补充血容量：补充有效血容量、改善周围循环衰竭是处理急性上消化道出血的关键措施。输液开始宜快，开始可先输生理盐水、林格液、右旋糖酐等，配血后尽快输足量全血。紧急输血指征为：①病人改变体位出现晕厥、血压下降和心率增快。②收缩压低于 90mmHg（或较基础血压下降 25%）。③血红蛋白低于 70g/L 或血细胞比容低于 25%。肝硬化病人宜用新鲜血。输血量视病人周围循环动力学及贫血改善情况而定。在输液、输血等补充血容量过程中，若血压较低，排除心功能不全因素后，可暂时应用血管活性药物（如多巴胺、间羟胺），维持收缩压在 90mmHg 左右。

(3) 食管胃底静脉曲张破裂出血的止血措施：

1) 药物止血：垂体后叶素为常用药物，0.2U/min，持续静脉滴注，视治疗反应，可逐渐增加剂量至 0.4U/min。因其对内脏血管有强烈收缩作用，可有腹痛、血压升高、心律失常、心绞痛，甚至发生心肌梗死等不良反应。冠心病、高血压、妊娠、心力衰竭及肺心病者应忌用。生长抑素类药物止血效果肯定，副作用少。可用人工合成的生长抑素衍生物奥曲肽（善得定），常用量为首剂 100μg，静脉缓慢推注，继以 25~50μg/h 的滴速持续静脉滴注，一般用药 5 天。

2) 气囊压迫止血：即时止血效果明显，但病人痛苦大，并发症多，停用后早期再出血率高，目前已不作为首选止血措施。其应用宜限于药物不能控制出血时作为暂时止血用。

3) 内镜下止血：内镜直视下注射硬化剂至曲张的静脉，或用皮圈套扎曲张静脉，或两种方法同时使用，从而达到止血目的。止血率为 86%~95%。并发症可有胸骨后疼痛、局部溃疡或出血、瘢痕狭窄等。

4) 手术处理：采取上述措施仍不能控制出血者，可考虑外科手术，做紧急静脉曲张结扎术，如能同时做门体静脉分流手术或断流术可能减少复发率。

（4）其他病因所致急性上消化道出血的止血措施（以消化性溃疡所致出血最为常见）：

1）应用止血剂：消化性溃疡的出血可采用去甲肾上腺素 8mg 加入生理盐水或冰盐水 150mL 中，分次口服，使出血的小动脉收缩而止血。此法不宜用于老年人。凝血酶可促使纤维蛋白原转变为纤维蛋白，加速血液凝固。每次 500～2000U，用温开水（不超过 37℃）溶解成每 1mL 中含 10～100U，口服或局部灌注，1～6 小时 1 次。根据出血部位及程度，适当增减浓度、次数和用量。本品严禁注射。血凝酶（立止血）止血效力强、显效快。紧急情况下，立即静脉注射 1kU，同时肌内注射 1kU。

2）抑制胃酸分泌：对消化性溃疡和急性胃黏膜损害所引起的出血应使用抑制胃酸分泌药物，提高胃内 pH 值，促进止血。常用 H_2 受体拮抗剂或质子泵抑制剂，急性出血期宜静脉途径给药，如西米替丁每次 600mg，静脉滴注，12 小时 1 次；法莫替丁每次 20mg，静脉注射或滴注，12 小时 1 次；奥美拉唑（洛赛克）每次 40mg，12 小时 1 次，静脉注射或滴注。

3）内镜下止血：证明有效的方法包括激光、电凝、微波及注射疗法等，可根据情况选用。也可内镜下直接向出血灶喷洒止血药，常用药物有孟氏液、云南白药、凝血酶和血凝酶等。注射疗法是在出血部位注射药物以达止血目的，常用注射药物有 1/10000 肾上腺素、生理盐水、组织胶或硬化剂等。

4）手术治疗：急性上消化道出血后迅速出现休克，在 6～8 小时内输血 800～1000mL 以上，但血压、脉率仍不稳定或止血后再次复发；多次反复大出血，特别近期反复出血，出血不易制止；慢性十二指肠球部后壁溃疡或胃小弯溃疡，出血可能来自较大动脉不易止血；大量出血并发穿孔、幽门梗阻，或疑有癌变；内镜下发现有动脉活动出血而止血无效，以上情况均应尽早进行手术治疗。

（5）中医药治疗：

1）止血中药：生大黄粉，每次 3g，1 天 3 次。云南白药，每次 0.5～1g，1 天 3 次。三七粉，每次 2～3g，1 天 3 次。白及粉，每次 3～6g，1 天 3 次。选以上药物口服或鼻饲，亦可局部喷洒用药，适用于各种出血。

2）中药针剂：清开灵注射液 60～100mL 加入 5％葡萄糖注射液，静脉滴注，1 天 1 次。有清热凉血功效，适用于热盛出血证。参麦注射液（或生脉注射液）60～100mL 加入 10％葡萄糖注射液，静脉滴注，1 天 1 次。有益气摄血固脱功效，用于大量出血，适用于气衰血脱证。

参考书目

1 邵孝鉷，等. 现代急诊医学. 北京：北京医科大学、中国协和医科大学联合出版社，1997
2 王一镗，等. 急诊医学. 学苑出版社，2000
3 叶任高，等. 内科学. 第 5 版. 北京：人民卫生出版社，2000.
4 吴在德，等. 外科学. 第 5 版. 北京：人民卫生出版社，2000
5 陈文彬，等. 诊断学. 第 5 版. 北京：人民卫生出版社，2001
6 黎沾良，等. 现代危重病学. 北京：人民卫生出版社，1998
7 陈灏珠，等. 实用内科学. 第 11 版. 北京：人民卫生出版社，2001
8 黎鳌，等. 现代创伤学. 北京：人民卫生出版社，1996
9 张文武，等. 急诊内科学. 北京：人民卫生出版社，2000

图书在版编目（ＣＩＰ）数据

急诊医学 / 邵念方主编. -- 2版. -- 长沙 ： 湖南
科学技术出版社，2014.7
全国高等中医药院校成人教育教材
ISBN 978-7-5357-3520-1
Ⅰ. ①急… Ⅱ. ①邵… Ⅲ. ①急诊－临床医学－成人
高等教育－教材 Ⅳ. ①R459.7
中国版本图书馆 CIP 数据核字(2014)第 110118 号

全国高等中医药院校成人教育教材

急诊医学

委托修订：国家中医药管理局人事教育司
主编单位：山东中医药大学
主　　编：邵念方
责任编辑：梅志洁　黄一九　石　洪
文字编辑：刘奇琰　唐艳辉
出版发行：湖南科学技术出版社
社　　址：长沙市湘雅路 276 号
　　　　　http://www.hnstp.com
湖南科学技术出版社天猫旗舰店网址：
　　　　　http://hnkjcbs.tmall.com
邮购联系：本社直销科 0731-84375808
印　　刷：湖南诚远印务有限公司
　　　　　（印装质量问题请直接与本厂联系）
厂　　址：长沙市开福区捞刀河镇
邮　　编：410008
出版日期：2002 年 8 月第 1 版第 1 次
　　　　　2016 年 5 月第 2 版第 9 次
开　　本：787mm×1092mm　1/16
印　　张：17.25
字　　数：404000
书　　号：ISBN 978-7-5357-3520-1
定　　价：30.00 元